日本のムラージュ

Japanische Moulagen

近代医学と模型技術

皮膚病・キノコ・寄生虫

著◉石原あえか
Text : Aeka Ishihara
写真◉大西成明
Fotografie : Naruaki Onishi

青弓社

カバー写真

【表】

右上　沼田仁吉作　《ツツガムシ》　目黒寄生虫館

右中　宇野一洋作　《天然痘》　慶應義塾大学皮膚科学教室

右下　山越工作所製　《ベニテングタケ》　北海道大学植物園・博物館

左　長谷川兼太郎作　ムラージュ勢揃い　名古屋大学博物館

【裏】　伊藤有作　《白色ぶどう状菌性膿痂疹》　金沢大学医学記念館

目次

日本のムラージュ
近代医学と模型技術　皮膚病・キノコ・寄生虫

第9章
ムラージュの未来
ドレスデン・ドイツ衛生博物館

装丁――スタジオ・ポット［山田信也］

＊本書は二〇一三年度科学研究費補助金「挑戦的萌芽・課題番号25560124」および二〇一五年度科学研究費補助金「基盤研究（C）・課題番号15K01115」（いずれも研究代表者・石原、研究分担者・大西）の助成を受けた研究成果です。また二〇一五年度に別途、サントリー文化財団から「人文科学、社会科学に関する学際的グループ研究助成」（研究代表者・石原）を受けた研究成果も含みます。

●凡例

(1) 本文中に引用されたドイツ語などの外国語文は、特に断らないかぎり、著者自身の訳である。

(2) 人名・地名などの固有名は、現地での発音に近い表記とした。ただし一般的あるいは慣習として使用されている語については、そのかぎりでない場合もある。外国人名や欧文書名などにはできるかぎり原綴も添えた。

(3) 基本的に『　』は文献著作、「　」は引用符や論文・記事名、《　》は絵画・ムラージュ作品、独立した芸術作品を示す。

(4) 引用はできるかぎり原典に忠実におこなったが、一部、旧仮名遣いや旧字体を改めた個所がある。

(5) 引用や本書の図版キャプションのうち、「写真」とあるのは大西が撮影したもの、「資料」とあるのは筆者が撮影したり諸機関から提供を受けたりしたものとして区別した。

(6) ムラージュや資料画像における個人情報の一部は、あらかじめ加工・消去した。

(7) 引用などで、現代では不適切な表現もそのまま記したところがある。資料としての正確性を期すためであり、他意がないことをお断りしておく。

Was ist das schwerste von allem?
Was dir das leichteste dünket:
Mit den Augen zu sehen,
Was vor den Augen dir liegt.

(Johann Wolfgang von Goethe)

なにが一番むつかしいかと言えば
一番やさしくみえること
眼の前にあることを
眼で見ることがむつかしい

（ヨーハン・ヴォルフガング・フォン・ゲーテ／皮膚科医・北村包彦訳）

はじめに
かつて存在した ムラージュ工房の風景

本書を手に取った方は、カバーの被写体に興味を持たれたにちがいない。いったいこれは何だ？

これらは「ムラージュ」と呼ばれる、特に二十世紀前半に皮膚科や泌尿器科を中心とした医学領域で、主に患部の病変・欠損・奇形などの症例を記録する資料および教材として重要な役割を果たした蝋製模型標本をさす。「型による成型」を意味するフランス語の Moulage に由来する。ポイントは「生きている患者から直接」石膏で型を取り、その雄型に蝋が主体の液体（ほかにパラフィンなども混ぜる）を流し込み、凝固した雌型に、実物そっくりの彩色や質感を施した立体標本ということだ。だが、このムラージュの匠の世界へのご案内に先立って、百年ほど前に、二十世紀初頭、日本のどこかの大学医学部皮膚科泌尿器科教室に併設されたムラージュ工房での一場面を、まずはご想像いただきたい。

ドロッとした石膏が、傷ついた、あるいは病んだ皮膚を覆っていく感触。しばらくするとそこがカイロで熱されたようにホカホカしてくる。石膏が固まるのをじっと待つ間、患者はどんな気持ちでいたのだろう。悲しかっただろうか、苦しかっただろうか、痛かった、あるいは痒かっただろうか。どうしてこんな目にあわなくちゃならないんだ、と悔しさを反芻しただろうか。町の開業医ではお手上げだと言われ、すがる思いで大学病院にやってきた。勝手がわからないから、受付から順番待ちまで一苦労、履物も預け、ようやく診察室中央の椅子に腰かけたえらい先生が診てくださる、自分の患部をじっと見つめていらっしゃる。横文字の暗号みたいな言葉（おそらくドイツ語）を聞きながら、周囲に立つ若い先生方は真剣にメモをとったり、肯いたりしている。「治るのか、治らないのか」と心臓が飛び出しそうな気持で待っていると、やおら「ムラージュを取ります」と言われた。えっ？、ムラージュって、なんだい？、それは。

何が起こるかもよく理解できないまま、ムラージュ室とやらに連れていかれ、自分の身体の病んだ部分が、医師でもない、口数の少ない専門職人「ムラージュ師」の鋭い視線にさらされる。身体を刺し貫くような凝視と張り詰めた時間、サラサラと画用紙の上を走る鉛筆と絵筆の音。記録用のスケッチが終わると、いよいよ石膏で型が取られる。現在、歯医者で歯型を取るのと原理はおよそ同じだが、口を開けたまま所在なく、無防備に待つ、あのわずかな時間でさえ、耐えがたく思う人がいるはずだ。だが、もっと患部が広く、腕や足ならまだしも、たちの悪い病に侵され、痛み、ただれ、場合によっては悪臭も放つ、変形した顔面や性器をスケッチされ、あまつさえ石膏取りされた患者の苦痛や羞恥はいかばかりだっただろう。患部にあらかじめ油を塗られ、型に取られる間、彼らは「大学病院にきた以上、仕方ない、学用患者として学問に協力しなければ」と従順に耐えたのだろうか。いや、恐怖や羞恥ゆえに抗う人も多かったはずだ（ムラージュではないが、午後の講義に症例見本として臨席させるため、午前中に大学病院を訪れた患者が逃げぬよう、助教が履物を隠したというエピソードが残っているほどだから）。言葉が通じない赤ん坊は、火がついたように泣き叫んだだろう。

そうやって作られたのがムラージュだ。ムラージュ師は自分も目をそむけ、逃げ出したくなるような凄惨な症例を前に、場合によっては自らを感染の危険にさらしながら、ほんの十数分ですべてを脳裏と画用紙に克明に刻み付けた。彼は「一期一会」の心得で、穏やかに患者と会話し、患者の苦痛を長引かせないよう、できるだけすみやかに、石膏取り作業を急いだ――。

第1章 元祖皮膚科コンビ、土肥慶蔵と伊藤有

Urväter der Moulagen in Japan:
Prof. Keizô DOHI und
der Mouleur Tamotsu Itô
(Institut für Dermatologie
an der Universität Tokio/Tokio)

東京大学医学部皮膚科学教室・本郷

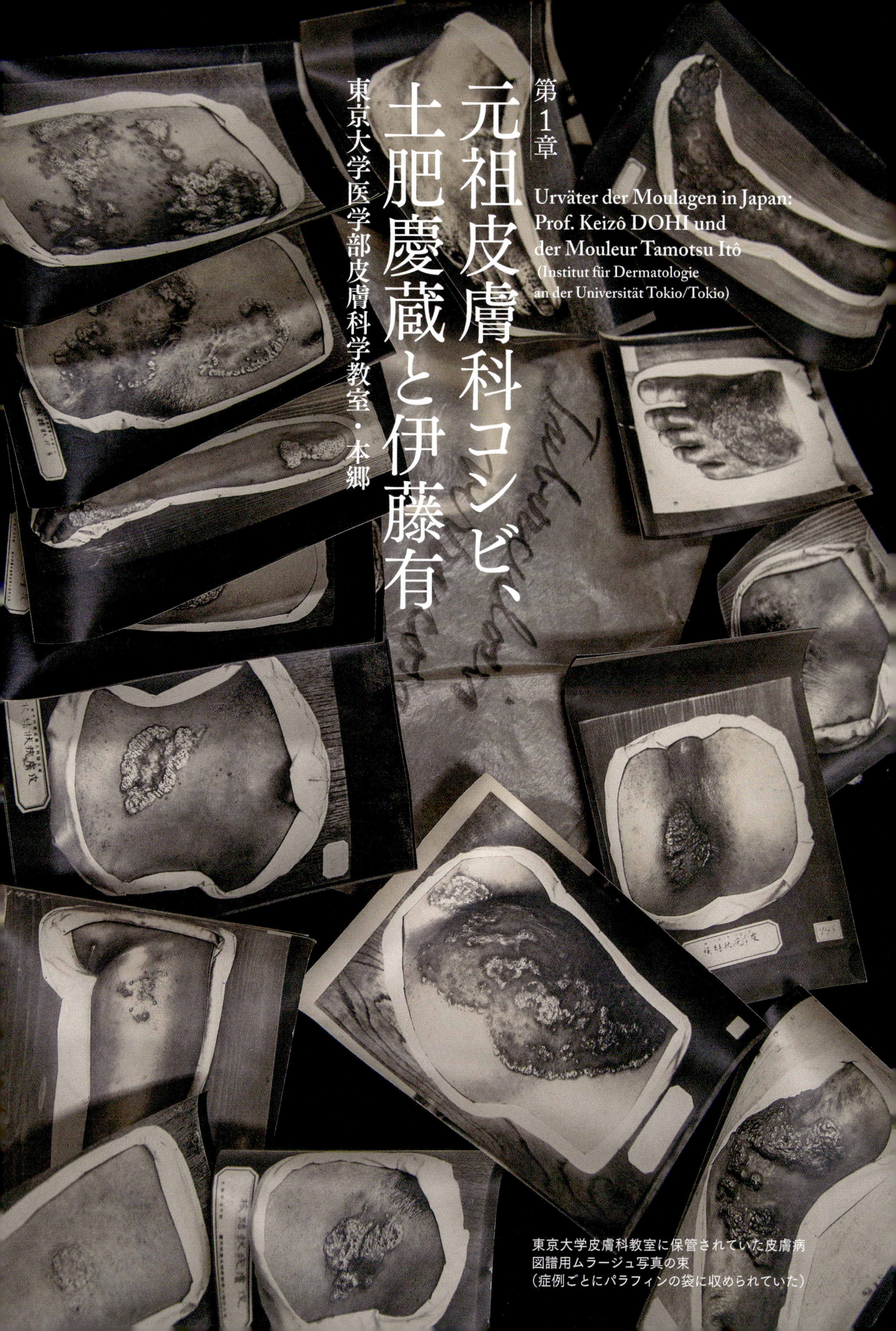

東京大学皮膚科教室に保管されていた皮膚病
図譜用ムラージュ写真の束
（症例ごとにパラフィンの袋に収められていた）

1　日本のムラージュ師の祖・伊藤有のムラージュ

いまは昔、東京・本郷の皮膚科泌尿器科病棟の隣に「ムラージュ館」（別名「土肥記念館」）なる建坪二十（約六十六平方メートル）、延べ坪四十（約百三十二平方メートル）の木造外壁鉄網コンクリート塗二階建ての洋館があった。助教たちは、翌朝一時間目の講義にあわせ、前夜、裸電球の光を頼りに、大きな金網籠を持って授業で使うムラージュを選んだ。暗がりに青白く浮かぶ生首や手・足がどこまでも続く空間は、若く元気な皮膚科医でも薄気味悪さを覚えたらしい(1)（資料1）。陳列・保存されていたムラージュの多くは、東京帝国大学皮膚科泌尿器科初代教授・土肥慶蔵（一八六六―一九三一）が呼び寄せた画家・伊藤有《たもつ》（一八六四―一九三四）が手がけたもの。詳しくは後で述べるが、ヨーロッパ帰りの土肥からムラージュの作り方を伝授された伊藤は、一九〇一年以降、皮膚科教室内に専用の工房を与えられ、ムラージュ製作に専念した。もっとも彼は、「蠟製標本をわが国で創めたのは土肥先生」と認めながらも、土肥がウィーンで修得した方法と彼のムラージュ製法はまったく異なること、また退色・変色を抑制する工夫をしていることも明言している(2)。頑固な職人肌の伊藤は、試行錯誤を重ね、技術の向上に努めた。その技術はヨーロッパの本家をしのぐほどになり、東京博覧会はもとより、日英博覧会やドイツ・ドレスデン国際衛生博覧会に出品するたびに高く評価され、受賞を重ねた。

　しかも、高品質のムラージュを量産したのである。一九三〇年頃、つまり土肥＝伊藤の晩年には、東大皮膚科だけで二千五百点、他大学教室に三百点程保存されていた。すでに教室を侵食し、廊下まであふれ出していた大量のムラージュの収納場所として土肥がこの建物を寄贈したのは、それより少し前の一九二五年、折しも在職二十五年を寿ぐ桜の季節だった。作り付けの白枠ガラス陳列棚に数千に達していたムラージュが、症例別にずらりと掛かった館内はさぞ壮観だったろう(3)。ＯＢ・ＯＧには、このムラージュ館に初めて足を踏み入れた日の写真を、皮膚科医としての「幸せな記憶」として生涯大切にされていた方があると聞く。

　ムラージュ館ありし頃のようすがとなるのが、本章の扉の教材兼記録用の白黒ムラージュ写

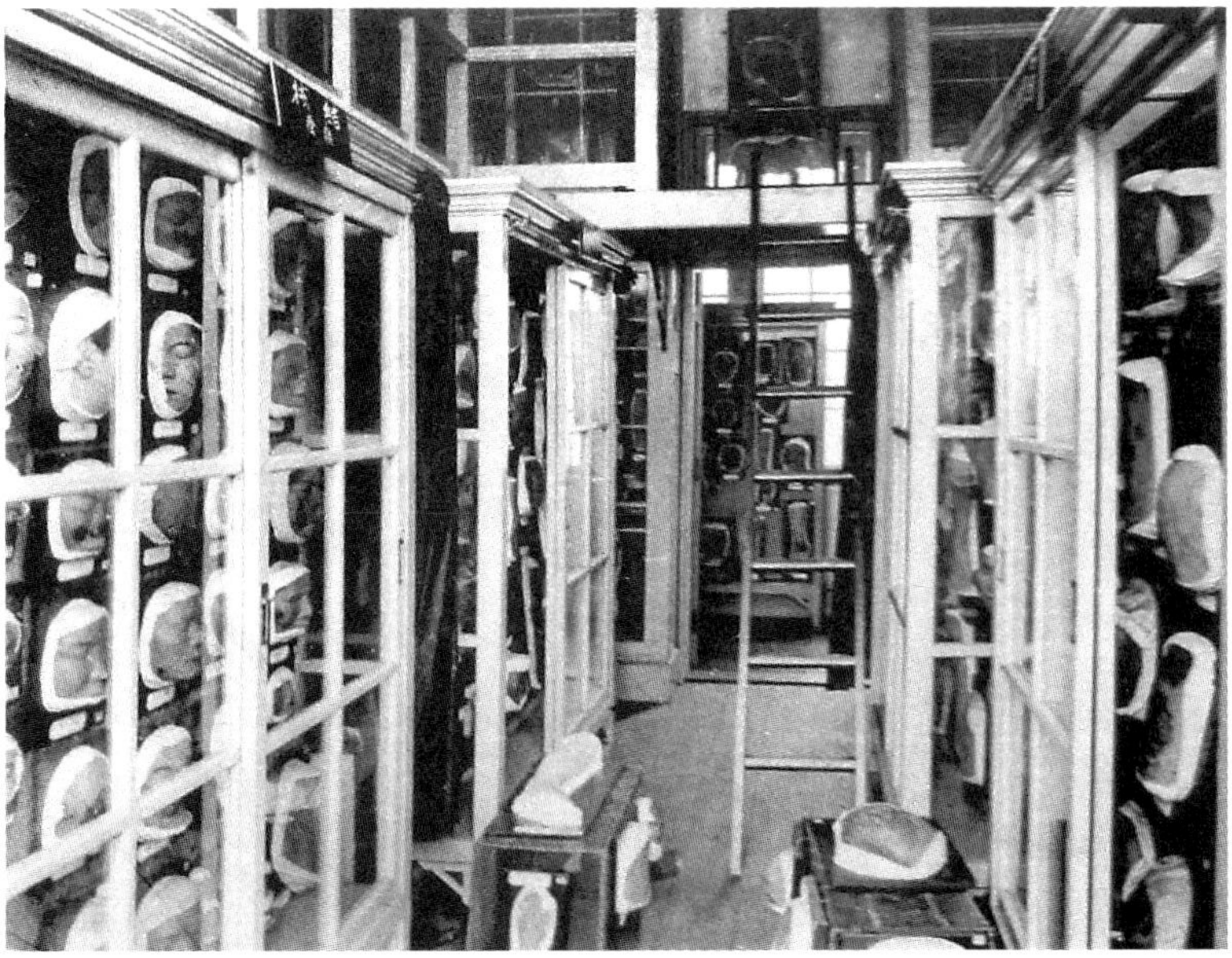

資料1　ムラージュ館陳列棚
いまは存在しないこの建物には、白枠ガラスケースに数え切れないほどのムラージュが整然と収められていた
（東大皮膚科教室）

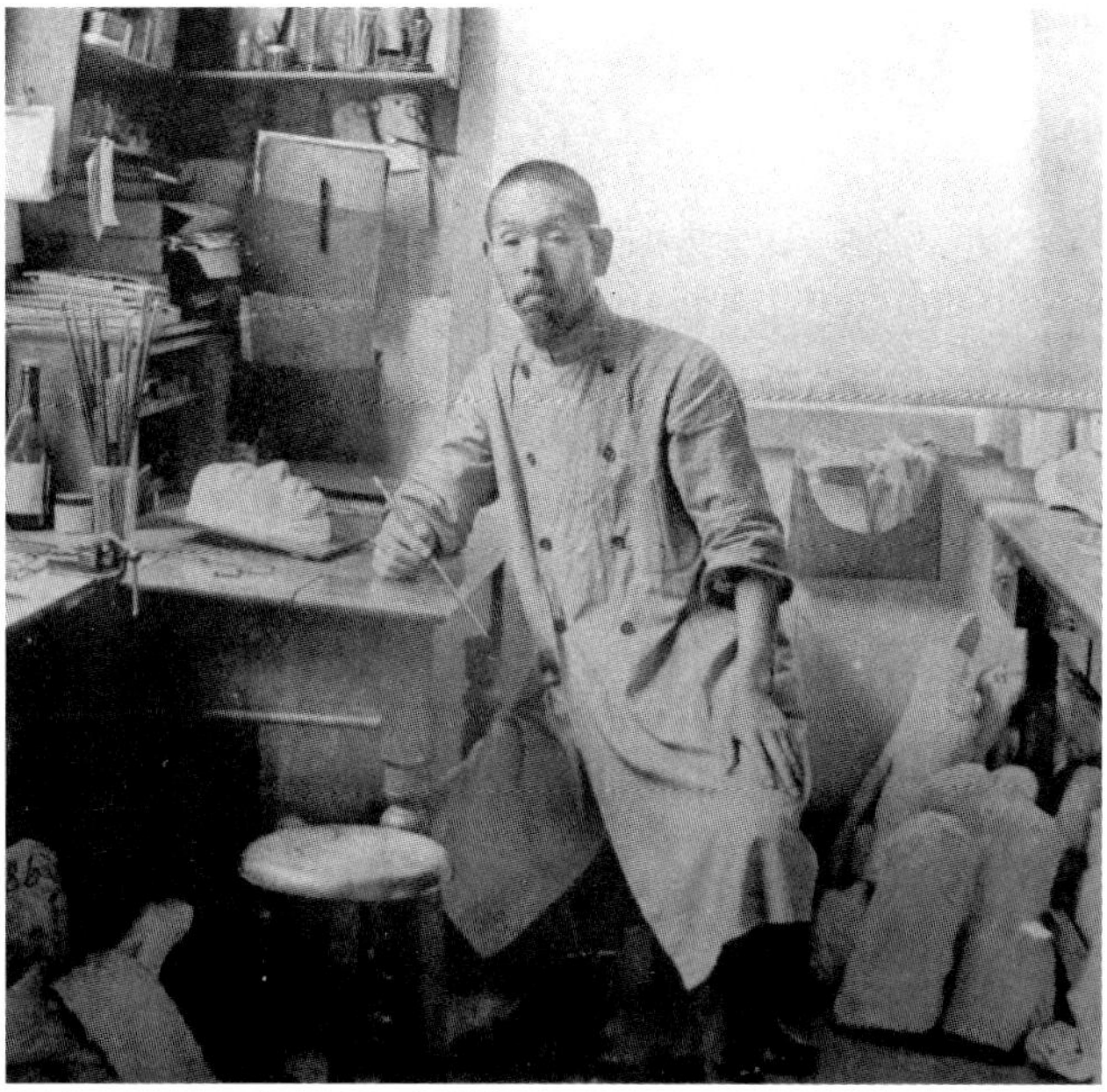

資料2　ムラージュ工房の伊藤有
彼の左足元には石膏型が複数認められる（東大皮膚科教室）

真の束だ。皮膚科教授秘書の肥田さんに手伝っていただいて、歴代教授の写真が見守る小部屋の立てつけの悪い棚の戸を力任せに引き、取り出した木箱に積もるほこりを払って、「蠟製標本写真譜　整理済」の貼り紙がある蓋を開けると、ドイツ語で書かれた症例ごとにパラフィンの封筒にしまわれた何百枚ものムラージュ写真があった。いまはもう見かけないビタミンB欠乏症の一種ペラグラ、後期の梅毒や結核などの典型的皮膚病記録がぎっしり詰まっていた。なお、同じものが、三色版が可能になった一九一六年刊行の『彩色皮膚病図譜』[4]にも活用されている。

また製作と並行して、日本のムラージュ師を育成・教育したのも伊藤の功績だった。世界が認めた日本の名匠は、製作技術を一切秘匿しなかった。伊藤自身、「尚ほ全国の大学に只今では蠟製標本の専任製作者が居りますが、何れも一度は私の製作場で技術を習得した人ばかり[5]」と書いていることから、彼の名はまさしくその系譜の起点に据えられる[6]。

ところで周囲の人々の証言から浮かんでくる希代のムラージュ師・伊藤の人物像は、なかなか強烈だ。一番弟子の宇野一洋（慶應義塾大学専属ムラージュ師。詳しくは次章）によると[7]、一九〇一年以来、三十年余、ひねもす本郷のムラージュ工房で過ごし、昼は弁当持参で、ときどきムラージュ室で小麦粉を練ってビスケットを焼いて食べていた。粗衣粗食を信条とし、通勤時から皮膚科を支える「黒衣役」を地でいったのか、いつも黒づくめ、黒の詰め襟、黒の中折れ帽、黒の手提げ鞄、おまけに細い黒縁メガネをかけていた。ハレの日も黒の背広という徹底ぶりだった。頭髪は撫で上げ、鼻下と顎部に天神髯を蓄えていた（資料2）。こう書くとエキセントリックな印象だが、性格はきわめて温厚にして純朴、上に媚びることもなければ、下を侮ることもなく、毅然として芯の通った人だったという。また後期の弟子で、北海道で活躍したムラージュ師・南条議雄《のりお》（北海道大学関連で後述）も、伊藤を「あくまで伝統的なリアリズムを遵奉する画家」と評し、「頑固一徹な御老人で、顎髭を垂らし、能面の翁のよう」と形容した。南条の修業時も伊藤は依然として黒の詰め襟がトレードマークで、語り口は「もの凄い吃音」だった。

しかし何千、何万もの症例に向き合った伊藤の眼は、そこいらの皮膚科医よりも視診力が高かった。「視診」はドイツ語でBlickdiagnose、直訳で「瞬間診断」となる。本研究にご協力いただいた医師の何人かは、皮膚科の診察奥義を、易者の評価「黙って座ればぴたりと当たる」という比喩を使って説明してくださったが、いかに多くの症例を診てきたか、つまり知識と経験の蓄積がものをいうのは明らかだ。それに比べて近年は、検査技術による鑑別診断が普及し、医師の視診力が低下した、という笑えない指摘もある。ちなみに第四代教授・北村包彦《かねひこ》（一八九九―一九八九）[8]は、土肥を偲ぶ座談会で伊藤に言及し、研修医時代、皮疹の判断がつかないときは「伊藤さんに聞け」と言われていた、と回想している。加えて同門の泌尿器科医・高橋明（一八八四―一九七二）は、あるとき、かなり珍しくなっていた天然痘患者を同僚が「Erythema exsudativum multiforme 多形滲出性紅斑」と判断して教室に連れてくると、吃音の口調そのままに、「ポ、ポ、ポッケン（ドイツ語の「天然痘 Pocken」）だ！」と伊藤が興奮してしまった、との逸話を披露している。[9] そんな伊藤の鋭い眼力は、趣味の骨董品類の「目利き」としても発揮され、なかなか骨董屋の前を素通りできなかったとか。晩年、『基礎画法論』の執筆を思い立ち、森鷗外（本名・森林太郎、一八六二―一九二二）をはじめとする文学・美学関係者にも初稿を回覧し、その発刊を期待されたが、執筆半ばで彼岸の人になった。

だが、此岸に残ったムラージュには、名匠の魂が宿っていたのだろう。一九五六年、本郷で「ムラージュ館」を見学したオレゴン大学皮膚科教授フィッツパトリック（Thomas B. Fitzpatrick、一九一九―二〇〇三）は伊藤のムラージュのすばらしさに瞠目・絶賛し、それが五八年から現在に続く「土肥記念国際皮膚科交換講座」（Dohi Memorial Lectureship）開設のきっかけになったというから、その効力は絶大だった。[10] だが「ムラージュ館」は、一九八四年六月に中央診療棟新設のため解体され、このとき処分された大量のムラージュが、「半分土に埋もれ、雨に打たれて」いて、日本の職人芸の末路をさびしく思った、という胸が痛くなるような目撃者の証言が残る。[11]

2　土肥、ウィーンでムラージュに出会う

いきなり「日本製ムラージュの父」伊藤の話に入ってしまったが、このあたりで、ヨーロッパで生まれたムラージュと、その日本への仲介者・土肥について歴史を簡単に振り返っておこう。

皮膚科学史の資料では、パリのバレッタ（Jules Baretta、一八三四―一九二三）が、ムラージュを学術的目的で作った最初の人物とされている。そもそもムラージュは、患部の迅速で正確な石膏取りにとどまらず、肌の乾湿の度合いを再現し、自然な着色で仕上

げるまで、複雑で細かな作業と高度な芸術的才能を要求する。バレッタは紙粘土細工（Papmache）の果物を作って露店で売っていたのを、サン＝ルイ病院の皮膚科医ライル（Carles Lailler, 一八二八―九八）にスカウトされたのだった。[12] バレッタは新しい勤め先のサン＝ルイ病院で開催された第一回皮膚科学梅毒学国際会議（一八八九年）にムラージュを初出品し、参加者から絶賛された。なかでもオーストリア・ウィーン大学から参加したカポシ[13]（Moritz Kaposi, 一八三七―一九〇二）がとった行動はすばやかった。この技術をぜひ自分の研究にも使いたいと思った彼は、パリから戻るや否や、同僚医師で医学系挿画家として名の通ったヘニング（Carl Henning, 一八六〇―一九一七）をバレッタのもとに送り込んだ。

よく「学問に国境はない」といわれるが、往々にしてそれは理想論で、技術漏洩やアイデア盗難の話は数知れない。国境どころか、初期のヨーロッパのムラージュ師たちは、自分の技術をめったに洩らさず、せいぜい「一子相伝」に近い形で伝えるのが常だった。ある意味、「学術スパイ」の意図が明白なヘニングに、バレッタも技を伝授する気はさらさらなく、材料の混合比率など肝心な部分は黙秘した。だが敵もさる者、それでもヘニングは大まかな工程を把握して帰国、一八九〇年以降、ムラージュ製作に専念する。その成果は、今度はカポシがホストになってウィーンで開かれた第二回皮膚科学梅毒学国際会議（一八九二年）で、七十点のムラージュに結実、披露された。後に芸術家肌の息子テオドア（Theodor Henning, 一八九七―一九四六）が家業を継いだ「ヘニング父子のムラージュ」は、ストライプの入った布地での始末が特徴だ。通常ムラージュは、粗い側断面の始末を兼ねて、白いキャンバス布で症例部分を囲い、固定するが、これは患部をいたわり、清潔に包む包帯を連想させる。これに対してキリッとした縞模様の布処理は、ヘニングの商標の役割を果たしている。

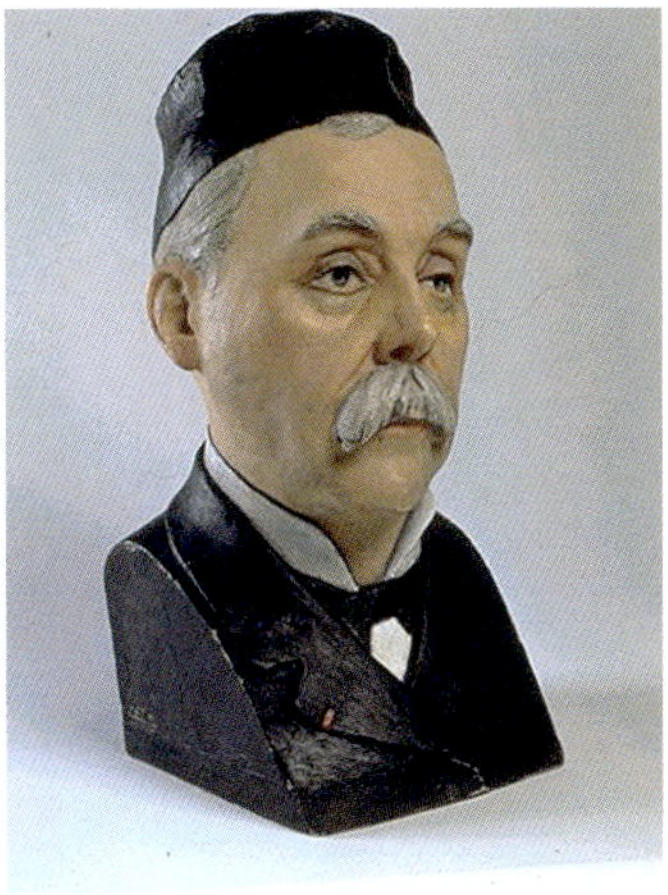

元祖ムラージュ師・バレッタ（胸像）

さて、いよいよ仲介者・土肥の登場だ。土肥は、日本における近代皮膚科学および泌尿器科学の開拓者と呼ばれるが、当初はどちらにも関心がなかったらしい。医学部卒業（一八九〇年）後、お雇い外国人外科医スクリバ（Julius Karl Scriba, 一八四八―一九〇五）の助手として、同大学附属第一医院外科医局で勤務、大学院ではハンセン病を研究課題に選んだが、一八九三年七月に大学院を中退して渡独し、スクリバの紹介状持参で、ハイデルベルク大学の外科学教授ツェルニー（Vincenz Czerny, 一八四二―一九一六）に入門した。この頃、土肥は外科または耳鼻咽喉科を専門に希望していたらしいが、そこに母校の外科学教授・宇野朗（一八五〇―一九二八）から、「近く皮膚病梅毒学が外科学から分離して新しい講座になるので、その専任教授になるべく転学せよ」[14]との指示が届く。ツェルニーと相談の末、土肥は転学を承諾し、九四年、ウィーン大学皮膚科学教授カポシのもとに向かった。そこで目にしたのが、医学部内に工房を構えるヘニング父のムラージュだったのである。

「カポシ肉腫」などに名を残すカポシは、十九世紀後半に活躍した皮膚科医である。ハンガリー南部出身のユダヤ人で、旧姓はコーン Kohn といった。実家は決して裕福ではなかったが、成績優秀につき大学進学がかない、一八六一年にウィーン大学で医学士（MD）を取得した。その後、彼は同大教授で「近代皮膚科学の父」と呼ばれるヘブラ（Ferdinand von Hebra, 一八一六―八〇）に師事する。カポシは皮膚科の教科書や写真1の『皮膚病アトラス *Atlas der Hautkrankheiten*』[15]（一八五六―七六年刊）などを師と共著で出版、さらにヘブラの娘との結婚条件として、カトリックに改宗し、このときカポシと改名した。義父の死後は、その後継者としてウィーン大学皮膚科学教室を率いた。

ムラージュが皮膚科学研究に不可欠と悟った土肥は、カポシに製作方法の教示を懇願した。当然ヘニングはムラージュ技法伝授に難色を示したが、上司カポシの口添えもあり、土肥は一八九六年にブレスラウ（現在のポーランド・ブロツラフ）に転学するまでの間、土肥は「搔痒性天疱瘡」と「薔薇色粃糠疹」の習作二点を完成させる。[16] ところが梅毒研究のために師事したブレスラウ大学教授ナイサー（Albert Neisser, 一八五五―一九一六）もまたムラージュ製作を試みている最中だった。土肥がムラージュ技法をヘニングから学んだことを知ったナイサーは、その伝授を要請する。師匠ヘニングにうかがいを立て、「やむをえない」との承諾を得た土肥は、「余計なことは一切漏らすな」という命令に従って、「皮膚疣状結核」の足型を実演した。土肥を介したドイツへの導入について、再び伊藤の言葉を引用しよう。

> 土肥先生が蠟製標本の製作法を修得したといふことを聞いて、独逸から先生へ交渉があり、是非その技術を教えて貰ひたいといふ依頼状が来たので、帰路独逸へ廻って製法を伝授された。即ち独逸の医学会へ蠟製標本といふものを伝へたのは自分であるといふことを、先生は度々云って居られました。[17]

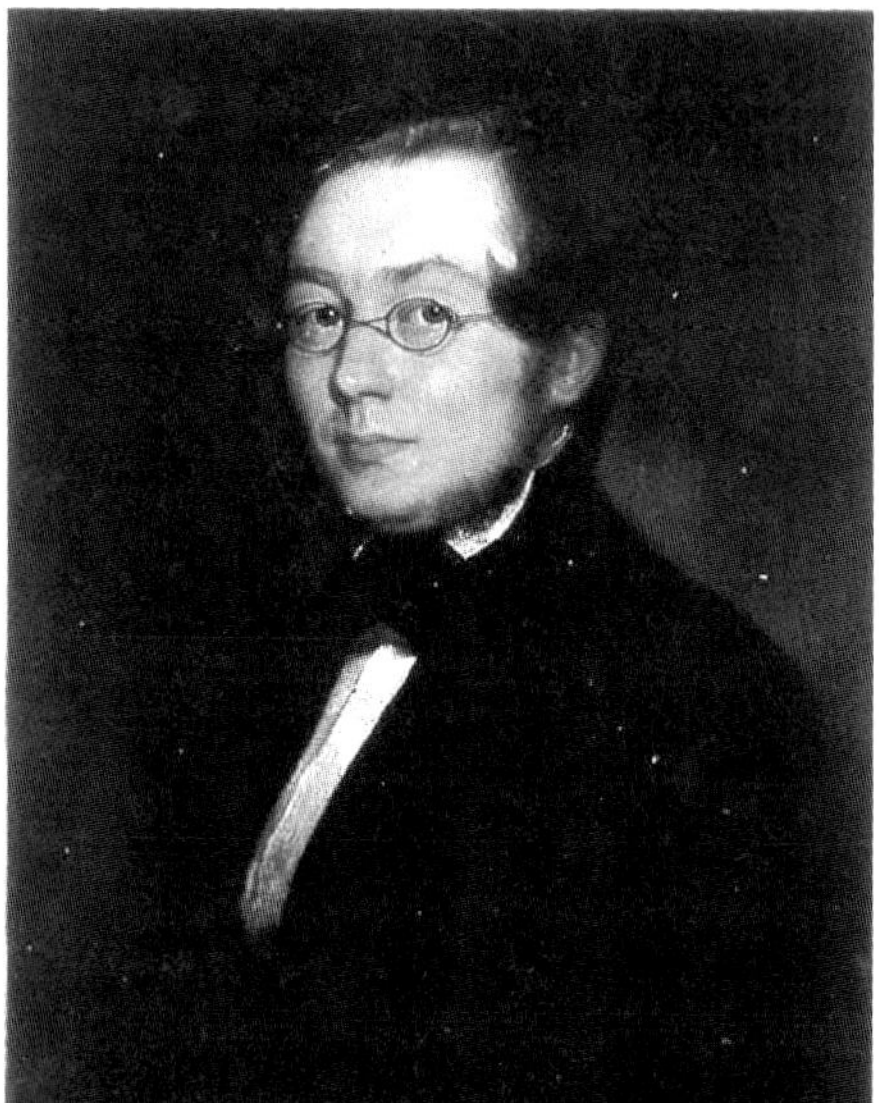

フェルディナント・ヘブラ

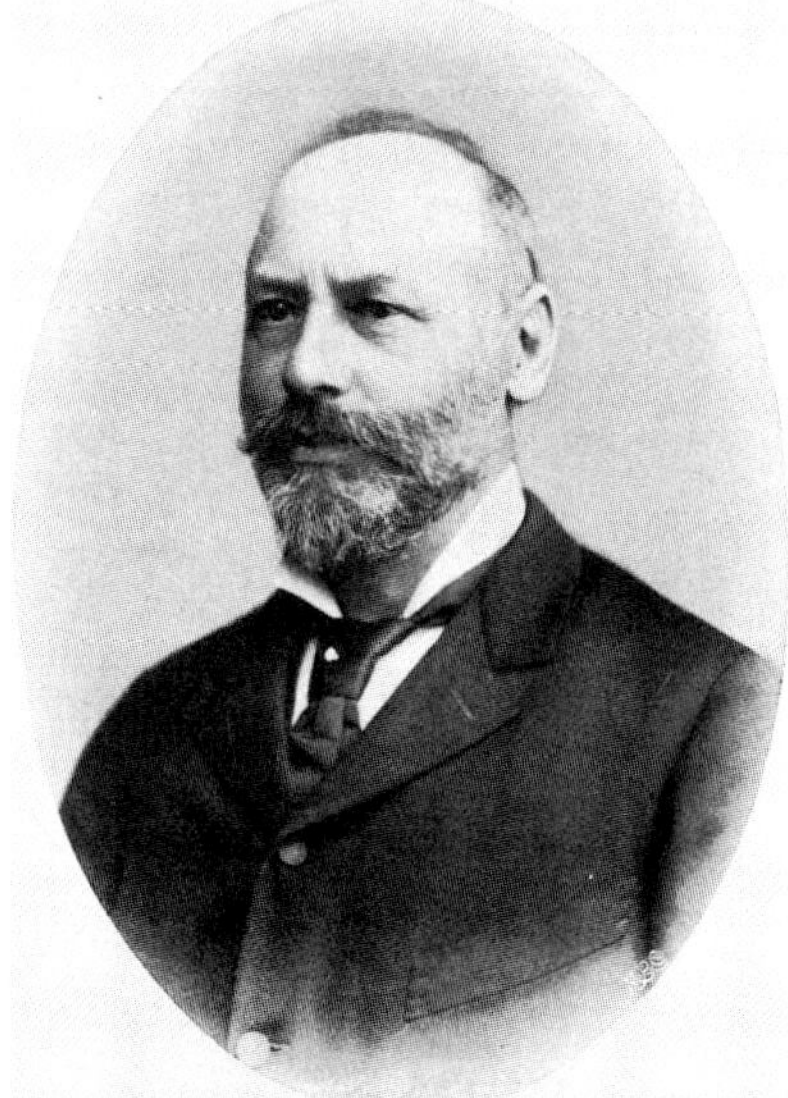

モーリッツ・カポシ（旧姓コーン）

写真1　東大皮膚科教室所蔵のヘブラ作『皮膚病アトラス』
①表紙
②《にきび》Acne disseminata vulgaris.
左下には画家アントン・エルフィンガー（1821-64）およびリトグラフ担当のカール・ハイツマン（1836-96）の名が、右下には版元であるオーストリア帝室兼印刷所名が記されている
③同図版線画

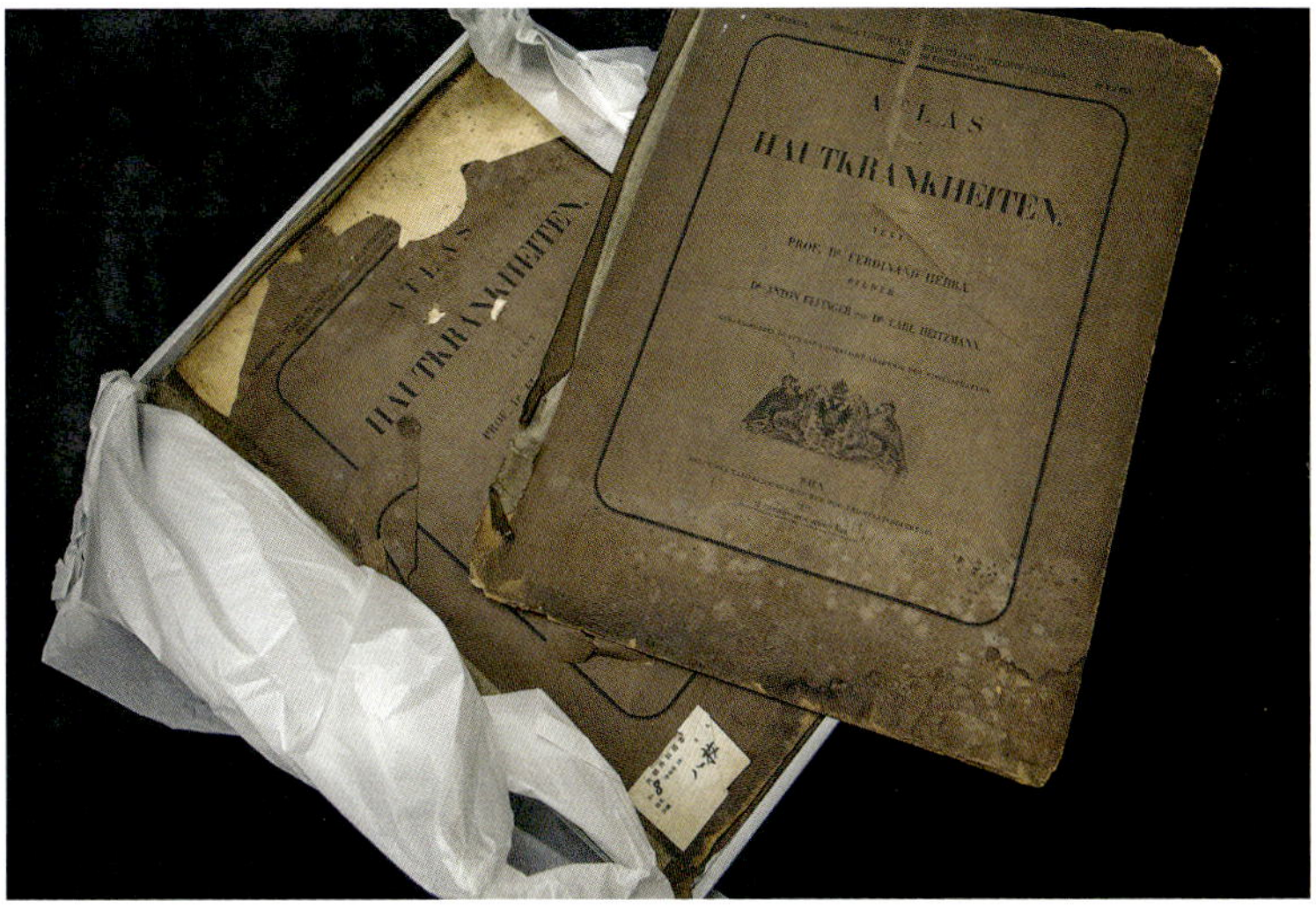

①

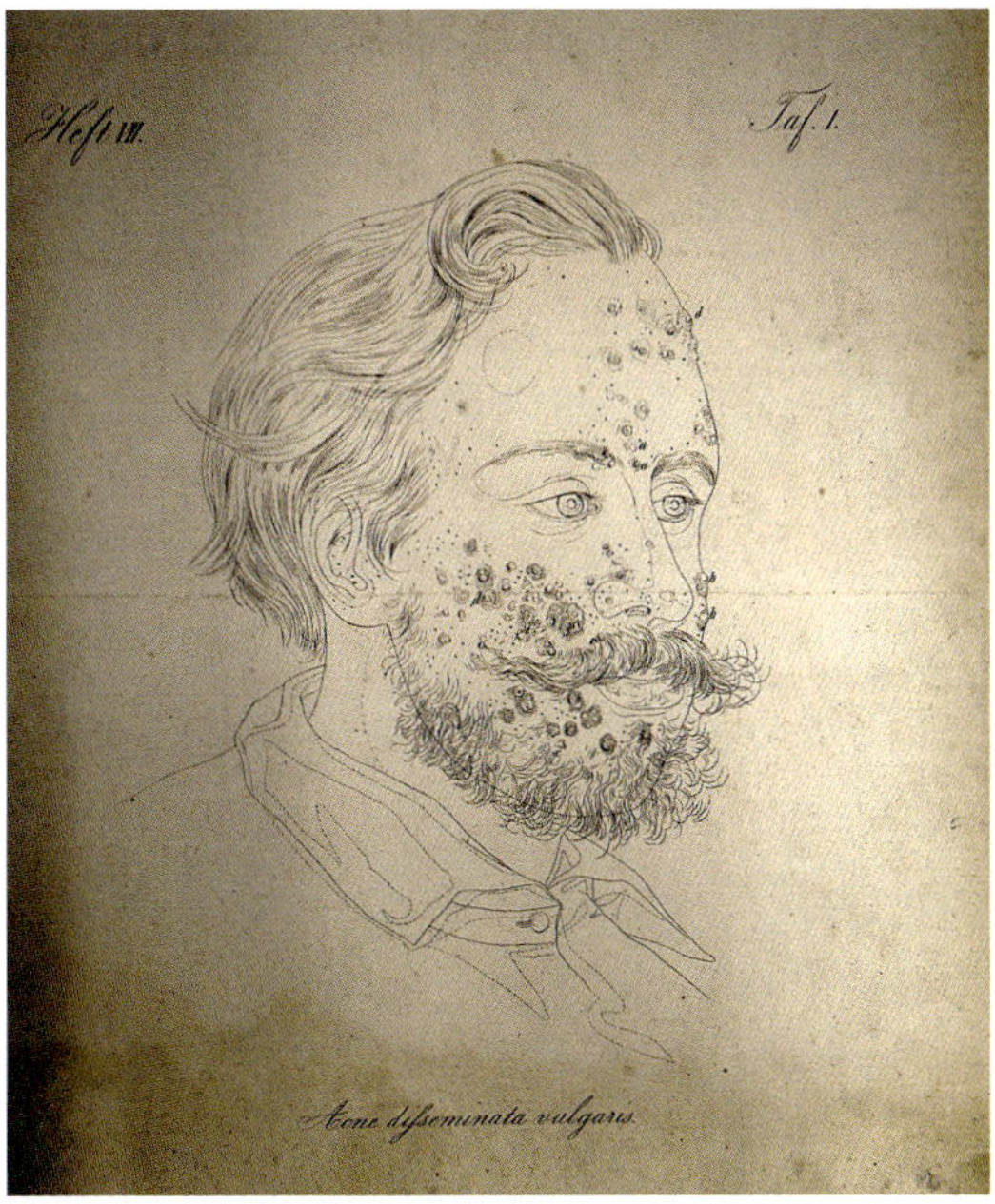

③

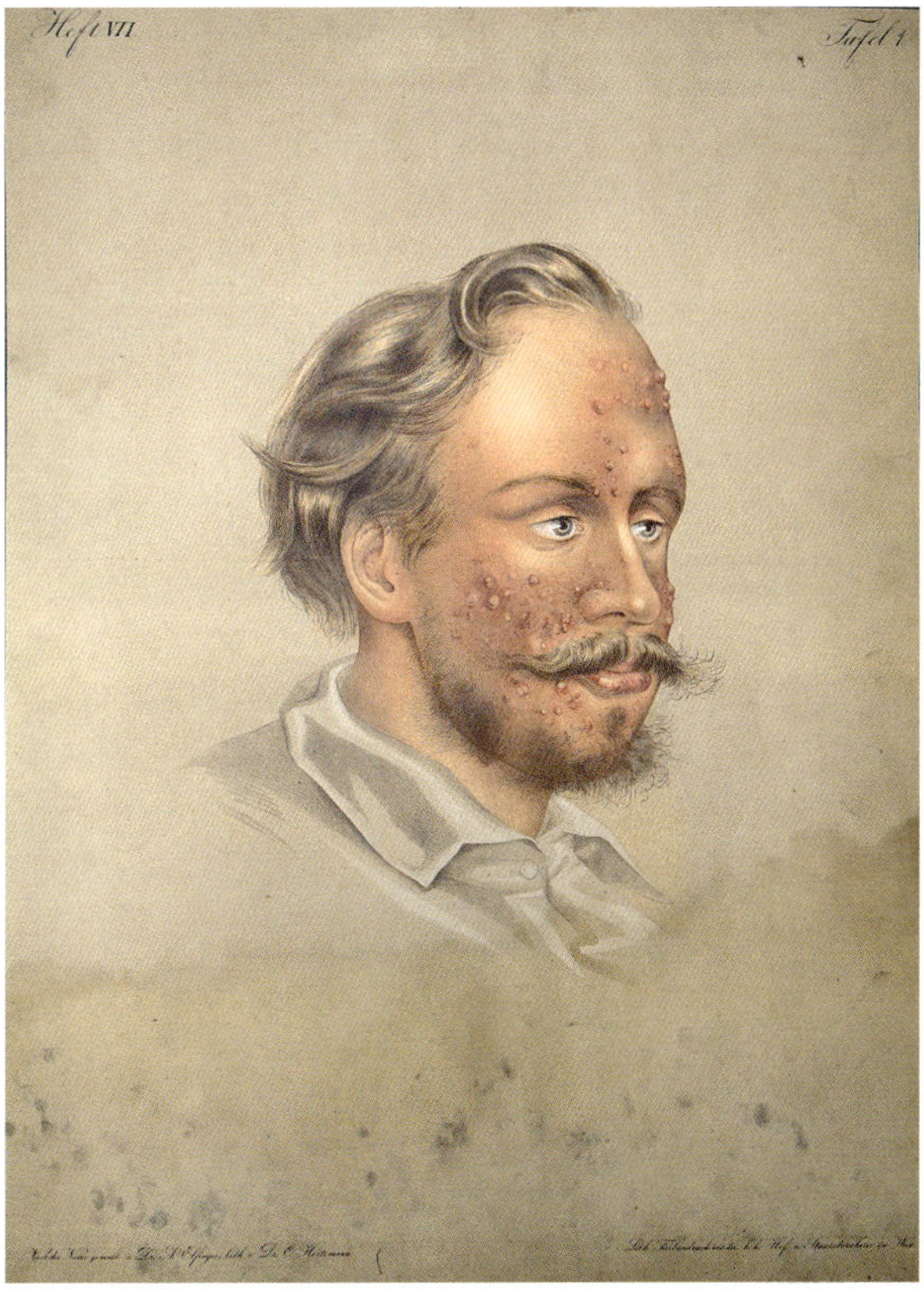

②

土肥は一八九八年一月に帰国、同年六月から東京帝国大学教授に就任、予定どおり新設された皮膚病学黴毒学講座[18]を率いることになった。ここで彼は、まず高野椋一（生没年不明）なる人物にムラージュ技法を教えた。高野はアメリカ滞在の折、ヨーロッパの医学教材ムラージュを知り、土肥がその技法を修得して帰朝したと聞きつけて教えを請うた、とある。[19]といっても工房はなく、「医学部所属画家」[20]としての勤務だったが、まもなく高野は病死した。

3 土肥と伊藤の同郷コンビ初仕事『日本皮膚病黴毒図譜』原画

一方、土肥はムラージュ師にふさわしい人材を探していた。もともと彼は、越前府中（現在の福井・武生）藩医・石渡家の生まれだが、二十四歳のとき、叔父・土肥淳朴の養子となり、土肥姓を名乗るようになった。ここで同郷出身の幼なじみ・伊藤に白羽の矢が立つ。伊藤は土肥と同じ武生の生まれで小浜師範に進学したが、渋る父を説得し、中退して十九歳で上京、亀井至一に洋画を師事したという。画才を認められ、まず北海道庁内務部水産課嘱託として、魚類や海藻類の学術絵画を描いていた（前歴については、北大との関連で後述）。いくつかの資料には高野の没後はじめて後継者に指名されたとあるが、リクルート話は早くから持ち上がっていたらしい。

そこへ〔土肥〕先生からの手紙で、蠟製標本をやって見て呉れないかといふ交渉がありました。それが明治三十年のことです。

行って見ますと、高野といふ人が居るので、二人でやる程のことも無し、蠟製標本の方は辞退して、取り敢えず患部の模写図を描くことを引き受け、其後二ケ年程の間に三百枚程書き上げました。[21]

伊藤の回想によると、このようにあり、実際の着任も一八九八年となっている。なお当人の口調はそっけないが、このとき、伊藤が模写したものには感染症も多く含まれ、自己感染の危険にさらされながらの作業だったと推測できる。蔓延していた梅毒や結核はもとより、白癬や乾癬、湿疹、皮膚炎、薬疹、膠原病、悪性腫瘍に至るまで、ありとあらゆる皮膚疾患が彼の手ですばやく克明に記録された。このときの模写が、一九〇三年から一〇年にかけて朝香屋書店から出版された日本初の石版印刷による皮膚病図版『日本皮膚病黴毒図譜』（全十巻。以下、『図譜』と略記）の原画となった。各巻のサイズは縦四百五十二×横三百二十×厚さ二十五ミリメートル。土肥＝伊藤コンビの記念すべき初仕事で、各巻につき五点、計五十点の伊藤の彩色図版がつく。当時で各巻三円、計三十円、「円」の部分を「万」に置き換えると、だいたい現在の価格に相当する。かなり高価だったが、予想外に売れた。しかしまもなく絶版になり、図譜そのものも散逸し、「一時は完全に十巻そろったものはないのでは」と危惧された。幸い「幻の逸品」は、山形市郷土館（旧「済生館」）で発見されたのを皮切りに、その後全国で計三カ所『図譜』の所在が確認されている[22]。

ここでお目にかけるのは、そのうち本家・東大皮膚科が所有する『図譜』（写真2）。リアリティーあふれる伊藤の図版を前にすると、土肥が何としても彼を側に置きたいと画策した理由がすぐわかる。土肥の症例解説には、実際の患部の小さめのモノクロ写真も複数添えられているが、伊藤の大判彩色図譜の要点を押さえた非凡な写実性と迫力は実物をはるかにしのぐ。写真3は、文身すなわち一面の刺青も見事だが、水銀が梅毒に対する有効性（秦佐八郎との関連で後述）を示す希少例。感染後数カ月を経た背中をよく見ると、墨汁を刺し入れた濃紺の線上に発疹が集中し、逆に紅葉の朱、つまり赤色硫化水銀（HgS）が刺してある部分には発疹が皆無であることに注目したい。同じく写真4の若い女性の項部分に発現しているのは、同じ梅毒が原因の白斑だ。最初は豆粒ほどの白斑は、隣同士がくっついて大きくなり、逆に周囲の皮膚は濃さを増していく。まるで「斑《ぶち》馬《うま》を看るが如く」と土肥は描写している。

前述の北村も、「およそ皮膚病変の真を握むには、我々は目を絵筆程に細かく動かす必要があるのだが、これ等写生図にはカラーフィルムではできない独特の真実性がある」[23]と賛辞を惜しまなかった。また北村も指摘しているが、患者の服装や髪形が明治の風俗を活写していることも見逃せない。白絣の浴衣に褌、縞木綿の袷からのぞく黒繻子の半襟、既婚女性の丸髷、あどけない少女が結う「お煙草盆」――。小ぎれいな身なりをしているだけに、その皮膚を破壊する病の凶暴性が一層印象に強く残る。

写真5は皮膚科教室所蔵のさらなるお宝の一つ、おそらくムラージュの型に取る前に、患者を前にして短時間でおこなったラフスケッチの現物である。色や乾湿や凹凸など患部を網羅した情報がA4判の画用紙に鉛筆と水彩絵の具で詳しく描き込まれており、二千枚近く現存する。『図譜』と類似の症例・構図があることからも、大半が伊藤の筆によることは間違いない（一部、画風や筆跡

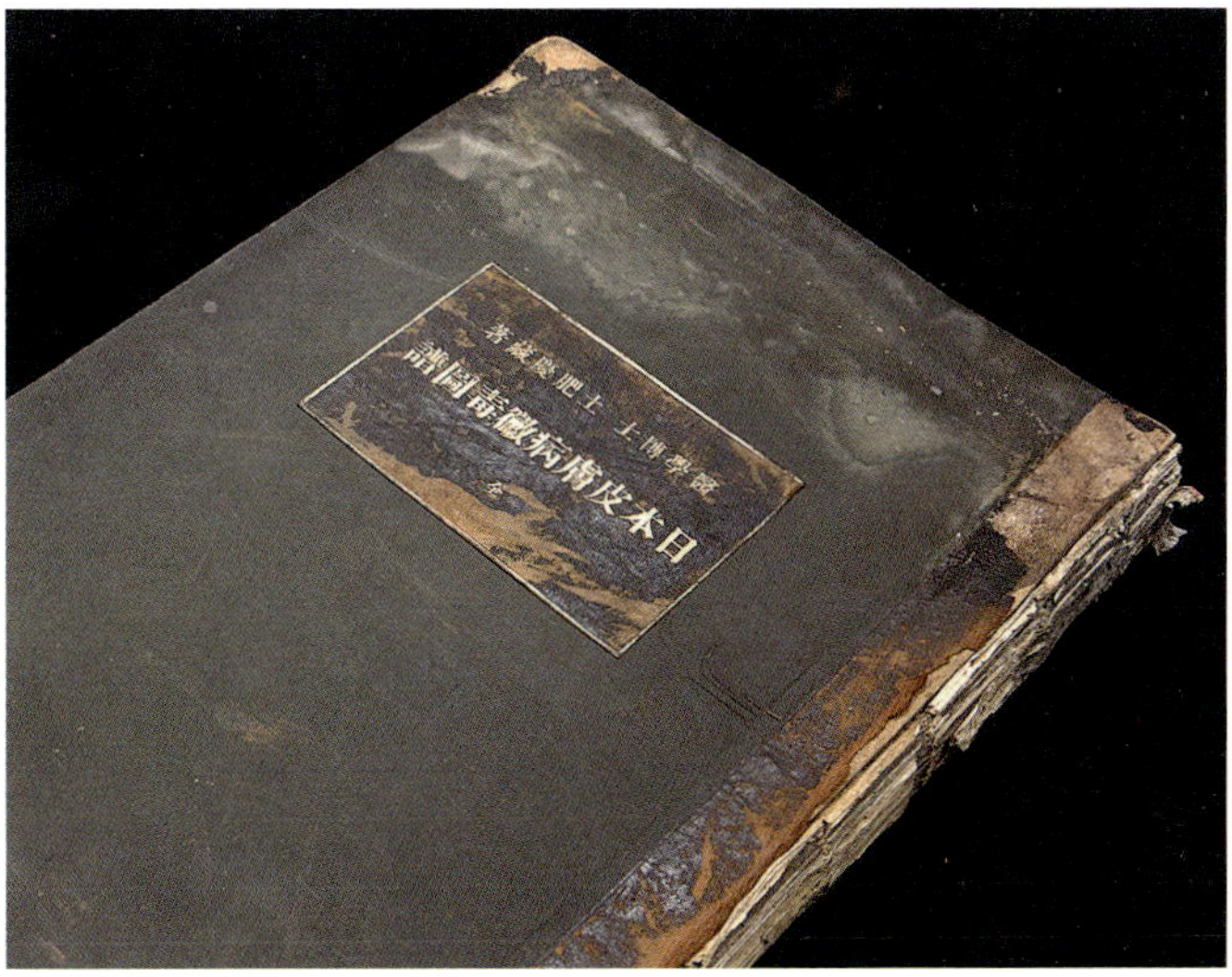

写真2　土肥と伊藤が初めて組んだ作品
『日本皮膚病黴毒図譜』
（東大皮膚科教室所蔵）

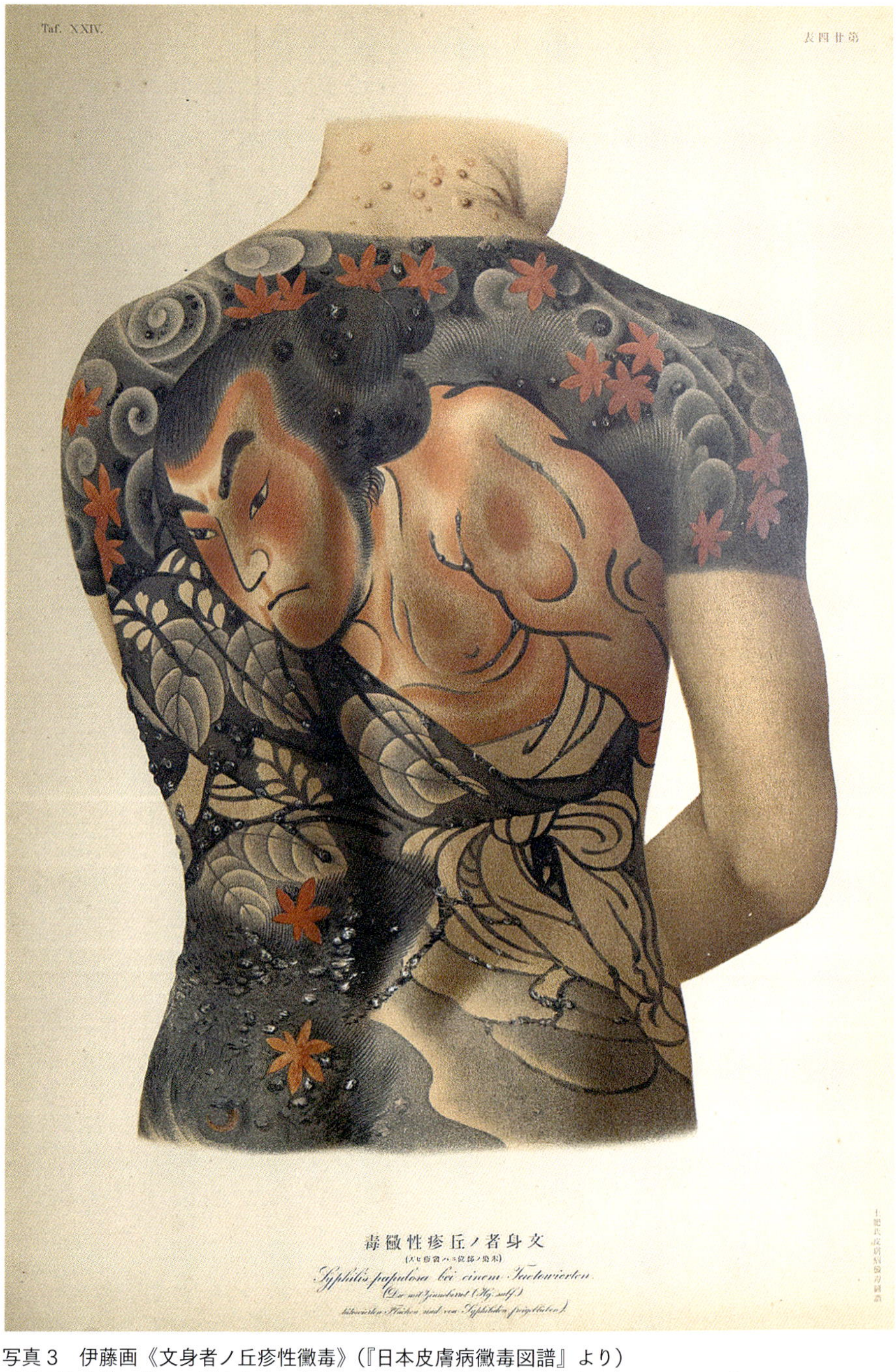

写真３　伊藤画《文身者ノ丘疹性黴毒》(『日本皮膚病黴毒図譜』より)
丘疹が青色線に沿って最も多く、水銀を用いた朱色部分にはまったくないことにも注目
(朱染ノ部位ニハ発疹セズ)

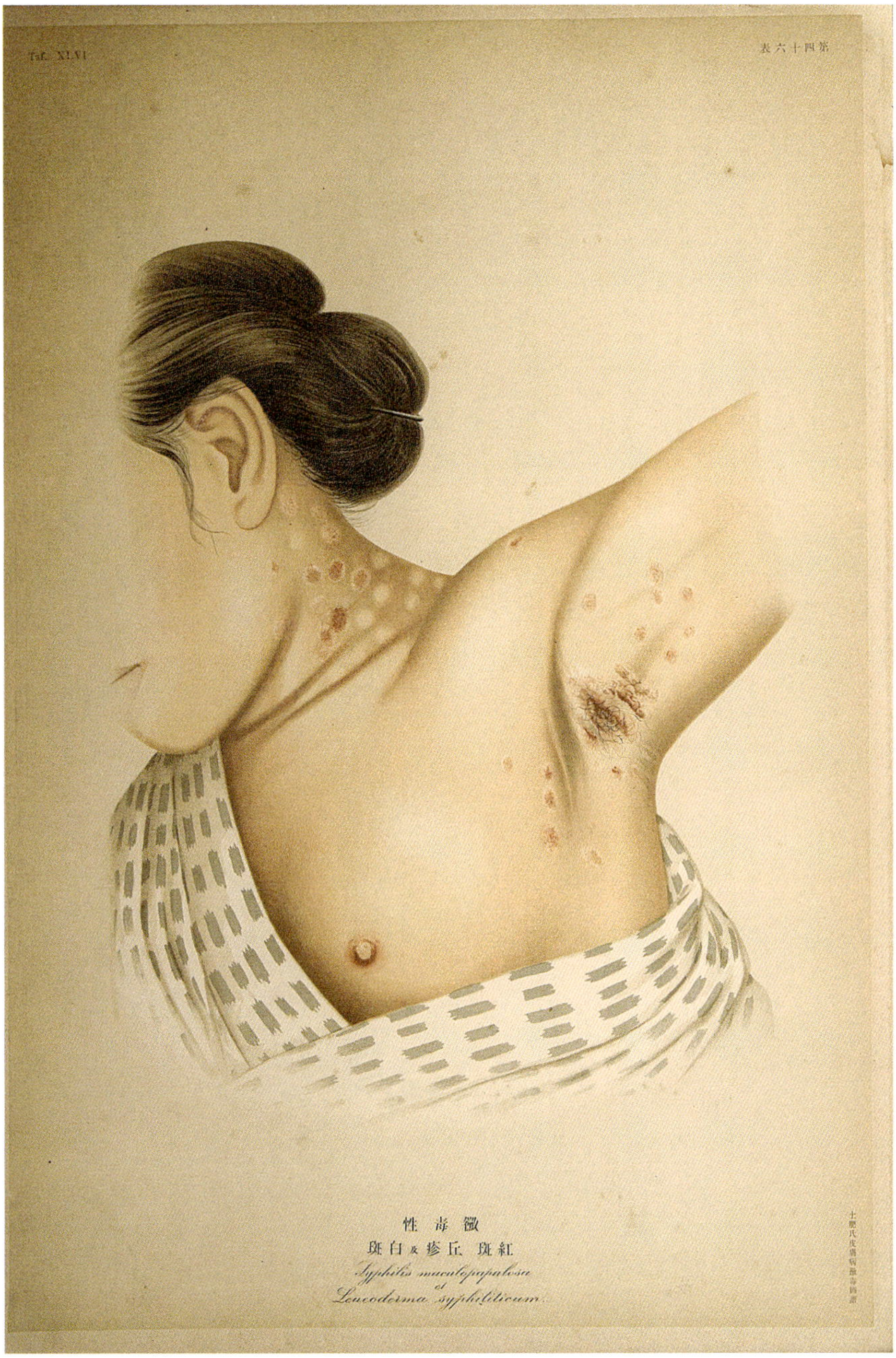

写真４　伊藤画《黴毒性紅斑丘疹および白斑》（『日本皮膚病黴毒図譜』より）

が違うものが交じっているのは、後継者・長安のものか）。しかし正直こんな記録が残っているとは予想だにせず、高い完成度をもつ素描に、言葉を失い、ただ驚嘆するばかりだった。

4 土肥の腕　再発見された胸像

本章で伊藤同様、生産的な研究者・土肥の功績を一挙に語るのは無理につき、おいおい補足していくことにして、本書のはじめに押さえておくべきは、それまで「皮膚病学」と訳されていたDermatologieを「皮膚科学」と彼が命名し、「皮膚をあらゆる方面から科学的に研究し、その疾病の病理も明らかにして、それから治療法を研究する学問」と定義したことだ。

さて、第二代・遠山郁三（一八七一―一九五一）を挟み、東大皮膚科の第三代教授になったのが、詩人の木下杢太郎こと太田正雄（一八八五―一九四五）であった。家族の意向でいやいや医学部に進学した太田は、一高卒業を間近に控えても専門が決められず、

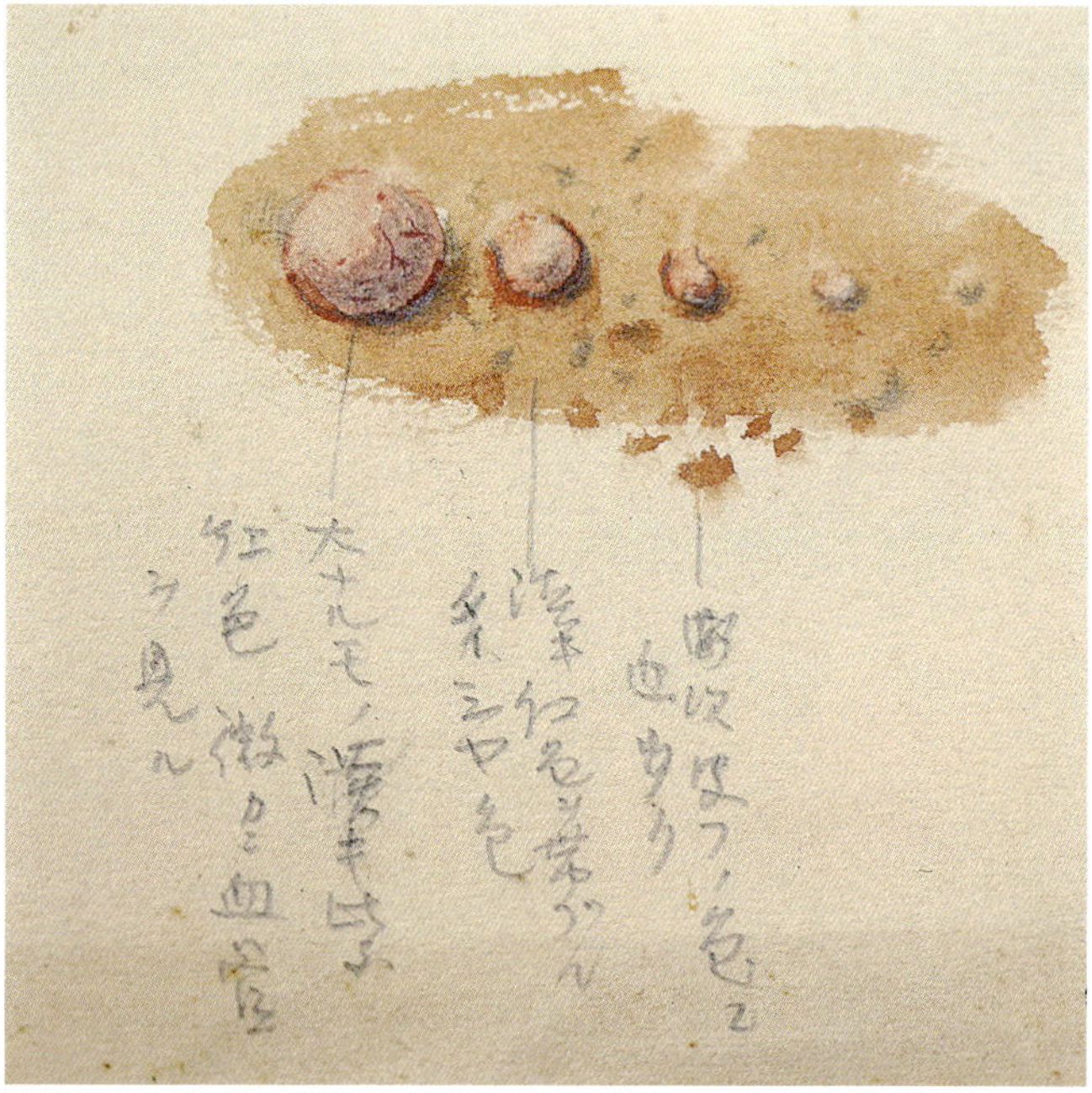
①

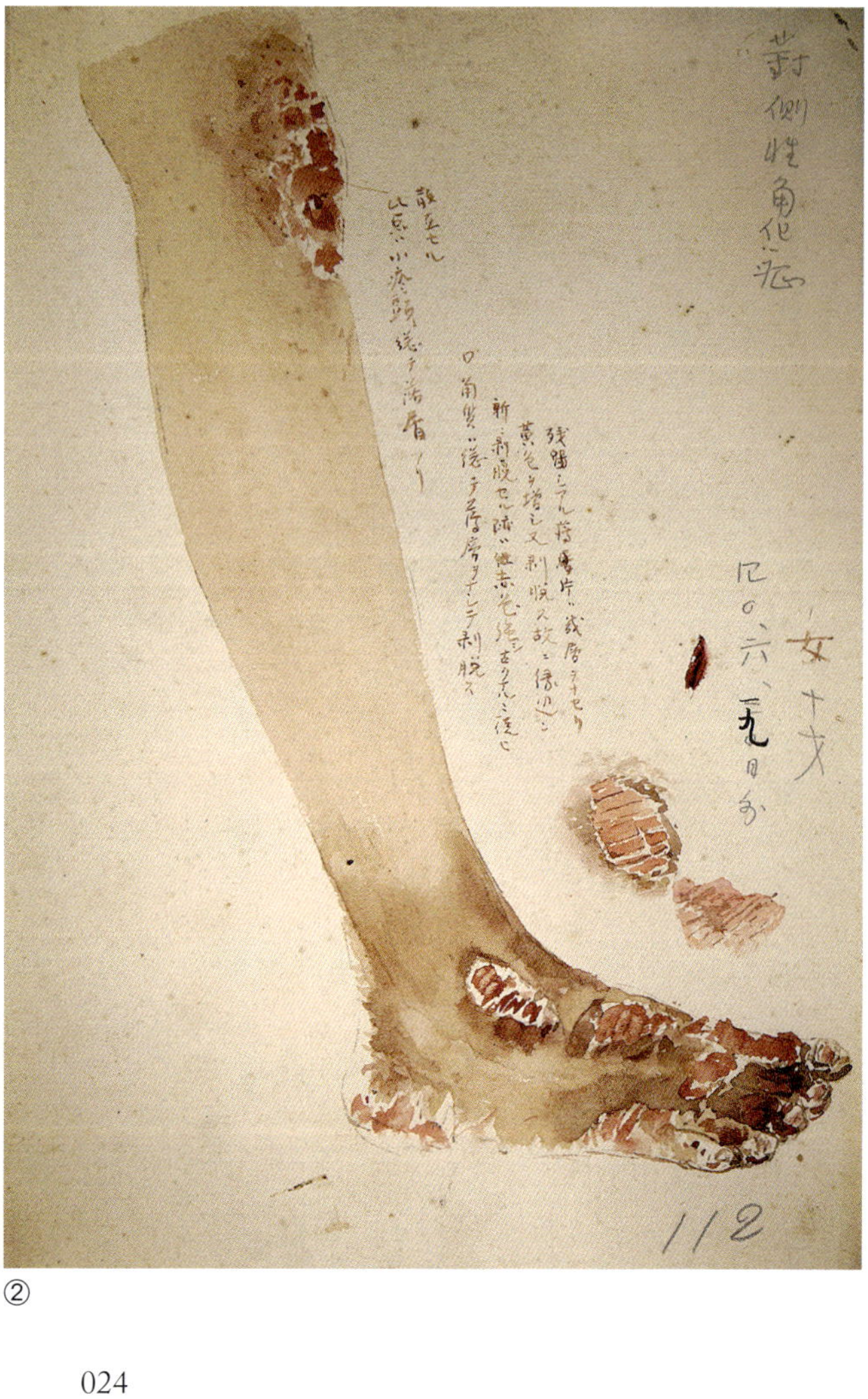

②

写真５　皮膚科教室に残っていたラフスケッチ（作者不明）。患者の情報や症状が詳しく記入されている。細部は拡大図まで付けて記録
①《多発性纖維腫》の一部を拡大
②《対側性角化症》

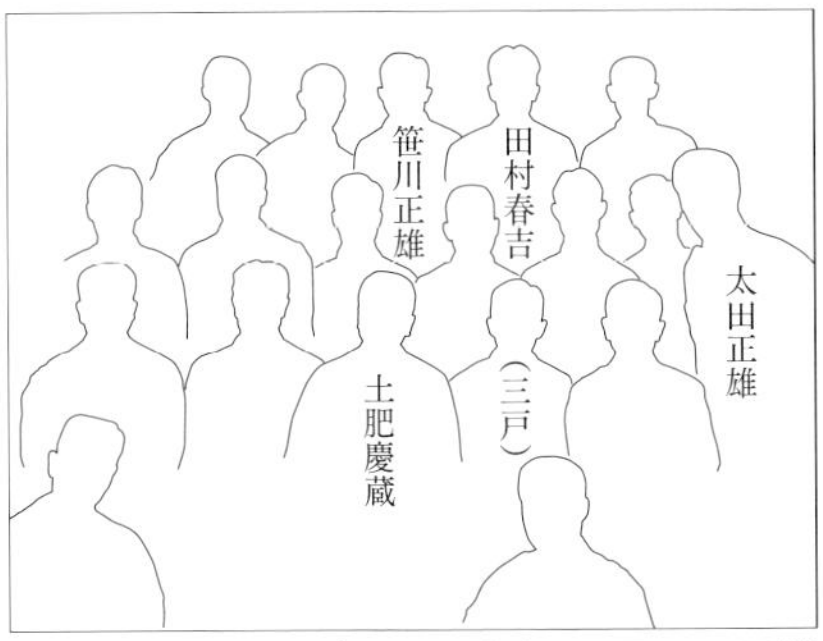

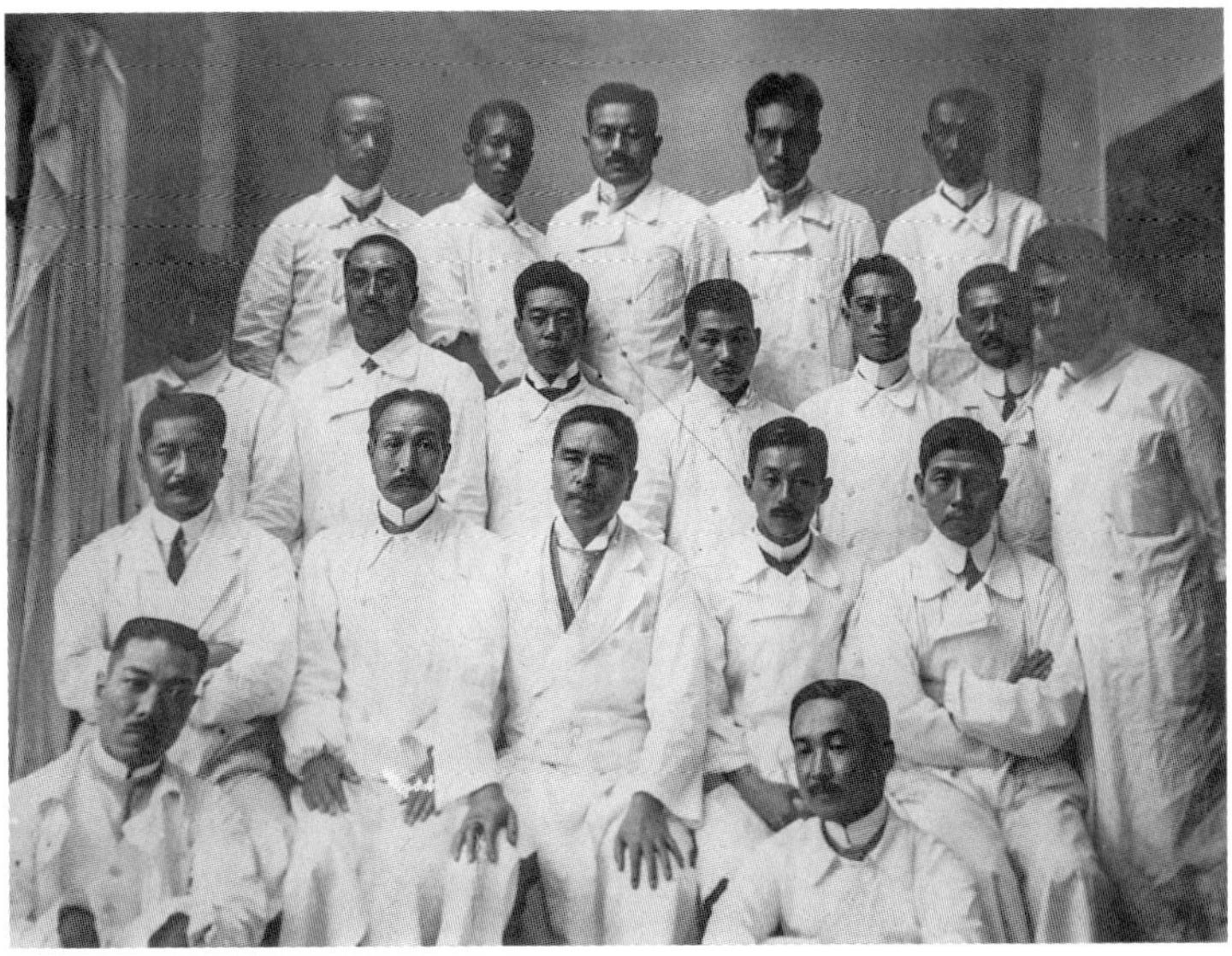

資料３　1915年（大正４年）10月、三戸雄輔学士の京都赴任送別記念に医局で撮った記念写真（東大皮膚科教室所蔵）

森鷗外に相談した。このとき、森の言葉「土肥慶蔵君の如きはもっとも教授らしい教授のひとりだ」が決め手となり、太田は皮膚科に進んだ。指導教授となった土肥は、「日本の皮膚科学の祖」として、日独二カ国語で学術書・論文を精力的に執筆する一方、美術や和・漢文にも造詣が深く、鶚軒《がくけん》の号で漢詩を作る才人だった。その定年退官時の記念として、門下生が彫刻家・堀進二（一八九〇—一九七八）に発注した寿像が皮膚科のドアを開けた正面に飾られている（写真６）。通常の胸像とは異なり、前腕がついているのが土肥のご自慢で、「この腕で自分はものを書いた」という自負があった。[24] 執筆も推敲も好み、機嫌が悪いときにもゲラが届くと——校正が苦手な筆者には信じられないが——たちまちご機嫌になって朱を入れたとか、校了まで真っ赤な五校・六校を戻すので印刷所に泣かれたとかの逸話も残る。この寿像も皮膚科のお宝なのだが、本章の締めくくりにその数奇な運命をかいつまんで紹介しておく。

終戦間際、日本軍による鉄・銅の押収が始まったとき、寿像の鋳潰を避けて、太田を筆頭とする皮膚科教室スタッフが慌ててどこかに隠した。戦後の混乱で忘れたのか、それが平成の世になって、旧外科手術室倉庫から発見され、出所から第二外科のまったくの別人「都築教授」と誤って鑑定され、総合研究博物館「博士の肖像」展（一九九八年開催）に飾られた。これを見咎めた皮膚科が、かつて教室をともにした泌尿器科の加勢も得て再鑑定に持ち込み、外科から「奪還」、約七十年ぶりに本来の場所に戻ったという経緯である。[25] さて、お待たせしました、次章からはいよいよ国内にかろうじて残る皮膚科ムラージュ再発見の旅に出かけよう。

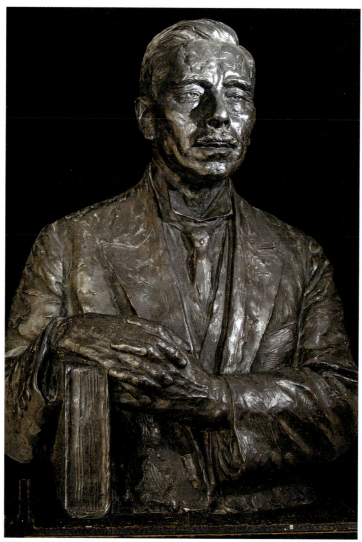

写真６　本郷の皮膚科教室入り口にすえられている土肥先生寿像
黒の背景を用いて撮影、本の上に組まれた両手に注目

●注

(1)『皮膚科の臨床』（金原出版）に連載された上野賢一の随想シリーズ「Von Dem Grau Bis Zum Bunt」の第四十二巻（二〇〇〇年）の一号から十三号（連載通し番号では七十三―八十四）、特に連載七十八「ムラージュの歴史(5)」、『皮膚科の臨床』第四十二巻六号（二〇〇〇年）、八六一―八六五ページを参考にした。

(2)伊藤有「土肥先生と蝋製標本」、『体性』第十二巻六号（一九三一年十二月）、二一ページから引用。

(3)東京大学医学部創立百年記念会／東京大学医学部百年史編集委員会編『東京大学医学部百年史』東京大学出版会、一九六七年、四二六ページ（執筆者・川村太郎）参照。当時の写真は『土肥慶蔵先生生誕百年記念会誌』（土肥慶蔵先生生誕百年記念会、一九六七年）巻頭の記念写真集にも掲載されている。

(4)土肥慶蔵『彩色皮膚病図譜』全三巻、朝香屋書店、一九一八年。中・下巻は遠山郁三との共著で、彩色図版は実際の患者ではなく、伊藤が東大の工房で作ったムラージュを撮影・使用しているのが特徴。

(5)伊藤「土肥先生と蝋製標本」、二一ページ。

(6)小野友道「日本のムラージュ」、『日本皮膚科学会雑誌』第百十一巻四号（第百回総会記念特集号、二〇〇一年）および長門谷洋治「皮膚疾患のムラージュ アンケート調査と史的展望」、『皮膚病診療』第十三巻三号（一九九一年）など参照。拙論「日本におけるムラージュ技師の系譜――ゲーテを起点とする近代日独医学交流補遺」、『言語・情報・テクスト』東京大学大学院総合文化研究科言語情報科学専攻紀要、第十九号（二〇一二年）もあわせて参照されたい。

(7)宇野一洋「蝋製模型草創史」、『九泥会会誌』第二十九巻（一九六三年）、九ページ参照。

(8)長崎大学勤務時代、皮膚科外来診療中に被爆した。太田正雄の訃報を受け、後継者として東大に戻ったとき、美男で知られたその額には深い傷痕が残っていたという。

(9)上野賢一『夕映えの甍』岩波出版サービスセンター、二〇〇七年、二〇一ページ参照。

(10)大河原章「土肥記念国際皮膚科交換講座について」、『日本皮膚科学会雑誌』第百十一巻四号（二〇〇一年）、六四一―六四六ページほか参照。

(11)目撃したのは甲野博「『皮膚科の臨床』の創刊の頃」、『皮膚科の臨床』第四十三巻一号（二〇〇一年）、二九ページ。一部の目ぼしいムラージュだけが医学部標本室（一般非公開）に移され、現在は医学・医療関係者に限り、見学が許されている。人文研究者の筆者は、当時の医学部研究科長および同室責任者・金子仁久氏から特別に見学・調査を認めていただいたが、撮影は制約が極度に厳しく、断念せざるをえなかった。しかし雄型を作れば、際限なく雌型を量産できるわけで、本書では慶大・金沢大学の章で東大とまったく同じ伊藤作ムラージュをご紹介する。

(12)バレッタは二千個以上の作品を作り、後にレジオン・ドヌール勲章のシュヴァリエ十字章を受賞した。Thomas Schnalke: *Diseases in Wax. The History of the Medical Moulage*. Translated by Kathy Spatschek. Chicago (Quintessence Publishing) 1995. S. 84-89 ほか参照。

(13)カポシについては特に秀潤社発行の医学雑誌『Visual Dermatology』第三巻二号（二〇〇四年）の小野友道責任編集による特集「カポシ先生と皮膚病――その一〇〇年の軌跡」を参照。

(14)経緯については、石橋康正「日本皮膚科学会黎明期の先達たち――村田謙太郎と宇野朗」、『日本皮膚科学会雑誌』第百十一巻四号（二〇〇一年）、六〇四―六〇八ページなどを参照。

(15)ヘブラの『皮膚病アトラス』は、説明テクストは別に、患部を等身大に描いた二種類の大判図版（五九×四五センチ）から成り立ち、見開きの一方は白黒の線描画、他方は彩色リトグラフになっている。十回に分けて刊行された原本のうち数帙が、東大皮膚科学教室に現存する。拙論「西日本皮膚科」綜説連載第三回、第七十七巻五号（二〇一五年）、五四二―五四七ページ参照。

(16)こちらは日本に持ち帰ったとされているが、現在は残念ながら所在不明。

(17)伊藤「土肥先生と蝋製標本」、二〇ページ以降。

(18)一九二一年十一月以降、「皮膚病学黴毒学講座」から「皮膚科学泌尿器科学講座」に改称。

(19)「博士ニ切望シテソノ高教ヲ受ケ始メテ、多年ノ宿望ヲトグルノ緒ニツキ、博士ノ担任セラルル皮膚病科ノ患者ニツキ実験ヲ試ミルコトトナレリ」。小野「日本のムラージュ」、六五一―六五七、六五二ページから引用。

(20)慶應義塾大学医学部専属のムラージュ師・宇野一洋（生没年不明）のエッセー。宇野「蝋製模型草創史」、九ページ参照。

(21)伊藤「土肥先生と蝋製標本」、二一ページから引用。

(22)角田孝彦「図譜とムラージュ① 土肥慶蔵著『日本皮膚病黴毒図譜』」、『Visual Dermatology』第七巻二号（二〇〇八年）、一九〇―一九一ページ。日本皮膚科協会から、内容をコンパクトにしたうえで、原画五十枚の鮮明度、色調をほぼ現実に忠実に表現して収めた復刻版が刊行されている（一九九三年および二〇〇一年の二回、非売品として。版権・東京大学皮膚科教室、提供・ヤンセン協和）。なお、本ムラージュ調査の過程で、これに加えて九州大学総合図書館が残念ながら二枚欠けているが、残る四十八点はすべてそろった『図譜』を、比較的良い保存状態で所蔵していることも確認した。

(23) 北村包彦「土肥慶蔵先生二題」、注(3)の『土肥慶蔵先生生誕百年記念会誌』所収、九二ページから引用。

(24) 座談会「土肥慶蔵先生御生誕壱百年を記念して」一九六六年六月十九日、野口英世記念館で、注(3)の『土肥慶蔵先生生誕百年記念会誌』五一ページ以降参照。なお彫刻家・堀は工学部建築学科で彫刻の非常勤講師を務めていたこともあり、東大関係者の肖像彫刻をほかにも多数手がけている。土肥の寿像は当時で五千円とかなり高額だったが、「恩師の像を値切れない」と言い値で買ったとのこと。

(25) 詳しい奪還エピソードは、肥田ボーズマンひとみ「時空を超えて　皮膚科学教室所蔵――土肥慶蔵先生の肖像画と胸像」、『東大皮膚科教室だより　絆』第三号（二〇一二年十月）、四〇―四一ページにある。

なお、右資料のように「皮膚科学教室」と「皮膚科教室」は、正式名称として等しく使われる。本書では、医学部設置講座を意識する際、前者を用いるようにした。

第2章 私学のムラージュ

慶應義塾大学医学部皮膚科学教室・信濃町

Die Moulagen-Sammlung einer Privatuniversität
(Keio-Universität/Tokio)

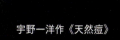

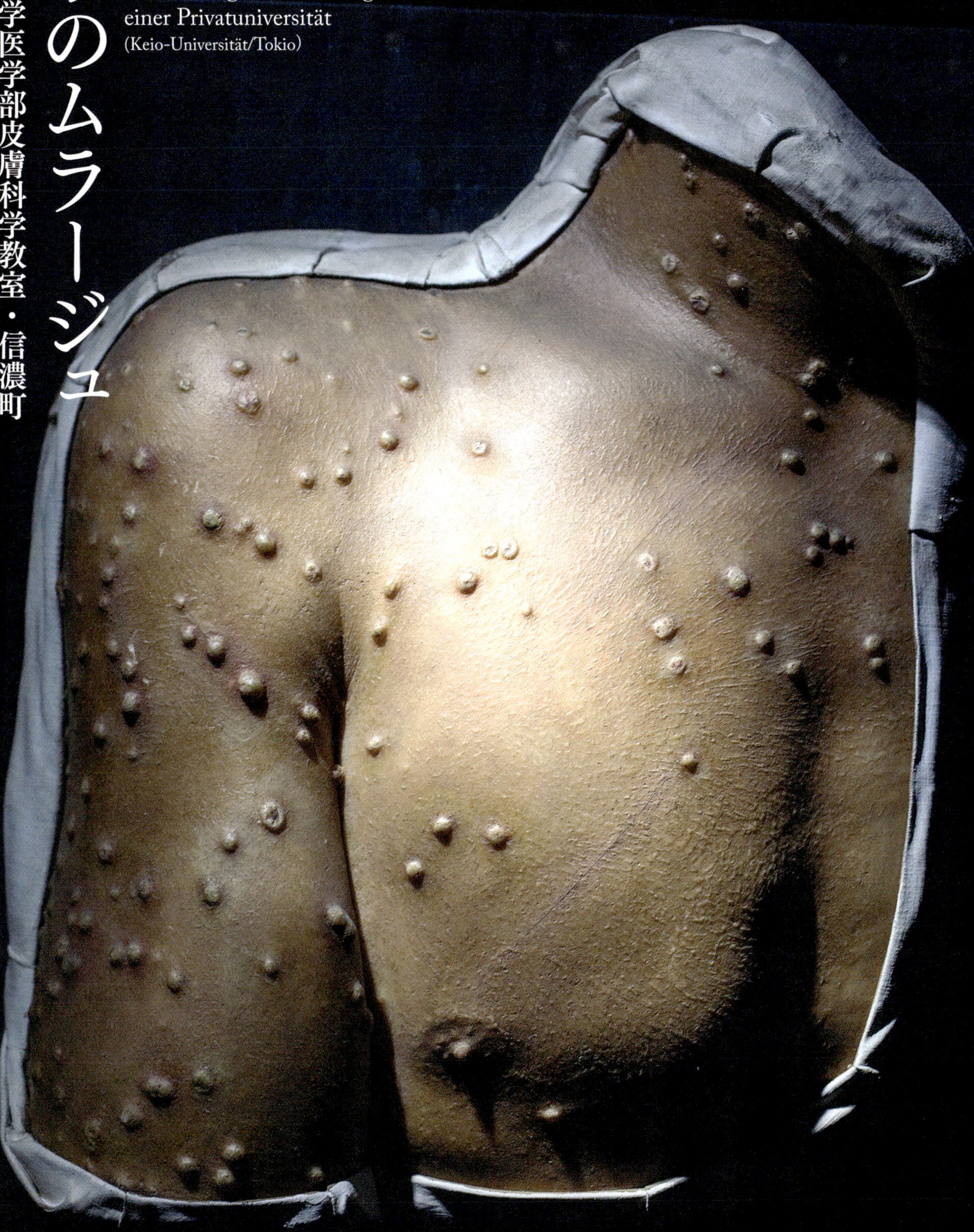

宇野一洋作《天然痘》

1 壁掛けスタイルのムラージュ壮観

緑も陽射しも日増しに濃くなる初夏の信濃町、朝早くからうかがったのは慶應義塾大学病院敷地内某所。いまはなき東京大学のムラージュ館は白枠にガラス戸がついていたそうだが、慶應義塾大学医学部皮膚科学教室のムラージュ仮倉庫では、可動式戸棚約十基に金網を張り、その両面に、床から天井までびっしりムラージュを掛けた伝統的収納スタイルをいまも踏襲していた。「仮」というのは、近く建物移転の可能性があるためで、引っ越し先での収納方法は不明である。ともあれ齢百年近い壁掛けムラージュの迫力を、とくとご覧くださいませ（写真1）。

一昔前の助教は――前章の東大もそうだったが、慶大も同じで――壁にぎっしり並べられたムラージュから次の臨床講義で使用するものを選び、教室に運び、教卓脇の金網を張った衝立に掛けて準備した。講義中に教員がムラージュを学生に回覧することもあれば、講義後に学生が衝立の前で熟視することもあった。さらに試験では、学生にムラージュが一点ずつ配られて試問されることもあった。試験前夜になると、助教はいつもどのムラージュの準備を命じられたのか、執拗に聞き出そうとする学生たちに悩まされたという。(1)

慶大皮膚科ムラージュの特徴は、名ムラージュ師三代の作品を所有していることだ。本務の東大皮膚科教室（本郷）からも池之端の自宅工房からもさほど遠くない信濃町・慶大医学部で、伊藤は兼業していたらしい。「伊藤有」の銘が刻まれているので、すぐわかる。もっとも大半は、伊藤の弟子で慶應専属ムラージュ師になった宇野の作品だ。さらに宇野の弟子で、後に伊藤の東大のポストを継いだ長安のムラージュも、複数残っている。

ところで土肥の数ある功績のなかに、一九〇〇年に日本皮膚科学会を創設し、皮膚科と泌尿器科の存在をアピールしたこと、また彼およびその弟子たちを中心とした「日本人が発見・命名した皮膚科疾患」の報告がある。(2) 地味な皮膚表面の病変は、平面の描写ゆえに被写体として見せるのは難しいが、宇野作成のムラージュで、その典型をお目にかけたい。

記念すべき日本人による初の命名（記載）は、一九〇三年、土肥による「鱗状毛嚢性角化症」だった。写真2は少年の臀部にできた症例ムラージュを拡大したもので、小さな角化点を中心に円系葉状に鱗屑を形成し、その周囲は皮膚面よりかすかに浮き上がっている。たとえるなら、「池に浮かんだ蓮の葉」のよう。写真3は、後に土肥の後任となる遠山郁三と京都大学の松浦有《う》志《し》太郎《たろう》（一八六五―一九三七）が別々に見つけ、一九〇六年に発表した「遠山氏連圏状粃糠疹 *Pityriasis circinata Toyama*」もしくは「松浦氏正円形粃糠疹 *Pityriasis rotunda Matsuura*」。境界がはっきりした焦茶色で円形の腰や腹部に生じる後天性の角化症である。

次は疾患の命名ではないが、前章ですでに登場した太田が専門とした「白癬菌」のうち、戦前の児童に大流行した《頭部白

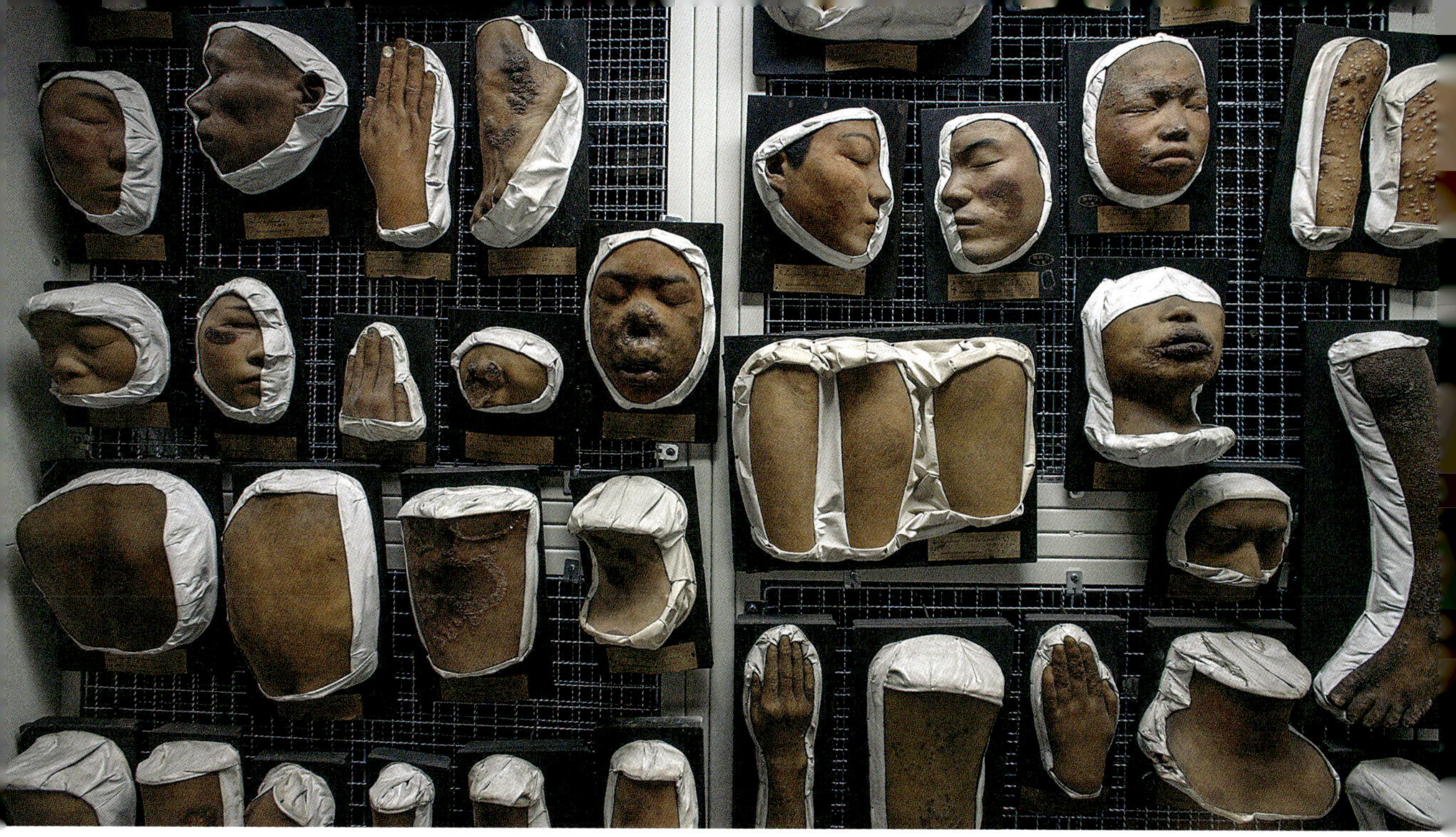

写真１　上・下ともに慶大医学部に伝統的壁掛け式で保管されているムラージュ

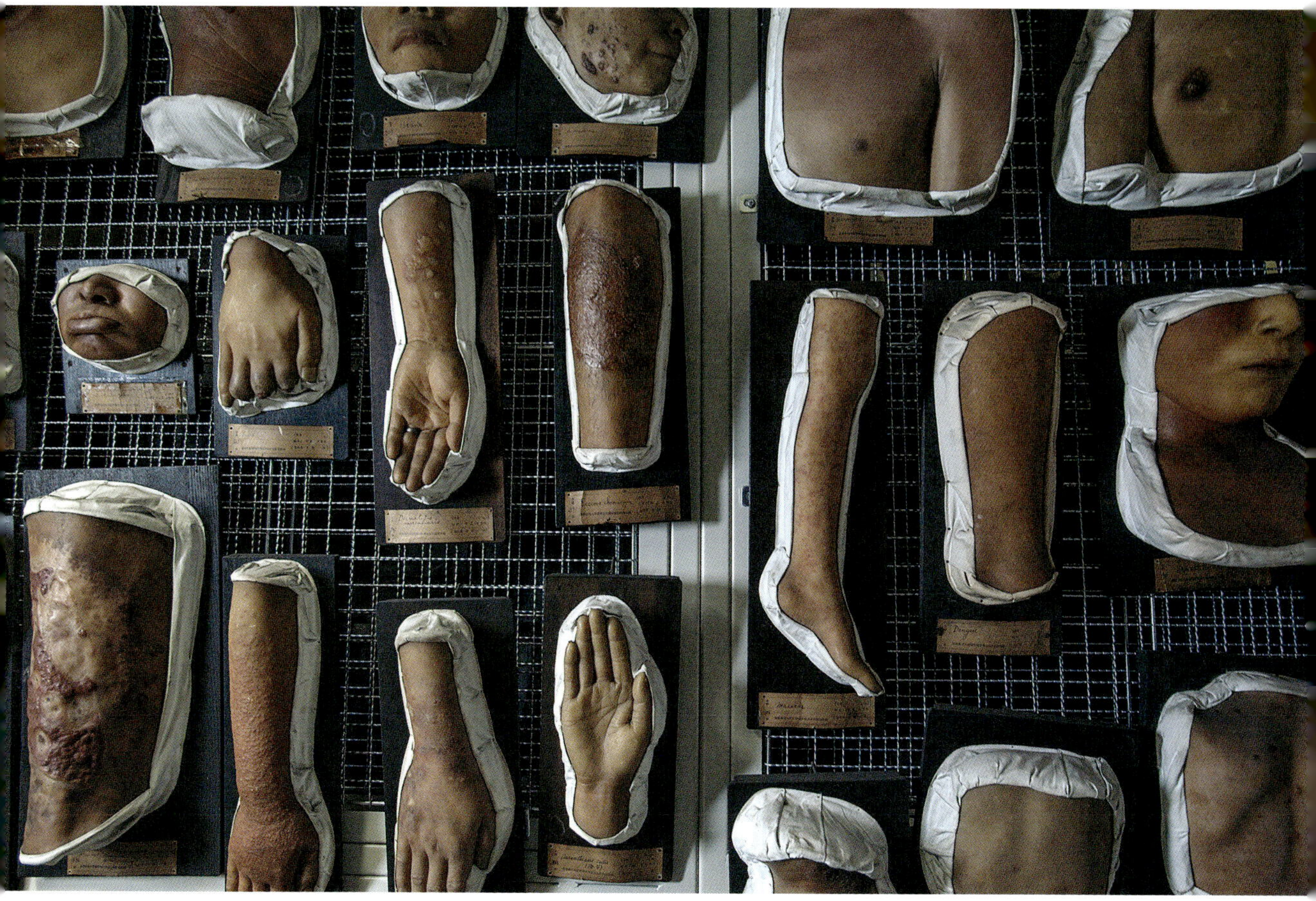

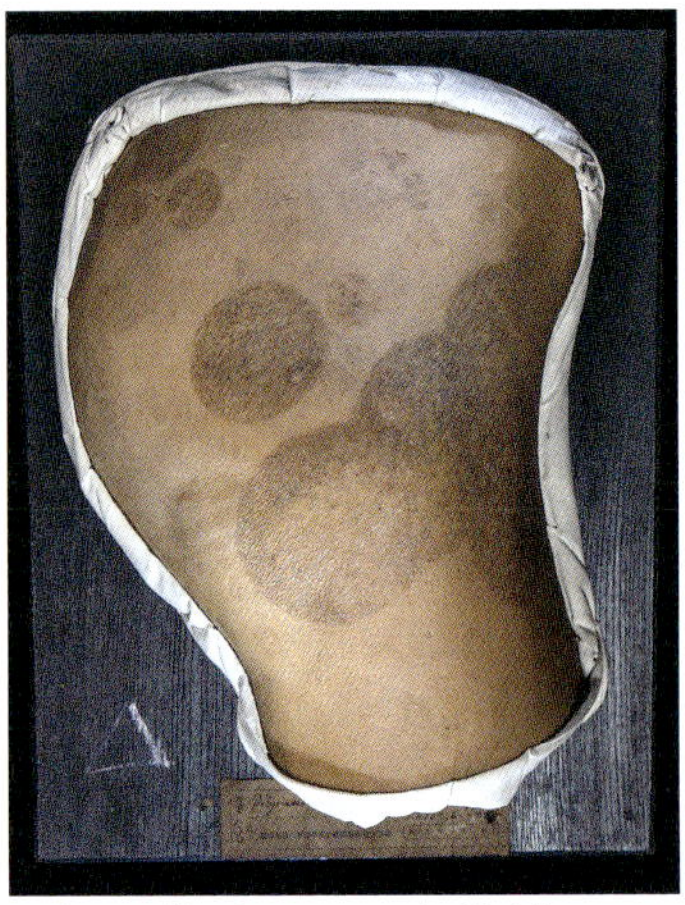

写真３ 《松浦氏正円形粃糠疹》

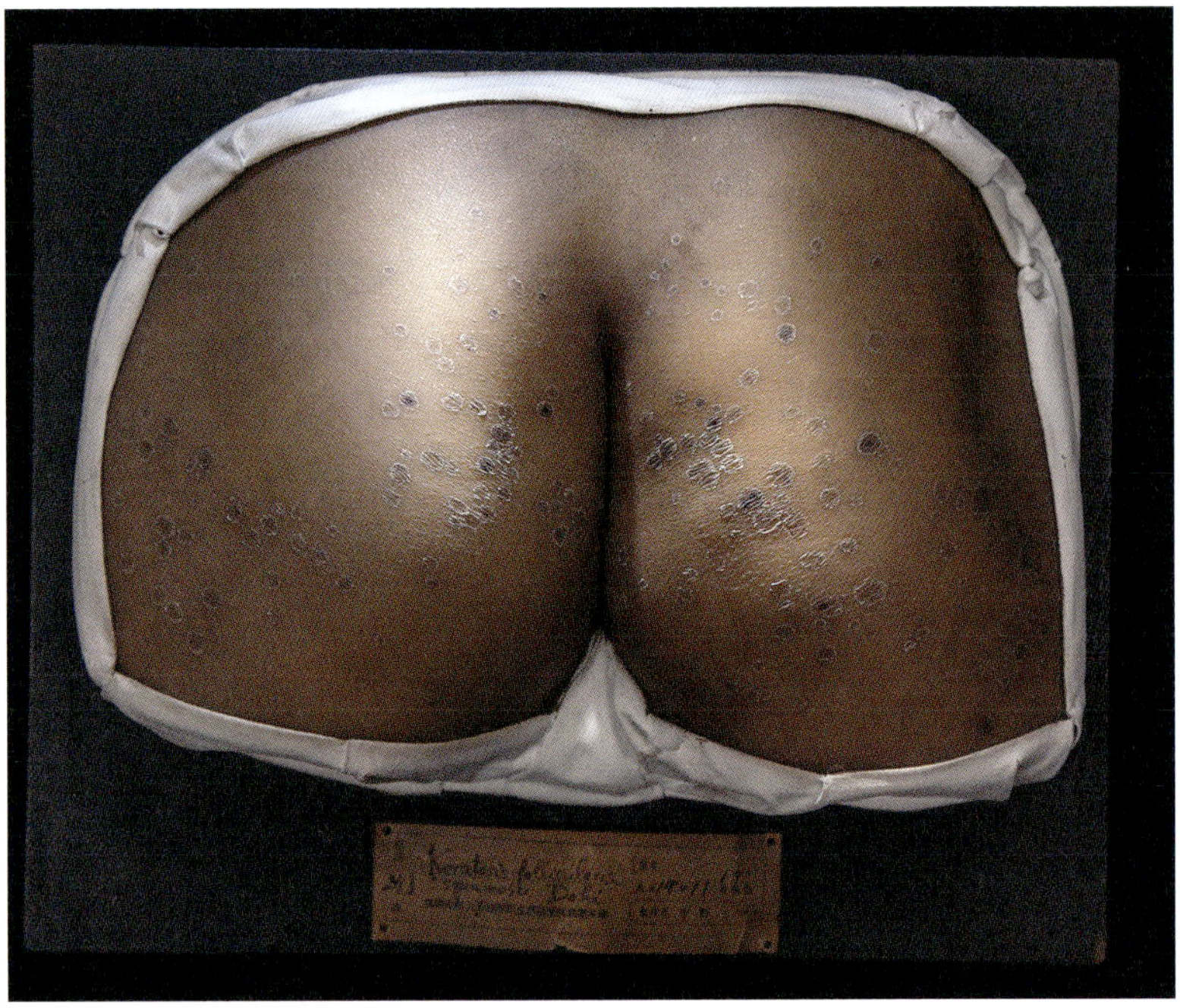

写真２　土肥が発見した《鱗状毛嚢性角化症》

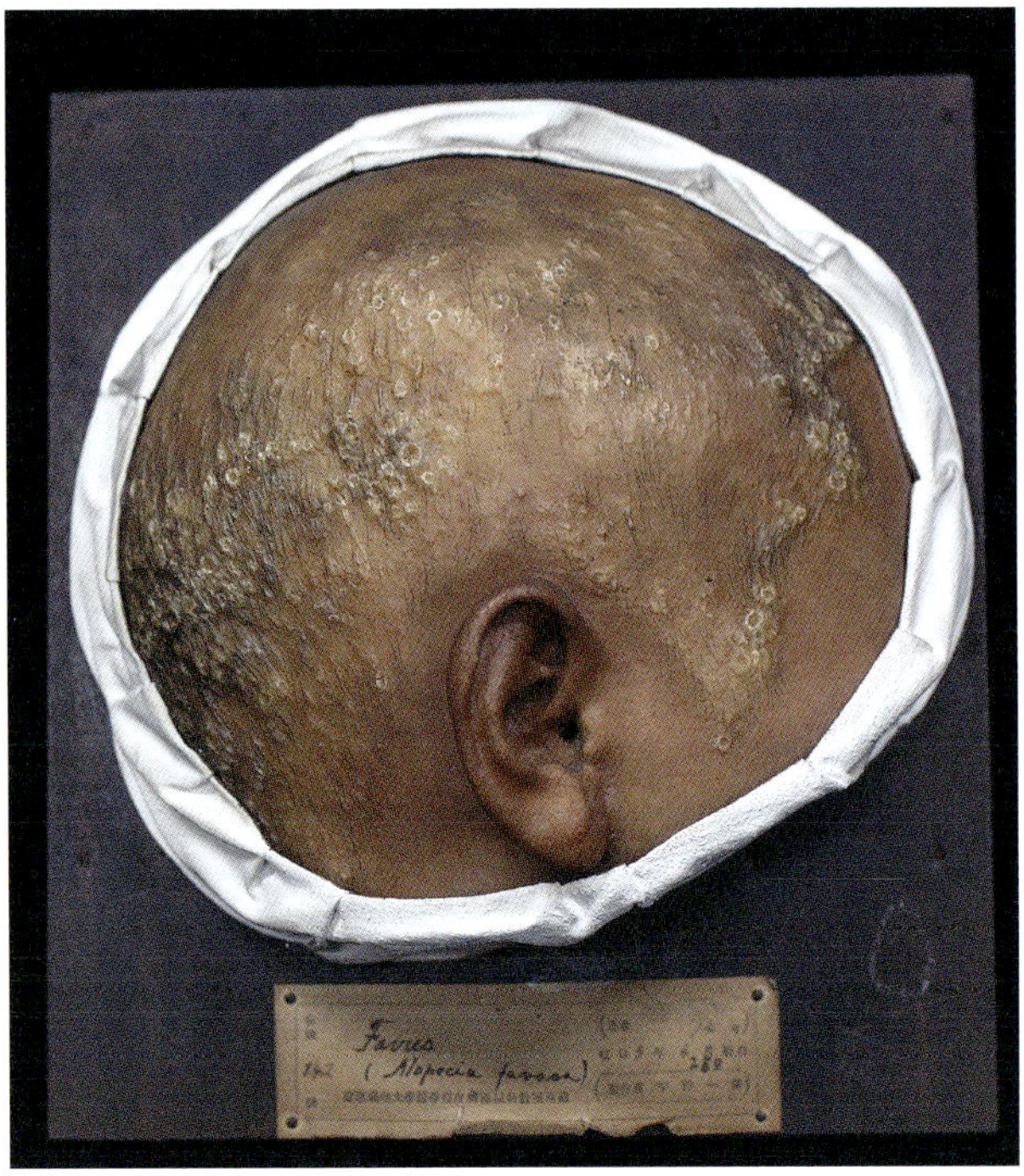

写真５ 《黄癬》

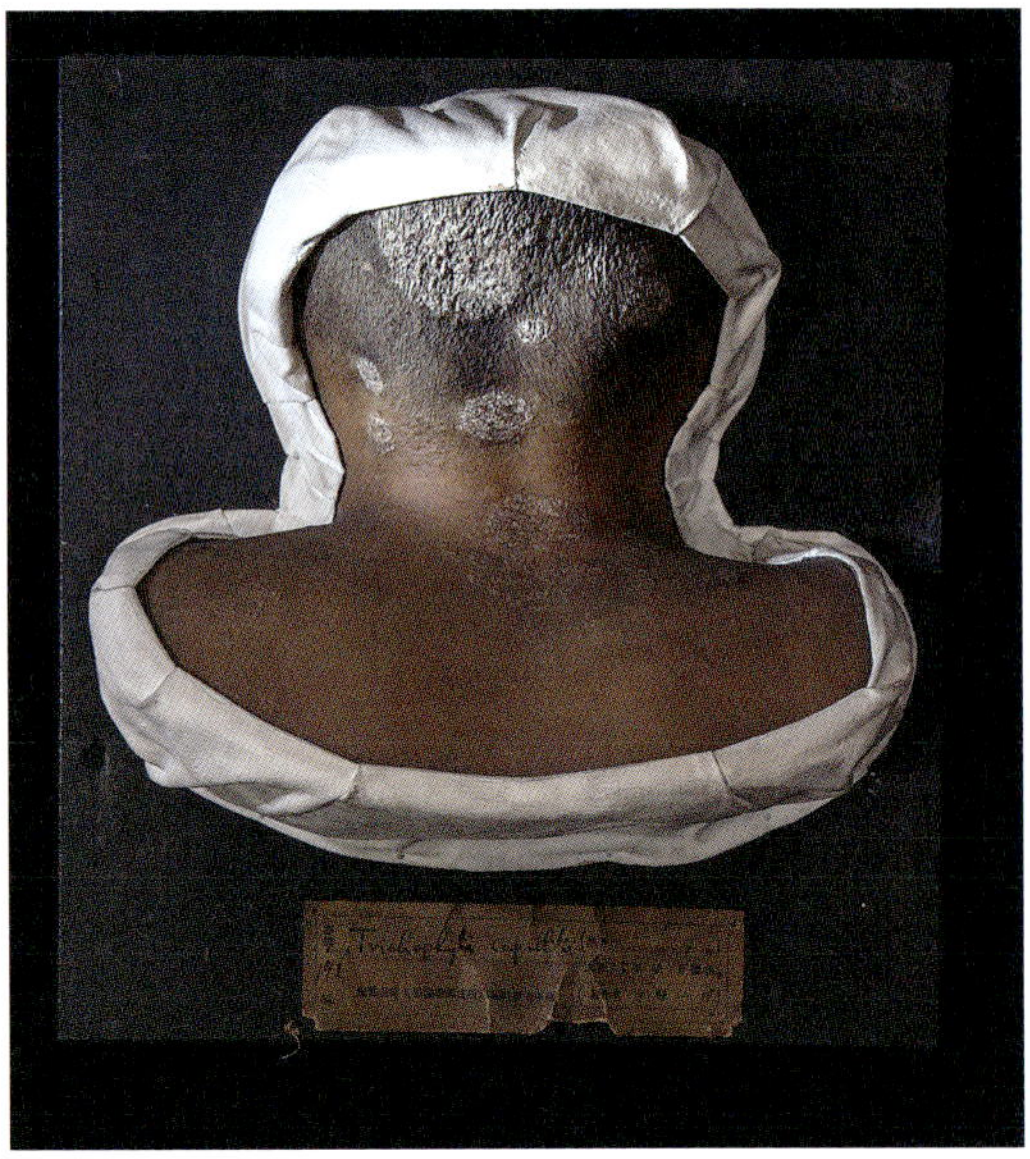

写真４ 《頭部白癬》

※写真 2-5 はすべて宇野一洋作。慶大皮膚科学教室所蔵

癬》、俗にいう「しらくも」のムラージュ（写真４）。華奢な首筋からわかるように、患者は七歳の男の子。下駄や草履ではなく、西洋起源の靴やブーツを履くようになった現在、白癬菌罹患の内訳トップは足白癬、いわゆる水虫で、皮膚科を訪れる十人に一人がこれ、次点は爪白癬で、特に足の爪が多いという。(3) 太田は一九一六年から二〇年まで勤務した満州・南満医学堂での研究成果を論文「満州ノ白癬」（南満医学堂編『南満医学堂論鈔』第四巻所収、一九二四年）にまとめたが、その折、彼が培養に成功した頭部白癬の新しい病原菌についても報告、シャーレのコロニーを肉眼で見た色にちなんで、「鉄錆色菌 Mycrosporum ferrugineum Ota」と名づけた。ところでこの鉄錆色菌、戦後の頭部白癬の激減と呼応して、突如日本の国内から姿を消した。真菌学研究者・山口英世がオランダの微生物系統保存施設が持っていた希少株を分与してもらい、先頃、半世紀以上を経て、ようやく日本に里帰りがかなった。

せっかくだから、《黄癬 Favus》（写真５）も挙げておこう。白癬と同じ真菌症の一つで、栄養不良の子どもがかかる皮膚病だ。頭髪の根元に小さな膿疱ができて毛が抜け落ちてしまう。いまの日本ではほとんど消えたと考えられていたが、二〇一七年に約四十年ぶりに国内で発見され、専門家内で話題になった。

2　伊藤の最初の弟子・宇野一洋

名匠・伊藤が後継者育成を意識したのは、一九〇七年にさかのぼる。土肥が同郷の伊藤を仕事のパートナーに選んだように、伊藤もまた故郷・福井に後継者を求めた。伊藤は人選を、郷里・武生の高等女学校長をしていた友人・中田豊に依頼した。(4) 中田の脳裏に浮かんだのは、小学生の頃から全校一絵がうまいと評判だった宇野一洋（生没年不明）だった。宇野の記憶では、中田校長がムラージュ技術の意義を説き、後継者となるよう強く勧めたのは同年二月のこと、だが宇野青年は、ムラージュよりも絵を学びたかった。せっかくの上京の機会を逃したくなかった彼は、一応諾意を示して四月に上京、だが、初対面の伊藤を前に「絵画を学びたく、美術学校進学を希望する」という本心を吐露した。伊藤は中田の報告と齟齬があるのに困惑したものの、ムラージュの学術的意義を再度強調し、「一般絵画を学びたいなら美術学校以外にも研究施設がある」と赤坂溜池にあった白馬会洋画研究所への入所を世話した。ここは黒田清輝や久米桂一郎らを中心とする外光派の作家たちが新設した「白馬会」の附属機関で、東京美術学校の卒業生や一般洋画専攻者の研究施設だった。宇野は三カ月あまり白馬会絵画研究所に通ってから、納得のうえでムラージュ技法を習い始めた。

もっとも宇野は洋画家のキャリアをあきらめず、折に触れて油彩の注文も受けていた。その証拠が、信濃町の慶應義塾大学北里記念医学図書館第一会議室を飾る、彼が描いた福澤諭吉と北里柴三郎の肖像画計二点である[5]（写真6・7）。特に後者の北里については、宇野が好んで何度かエッセーの題材にしていて[6]、モデルになることを嫌った北里は珍しく宇野の画を気に入り、改めて自宅用に肖像画を依頼された経緯だけでなく、ムラージュ製作中に細菌学者の北島多一（一八七〇—一九五六）[7]に背後から突然「なかなか細かい仕事だね」と声をかけられたとか、肖像画を描くに際して、写真だけではなく実物の北里を一目見たいと頼んだら秦佐八郎（一八七三—一九三八）[8]が北里との出会いをうまく設定してくれたとか、北里を取り巻く初代精鋭スタッフが登場して、開局当時の雰囲気をよく伝えている。ちなみに肖像画一枚に払われた画料は、計百五十円だった。

北里柴三郎を初代学部長として慶大医学部が開設されたのが一九二〇年、皮膚科開講は翌二一年、宇野の初出勤は二二年十月だった[9]。慶應の気風が性に合ったようで、宇野は医師たちと酒を酌み交わし、余暇もともにしながら、ムラージュを作り続けた。

日本では、一九六〇年代になるとムラージュは作られなくなり、ムラージュ師も姿を消す。最大の理由は、必要に応じて患部を拡大できるカラー写真やスライドが登場したためだが、ほかにもムラージュは完成まで数日かかり、しかも患者に精神的・肉体的負担を強いること、またコスト面では、ベテラン技術者の育成と確保が必要なうえ、材料が加工しやすい蝋だけに傷みやすく、保管に注意が必要で、場所もとる——何しろ日々増殖する数百、数千個単位のムラージュを整頓・管理する空間を考えなければならない——などの諸事情もあった。

この一九六〇年代後半あたりで、引退していた宇野に慶大皮膚科がムラージュの補修を依頼しているのは興味深い。当時教室には「五百個程のムラージュ」が保管されていたが、すでに「戦災による破損、永年放置の汚

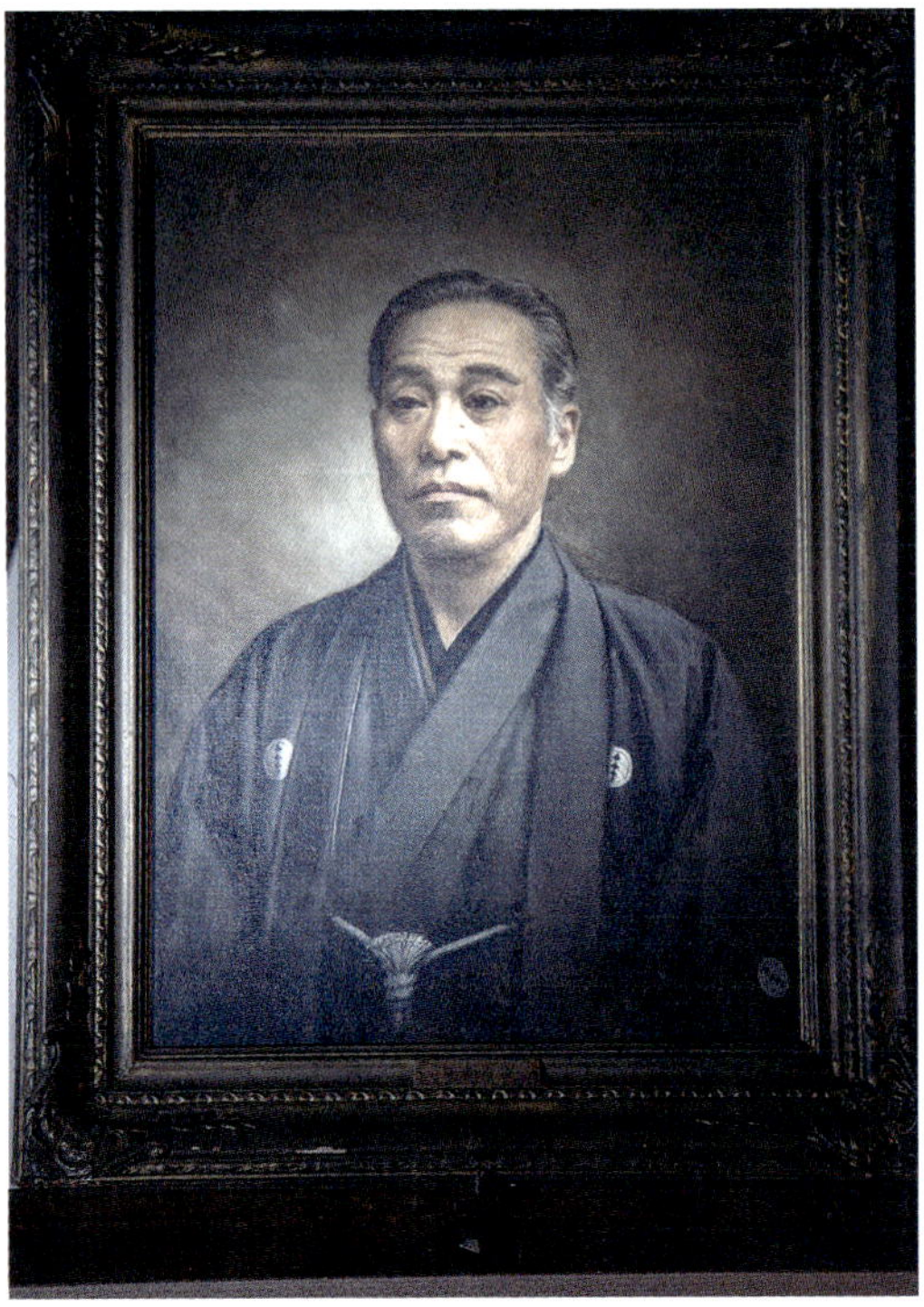

写真6　宇野画《福澤諭吉》

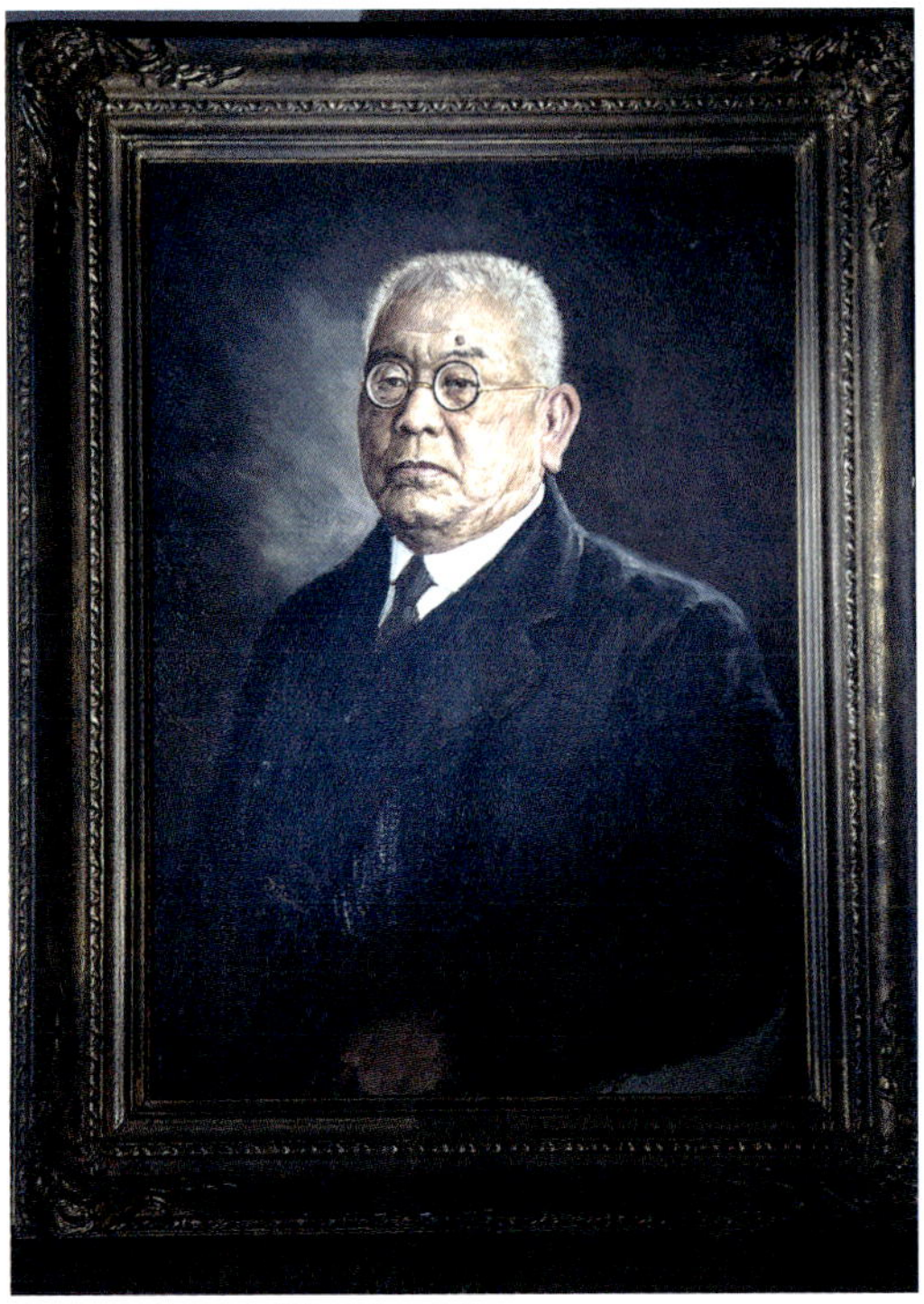

写真7　宇野画《北里柴三郎》

※写真6・7はいずれも慶大医学部所蔵

れ、よくもこんなにひどくなったもんだと驚いた程、ものすごく中には何が何んだか全く判らんだ程、真っ黒になったものもあった」[10]という。

それでも一応洗って見たら、病変と色調がはっきり現われて四十年前の多数の患者と再会したかのような錯覚を感じ、どれを見ても懐旧の念止まぬ、思出のものばかりである。

きれいに復元しましたから皆さん何かの折御供覧願いたいものです。[11]

このように宇野は続けている。実際、慶大ムラージュは総じて汚れなどが少なく、比較的いい状態なので、メンテナンスが功を奏したのだろう。[12]専門的な説明は省いて、ともかくリアルな作り込みの例として、若い女性の手にできた丘疹《青年性扁平疣贅　*Verrucae planae juveniles*》（写真8）を挙げておく。二〇〇一年の日本皮膚科学会百周年式典では、これら慶大ムラージュのごく一部が出展されたが、通常は非公開の場所にある。目分量概算で大小含め三百余の皮膚病関連のムラージュが残る。なお同教室では、数年前から少人数授業でムラージュを再び教材として使い始めたが、肝心のメンテナンス、宇野のようにムラージュを「洗って」復元できる技術者は、日本には残

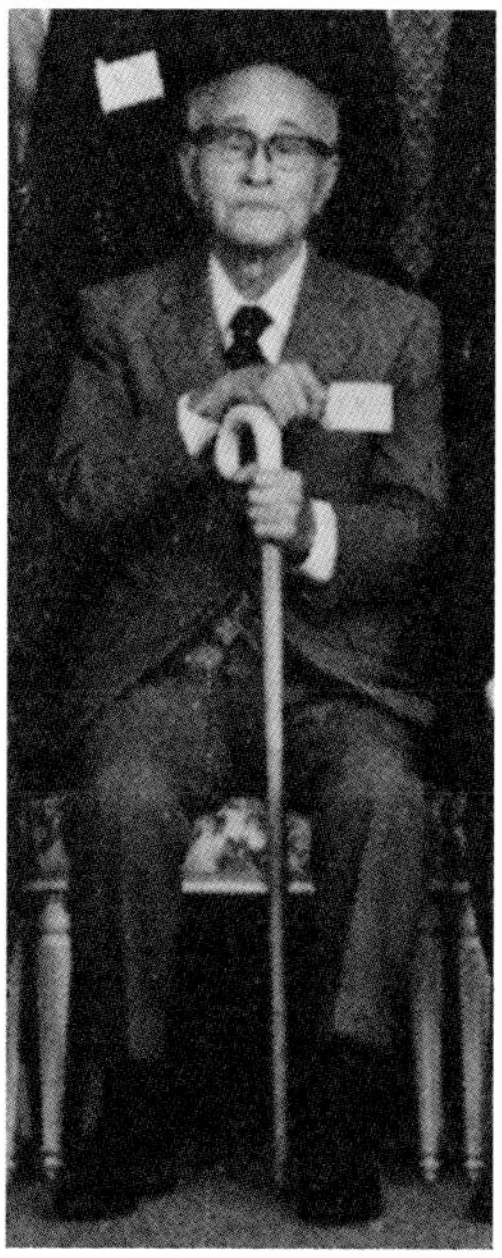

資料1　晩年の宇野一洋
（慶大皮膚科教室提供）
1978年の同窓会記念写真
から拡大したもの

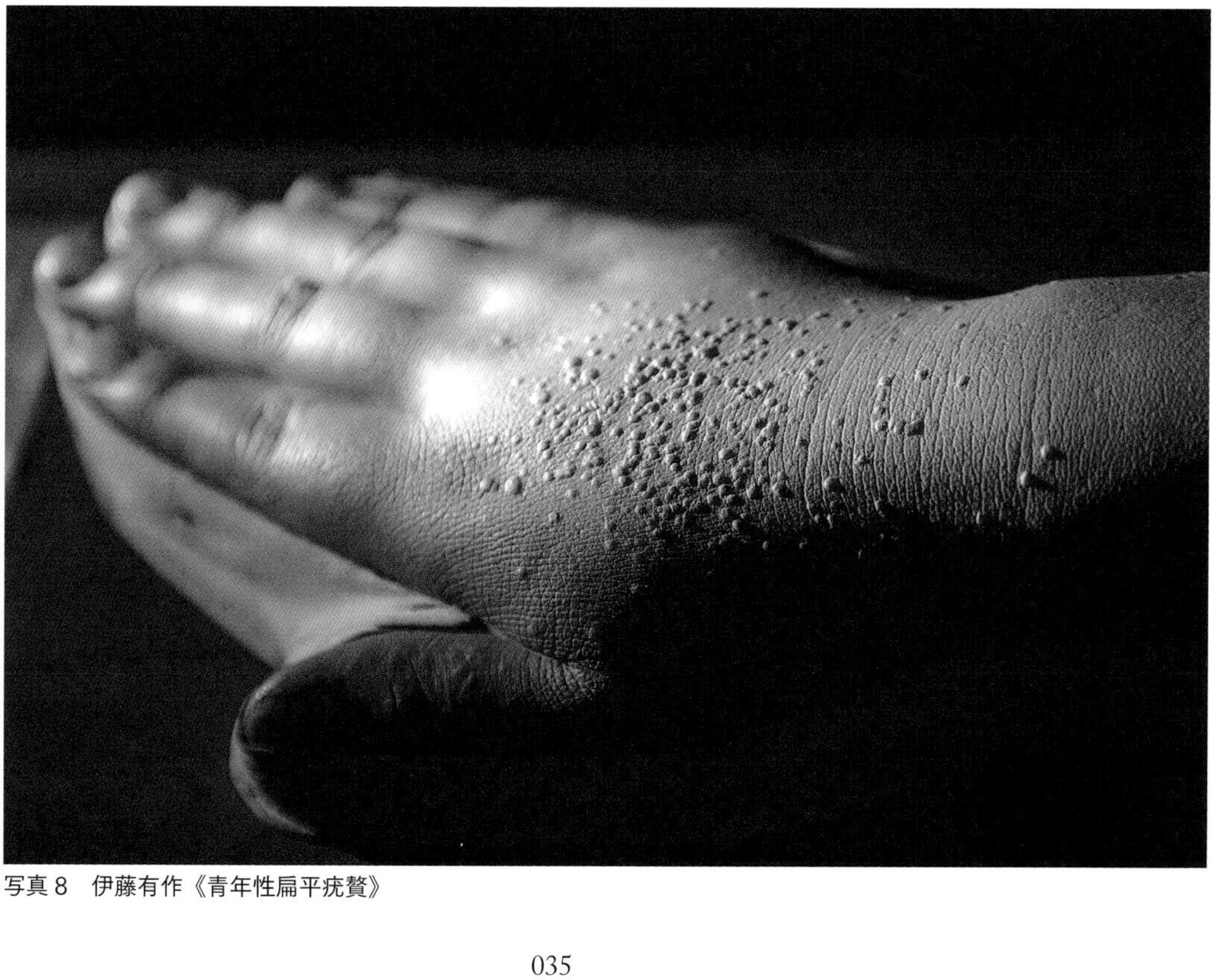

写真8　伊藤有作《青年性扁平疣贅》

念ながら、もういない。

3 伊藤と宇野が育てた東大二代目ムラージュ師・長安周一

宇野を育てた伊藤は、七十歳で逝去。訃報を受けて伊藤家に駆け付けた宇野は、先着の東大皮膚科の遠山および同泌尿器科の高橋明両教授から移籍を打診されるが、これを拒んだ。代わりに彼が推挙したのが、当時日本歯科大学で働いていた長安周一（一九〇九―九〇）である。長安は宇野が伊藤とともに育てた直弟子だった。

長安の申告によると、[13] 京華中学校在学中の二・三年生時から油彩画を始めた。中学の同級生の一人が映画監督・黒澤明だったとか。中学卒業後は、小林萬吾（一八七〇―一九四七）の私塾・同舟舎洋画研究所に入所し、油彩の研鑽を積んだ。長安の父方は芸術家の血統で、曽祖父は播州藩赤穂出身の幕末に活躍した画家・長安周得（本名・義信）、大坂の佐野龍雲に師事し、朝廷から「法橋」の位階を授かった。祖父は茶道家だったが、実父・長安雅山（本名・幸之助）はこれまた日本画家で、上京して橋本雅邦に師事した。この父が、慶大医学部皮膚科泌尿器科のスタッフと親交があったらしい。宇野は医局の宮沢が紹介者としているが、[14] 長安の記憶では、一九二四年頃、初代皮膚科教授・笹川正男（一八八七―一九三二）[15] が自宅を訪れ、「ムラージュをやってみないか」と勧めたのがきっかけで、以後約十年間、長安は慶應の工房で修業した（資料2・3）。以下、長安のインタビューから引用する。

ムラージュのやり方の原理は簡単です。水彩絵の具で紙に十分か十五分の間に、問題の皮膚の部位をスケッチしてしまうのです。そして印像剤で皮膚のネガティブな型をとり、この型にロウ類を入れて、ポジ型を作り、水彩絵の具でスケッチしておいた色彩を、凸型の皮膚模型に転写していくのです。慶応には、この道の達人である宇野一洋とか、伊藤有といった人がいて、手を取って教えて

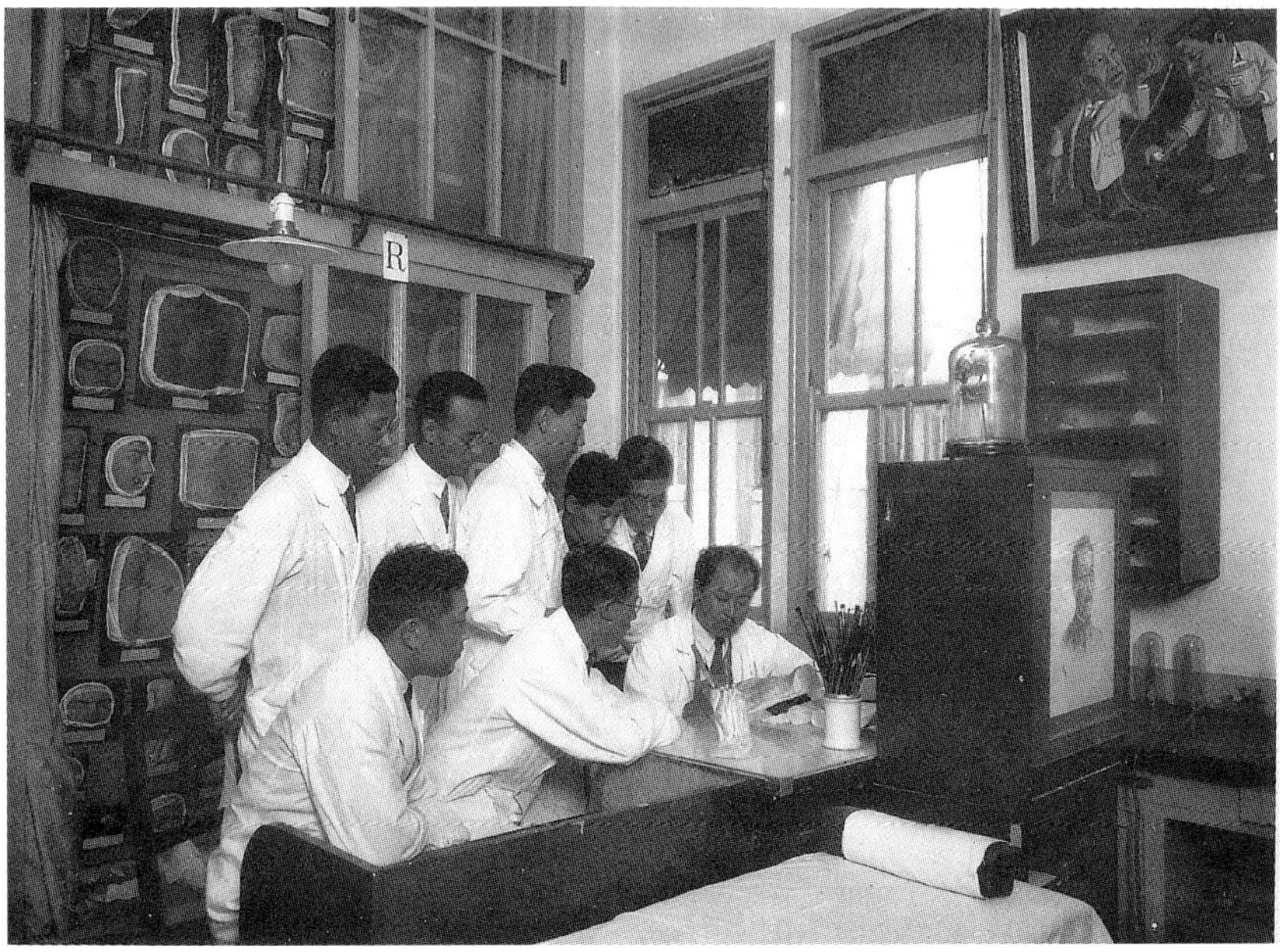

資料2　慶大医学部皮膚科模型室（ムラージュ室）
ただし指導しているのは宇野ではなく、笹川正男教授。おそらくポリクリ時に撮影したものだろう
（北里柴三郎記念室所蔵『慶應義塾大学医学部第7回卒業記念帖』〔1929年3月〕より転載）

くれました。(16)

宇野の推薦により、東大皮膚科の遠山から伊藤の後継指名を受けた長安は、一九三六年前後に東大医学部に嘱託として勤務する。移籍当時は教材用の典型的なケースはもとより、珍しい症例を含め、一カ月に平均十個のムラージュを作ったという。「仮性半陰陽、象皮病、あるいは、体中に鱗の生えているような魚鱗症《ママ》(正しくは魚鱗癬)、また、ワニの肌のようになる皮膚角化症、額から角が生えてくる病気など」(17)、教授の診療が終わるとすぐムラージュ製作の指示が飛んだ。とにかく患者に必要以上の苦痛を与えないよう、最速かつ正確に作業を進めなければならず、「どこまでいっても、これで完成という境地にはなれなかった」と長安は述懐する。まもなく法医学教室も兼務するようになったが、そこでは皮膚科とは異なる、「ずい分、むごたらしい、顔をそむけたくなるような」損傷部分をムラージュで記録した。その高度な職人芸を、長安がわかりやすく解説しているので、引用する。

> いまは、アルギン酸を主成分とするアルジックスをゴムのボールに入れ、これに季節に応じて量を加減して石膏を入れ、水を加えてペースト状にし、これをムラージュをとろうとする部位の上に塗ります。しばらくすると、かたいプリン状に固まりますので、これをはがしますと凹型がとれます。
> それにパラフィン、セレシン、白ろう、蜜ろう、亜鉛華などを、季節や皮膚の色に応じて、その成分量を微妙に加減して混ぜ、それらを火で溶かして、凹型に流し込みます。皮膚の色は表面色ではなく、透明色なので、ただこの凸型に着色すればいいというものではなく、やはり基体の色あいが問題になるわけです。それに型にならない前の色と、型にできあがった場合とでは、まったくといっていいほど違いますので、できあがりを頭に入れながら、混ぜ合わせなければなりません。(18)

作業当日の湿度や気温なども念頭に入れて材料の混合比率を計算していく、型に取る繊細で複雑な作業もさることながら、皮膚の病も刻々と変化していく。患者とはまさに「一期一会」の関係だから、顔合わせの十分足らずのスケッチで患部の様子すべてを瞬時に脳裏に焼き付ける、高い映像記憶力が要求される。長安は一九六一年に退官するまでの二十五年間で四千個近いムラージュを製作したという。

しかし東大皮膚科教授第四代の北村が発見し、一九四三年に「網状肢端色素沈着症 Acropigmentatio reticularis Kitamura」(19)と命名した色素異常症のムラージュが作られたとき、「本当に久しぶり」と周囲が感じた[20]というから、退官間際の工房は閑古鳥が鳴いていたのだろう。ここで長安は華麗な転身を遂げる。東大法医学教室で一緒に仕事をした教授・古畑種基（一八九一―一九七五）[21]が、科学警察研究所長に転身する際、長安を誘ったのだ。六一年六月、長安は科学警察研究所の主任研究官に転職し、以後、膨大なムラージュ製作の経験を生かし、頭蓋骨に肉付けして生前の顔をよみがえらせる「復顔《カービング》」の特殊技術者として活躍した[22]。身元不明の白骨死体からの犯人探しが本業だったが、その腕を買われて、中尊寺の藤原氏第三代秀衡公のミイラから生体復元をおこなったり、石田光成の頭蓋骨写真から立体復顔を試みたり、民族考古学の領域にも携わった[23]。

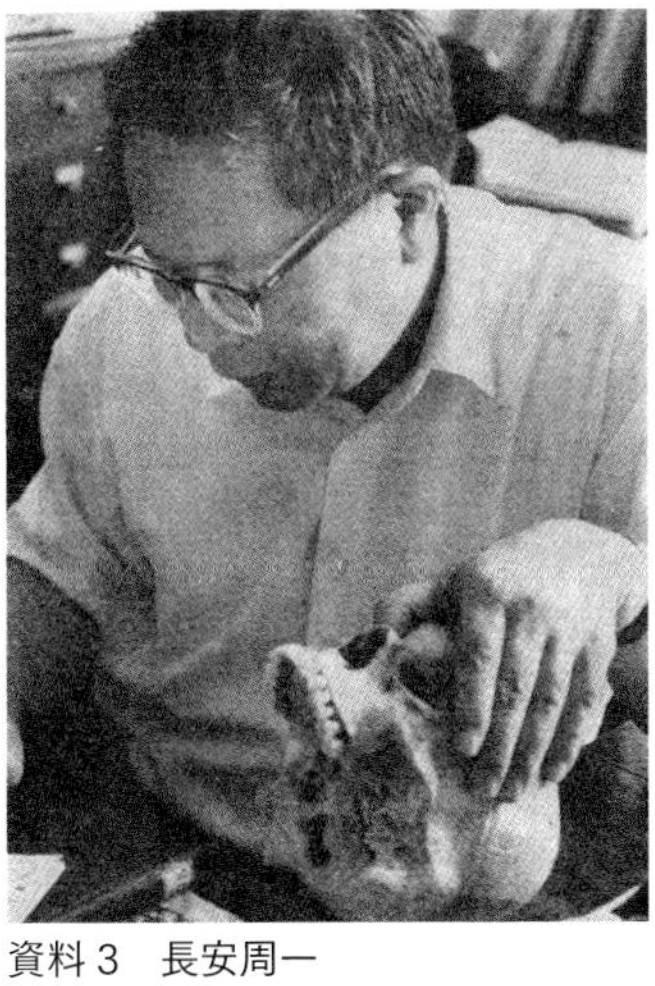
資料3　長安周一
（神山恵三『孤独なライフワーク』〔文藝春秋、1967 年〕より転載）

4　土肥の名著『世界黴毒史』と秦佐八郎のサルヴァルサン効果

皮膚科ムラージュに占める割合が高いのが梅毒である。そもそもムラージュが興隆した背景には、梅毒流行があった。医学的また社会的に梅毒の恐怖を伝える啓発目的で、ヨーロッパでは移動ムラージュ展がおこなわれていた。

この関連で、梅毒の起源および病理観の変遷についてまとめた土肥の『世界黴毒史』（朝香屋書店、一九二一年）は、画期的な著作だった[24]。独・英・仏・伊語および漢籍の読解に支障がなかった土肥は、東西の文献を丹念に検証し、梅毒が古代から存在していたという「古代説」を否定、「コロンブスがアメリカ大陸発見の際にハイチ島海域の地方病だった梅毒に感染し、欧州帰着の際に輸入、さらに東洋に伝播した」、いわゆる「アメリカ伝播説」を文献学的に立証した。ちなみに日本における最古の梅毒記録が竹田秀慶の『月海録』（一五一二年）や甲斐国の『妙法寺記』（一五一三年）にあると指摘したのは、土肥と交友のあった医学史家・富士川游（一八六五―一九四〇）だが、土肥はさらにコロンブス以前の中国・日本に梅毒がなかったこと、およびポルトガル人の種子島漂着・鉄砲伝来以前に倭寇などによって広東経由で、もしくは東南アジアから琉球経由のいずれかで九州に侵入したことを文献学的に突き止めた[25]。

梅毒にはスピロヘータ科トレポネーマ属の螺旋状病原体が、性的接触を介する皮膚や粘膜の病変と直接接触することで感染する。潜伏期は約三週間、その後、時間とともに段階的にさまざまな症状が現れる。数年で内臓に腫物ができ、放置すれば感染後約十年で脳や脊髄が侵され、麻痺や痴呆が起き、最終的に死に至ることもある。途中で症状が軽快するのが曲者で、治療開始が遅れる危険がある。現在は治療できるが、つい一昔前までは不治の病であり、「亡国病」と呼ばれていた。一九〇五年にドイツ

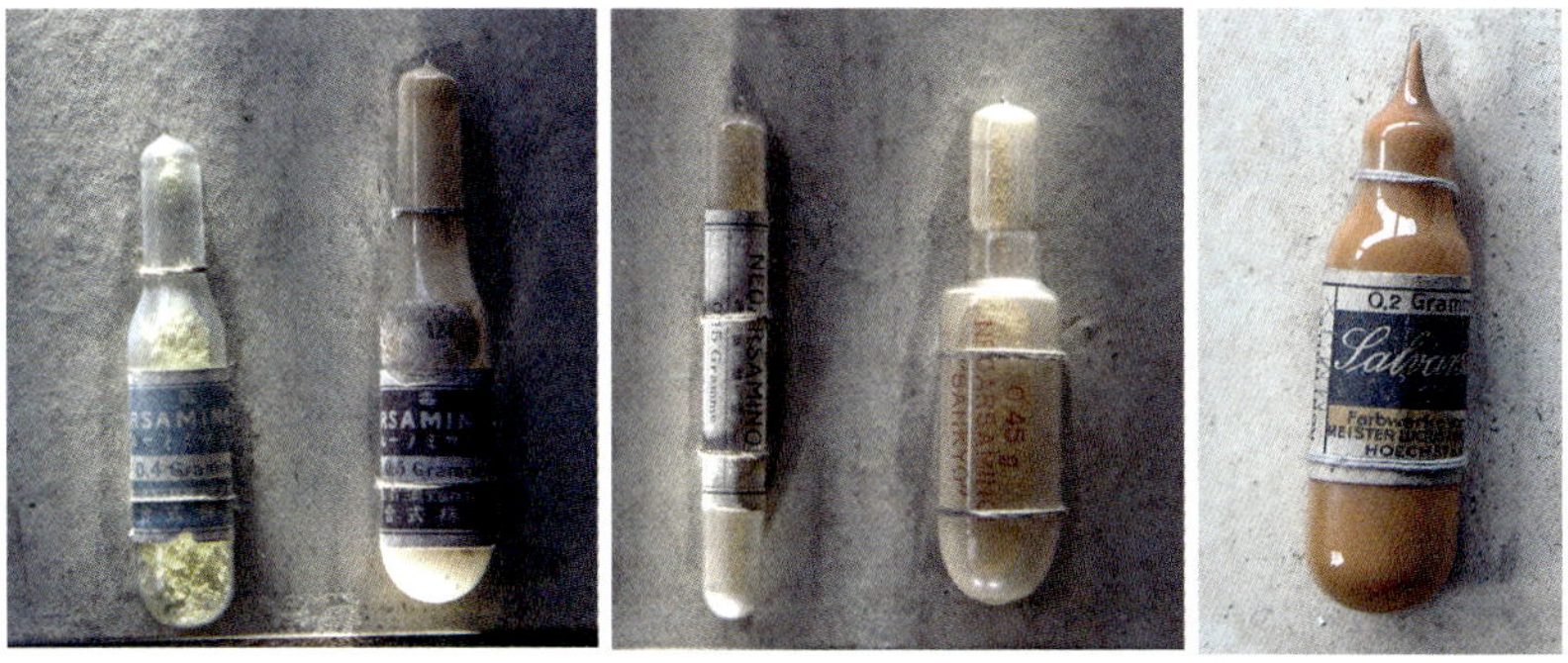
③　②　①

写真９　梅毒特効薬の歴史的アンプル
①サルヴァルサン
②ネオサルヴァルサン
③アルザミノール
（すべて島根県益田市「秦佐八郎記念館」所蔵）

の動物学者シャウディン（Fritz Richard Shaudinn, 一八七一―一九〇六）と医師ホフマン（Erich Hoffmann, 一八六八―一九五九）が梅毒スピロヘータを発見、一〇年には、「魔法の弾丸」と呼ばれた特効薬「サルヴァルサン（サルバルサンとも表記）」、正式名称「エールリッヒ＝秦六〇六号」が発見され、副作用が強い砒素剤だったが、完治が見込めるようになった[26]。正式名称の由来は、エールリッヒ（Paul Ehrlich, 一八五四―一九一五）が考えた千近い試薬を、秦が順に動物に投与し、その六百六番目に効果があったことにちなむ[27]。資料４と５は、二人の職場だったフランクフルト・アム・マインのゲオルグ・シュパイヤー・ハウス入り口（ゲーテ大学フランクフルト医学部の現役研究施設）とそのなかにある歴史記念室（一般非公開）に飾られている、ややあどけなくも見える秦のレリーフだ。その後、エールリッヒは六百六号よりも優れた砒素剤、試薬九百十四号「ネオサルヴァルサン」を発見した。他方、秦は第一次世界大戦の勃発により、ドイツからサルヴァルサンの輸入が絶えたため、鈴木梅太郎（一八七四―一九四三）たちと国産化に挑み、三共製薬からアルザミノールを発売した。これらの歴史的アンプルは、島根県益田市の「秦佐八郎記念館」で見学できる（写真９）。

だが、十九世紀後半に梅毒にかかった者の末路は絶望的だった。命の瀬戸際で、人はいったいどう振る舞うのだろう。自らも梅毒で命を落としたモーパッサンの短篇「二十九号の寝台」（一八八六年）では、ドイツ兵に犯された女性主人公が復讐として敵の兵士に手当たり次第に梅毒をうつしながら、恋人の帰還を待つ。時代設定はペニシリンが出た後の話だが、類似のモティーフは、渡辺淳一の短篇「薔薇連想」（『光と影』所収、文藝春秋、一九七〇年）にあり、第二期症状の「薔薇疹」を示す劇団員・氷見子が、自暴自棄になって男たちに梅毒をうつす。これに対して、家計を助けるため私娼になったが、罹患を知り、金輪際客をとらない決意をしたキリスト教に帰依する少女・宋金花を描いたのが、芥川龍之介の「南京の基督」（『中央公論』一九二〇年七月号、中央公論社）。また独文学には、宗教改革者ルターと同時代人だった錬金術師ファウストの伝説に取材したトーマス・マンの『ファウストゥス博士』（一九四七年）がある。主人公アドリアン・レーヴァ

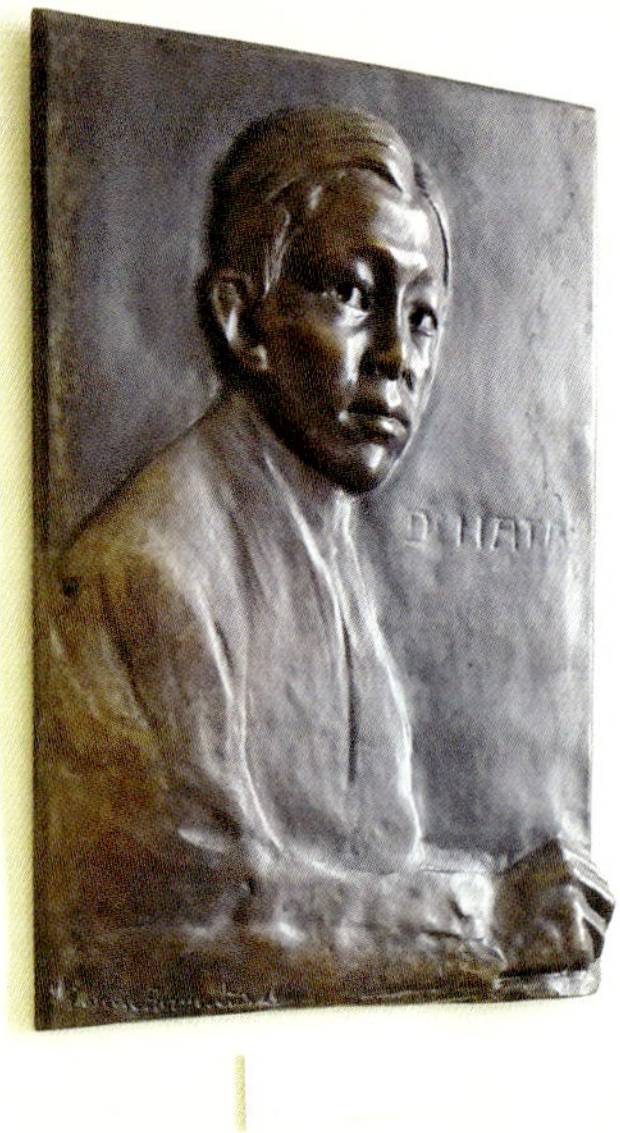

資料５　シュパイヤー・ハウス内の歴史記念室に飾られている秦のレリーフ（著者撮影）

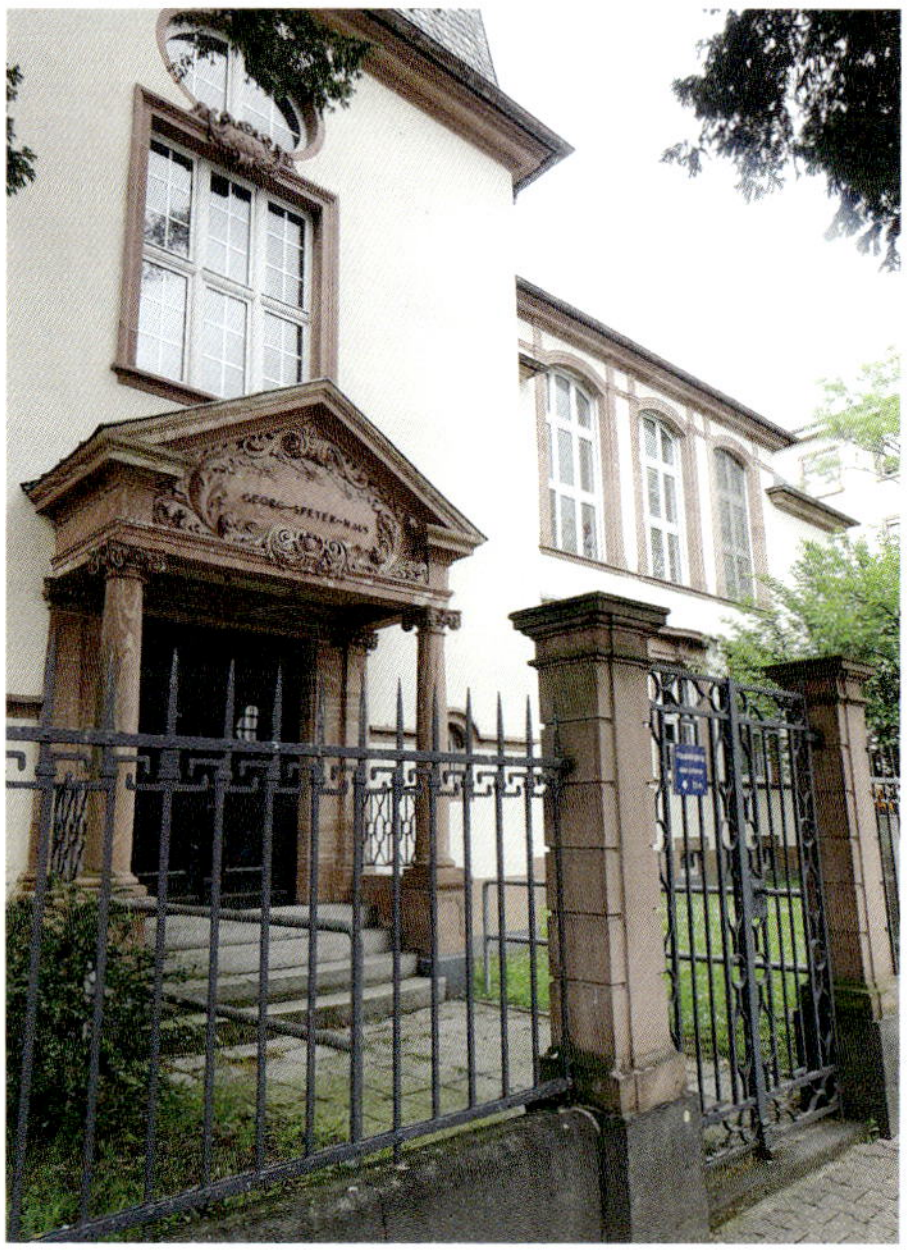

資料４　フランクフルト・アム・マインのゲオルグ・シュパイヤー・ハウス入り口（著者撮影）

写真 10　サルヴァルサンの副作用による《サルヴァルサン疹》（長谷川兼太郎作・名大博物館所蔵）

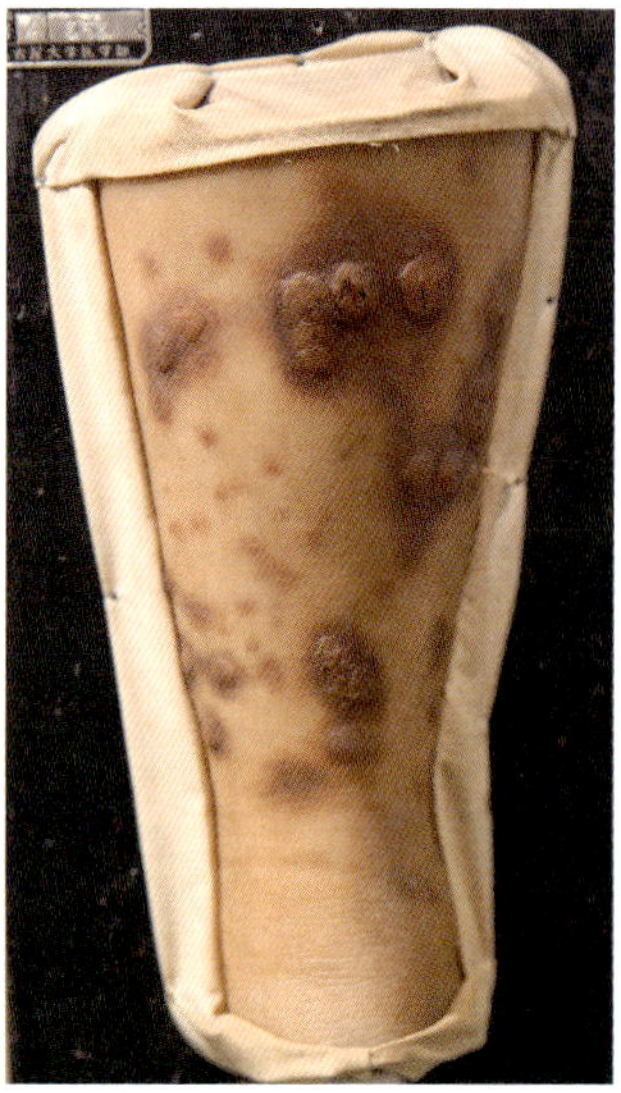

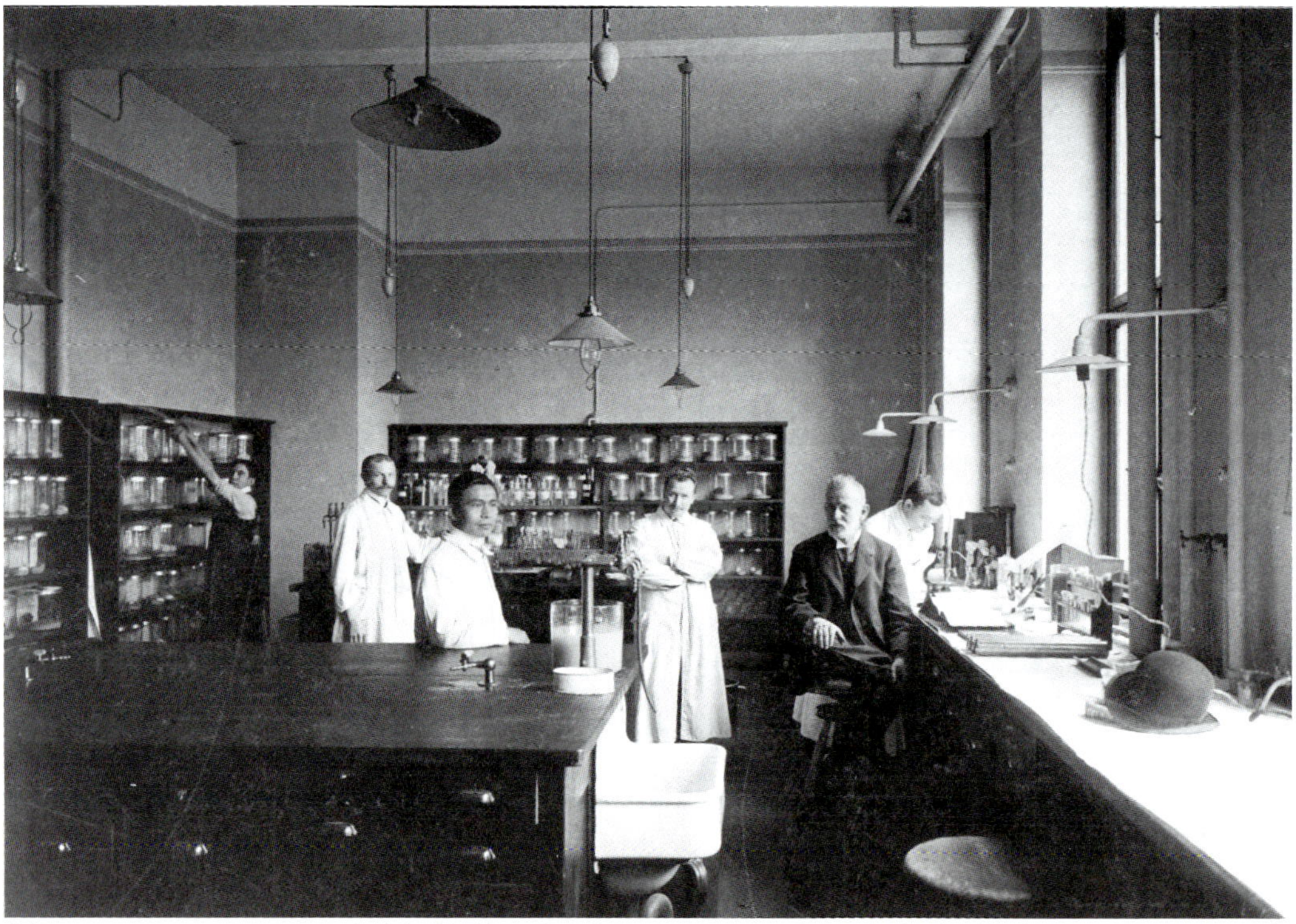

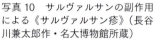

資料６　シュパイヤー・ハウスの実験室（当時）で背広姿のエールリッヒと白衣の秦（中央前）（北里柴三郎記念室所蔵）

ーキューンは音楽芸術家の霊感を「悪魔の契約」、すなわち娼婦からの梅毒感染と引き換えに手に入れ、破滅への道を突き進む。

別のアプローチでは、たとえば江戸時代の人骨を調べると、梅毒が骨まで変形したものは調査対象の約五パーセントを占め、他方、この症状が出る梅毒患者が約一〇パーセントなので、江戸時代の約半分が罹患していた計算になる。[28]『解体新書』で知られる杉田玄白の回顧録に、毎年千人近く診た患者の七、八百人が梅毒とあるのは、まんざら誇張ではなさそうだ。[29]だが、江戸時代を通じて、幕府が娼妓の性病を取り締まることは一度もなかった。一八六〇年にロシアとイギリス両海軍が寄港の折、初めて「検黴」が課された。その頃の狂歌に曰く、「絵で描いた枕草子をやめにして　生で見たがる馬鹿な役人」[30]。また明治に入っても、ある郡の徴兵検査で、「被験者の三分の二が梅毒で不合格」だったり、「明治中期でも、患者の半数が梅毒」で、村の各戸に梅毒患者がいたりする、という当時の開業医の証言も残る。[31]

さて、時代は下って一九二〇年代末頃から六年ほど、慶應のムラージュ師・宇野は、渋谷と駒場の間の住宅地・神泉に住んでいた。当時、渋谷の花街近くでは慶大卒の皮膚科医が開業していて、患者への警告兼啓発のため、特にグロテスクな性病ムラージュを診察室に展示していたという。この頃、イギリスのフレミング（Alexander Fleming, 一八八一―一九五五）がアオカビからペニシリンを発見（一九二八年）、四〇年代からは、ペニシリンを用いた抗生物質治療が始まった。しかし七〇年代になって患者は再び増加し、宇野はエッセー「モーテル又はモテルの存在」で、次のように書いた。

> 花柳病〔＝性病〕のこわさを知らぬ彼女ら〔＝私娼たち〕には、話だけでは実感がもてなくてだめである。そこで皮膚科教室の協力が望ましい。すなわちシヒリス〔＝梅毒〕のムラージュを用いてテレビによる専門医の解説を加え、梅毒の恐怖感をいだかしめる。そして検診治療には特定診療所の外《ほか》皮膚科一般開業医の参加をも求め、彼女らの自由意思による希望に応ずるという仕組としたらどうだろうか。[32]

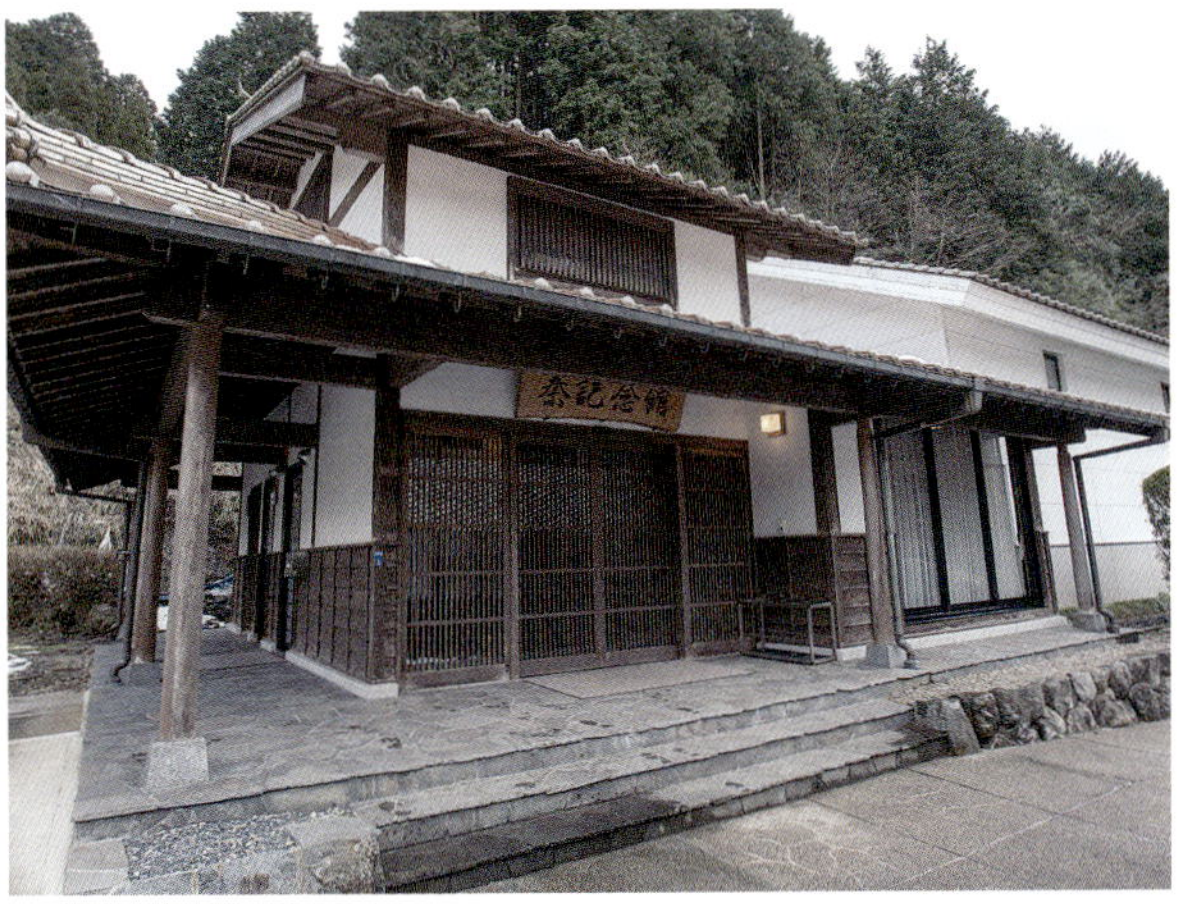
写真 11　島根県益田市の秦佐八郎記念館

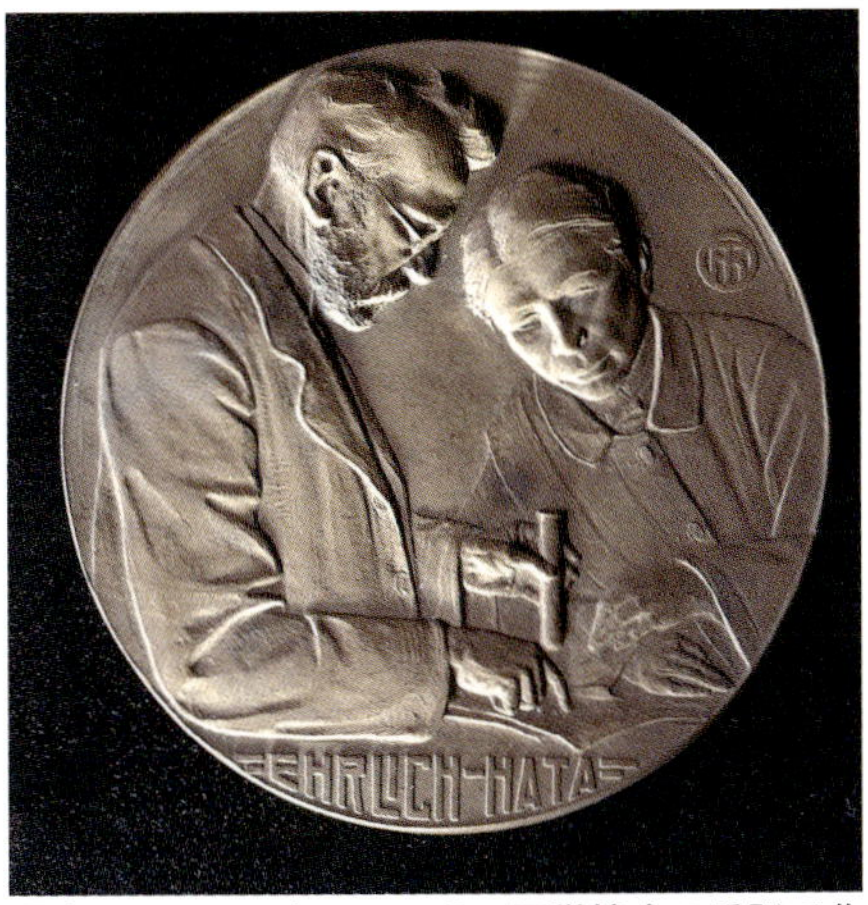

写真 12　1911 年にベルリン医学協会の委託で作られた記念メダル表面（秦佐八郎記念館所蔵）

宇野の提案と呼応するように、同じ頃に発表された『薔薇連想』で、作家の渡辺淳一は、ヒロインに向けた医師の台詞として、梅毒をこんなふうに語らせている。

　この病気そのものは慢性でゆっくり進むし以前のように潰瘍になったり鼻が欠けたりするようなことはなくなりました。私でさえ典型的なものは見たことがないのです。痛みも熱もないのだから本人には病気と言うだけで別にどうということもありません。ただ子供に影響するのが怖いのです。流産したり異常児ができます。戦後一時ペニシリンが出た時には減ったのですが、最近また増えてきたのです。政治家や実業家の偉い人達にも結構いるのです。[33]

実は人類が「撲滅に成功した」（一九八〇年、国連の根絶宣言）、すなわち「自然界に存在しない」感染症は、天然痘だけである。裏を返せば、ペニシリン治療が成功しても、梅毒はいまも増加と減少を繰り返しており、日本では二〇一三年から再び増加傾向との報告もある。

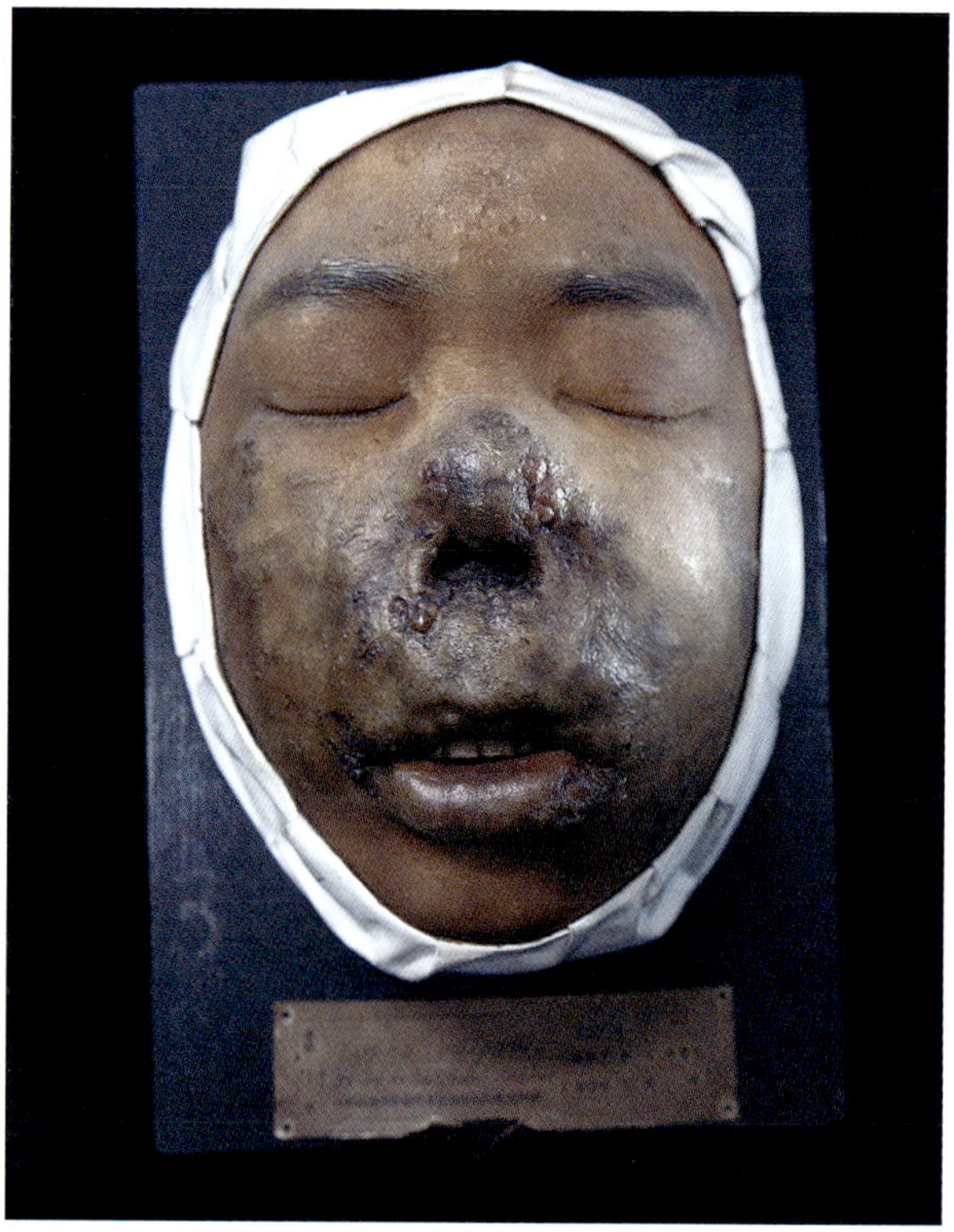

写真13　宇野作《丘疹性梅毒》

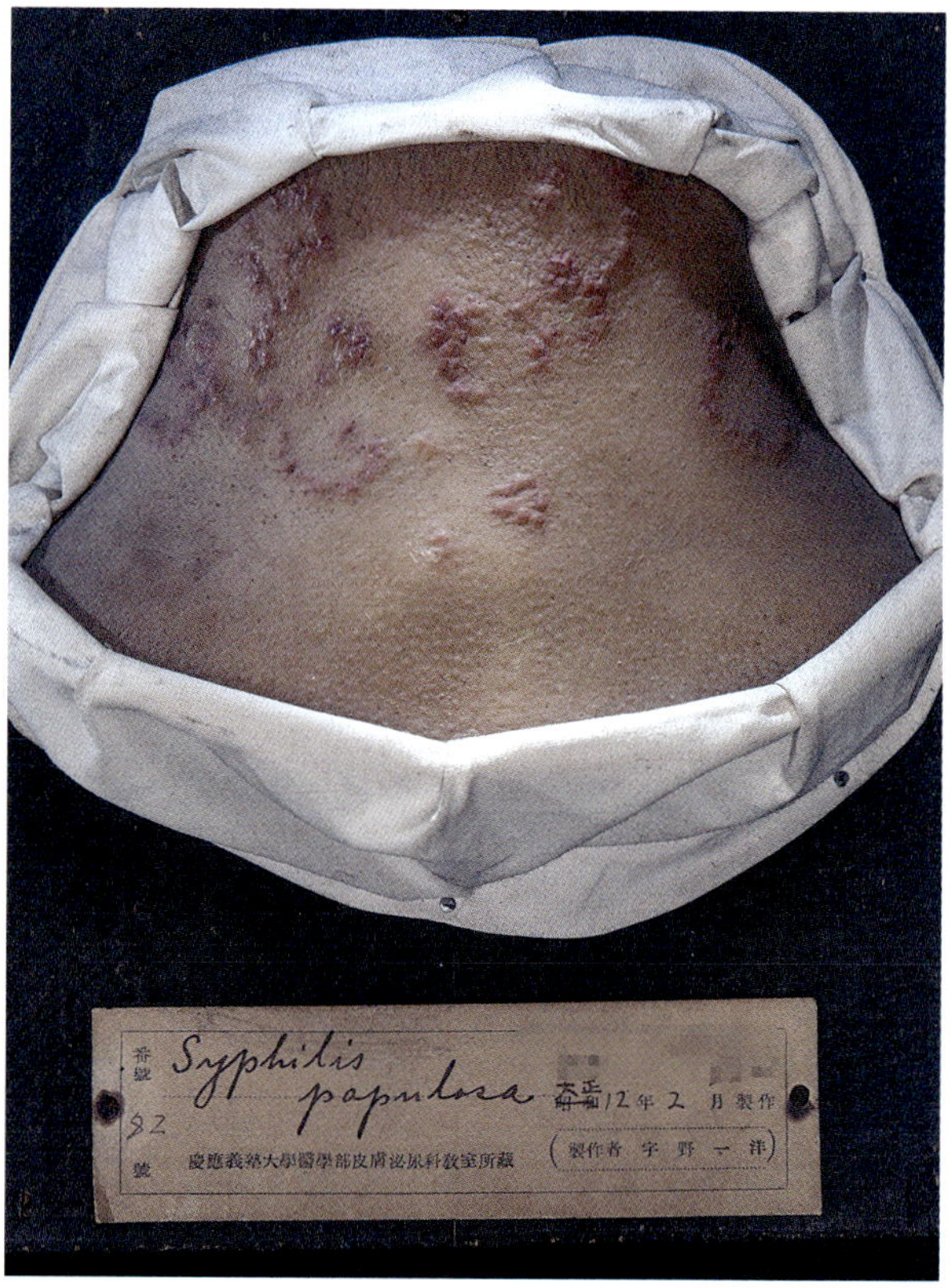

写真14　宇野作《丘疹性梅毒》
※いずれも慶大皮膚科学教室所蔵の梅毒症状を示すムラージュ

◉注

(1) 長門谷洋治「皮膚疾患のムラージュ　アンケートと歴史的展望」、二五四ページ、第二代教授・横山䂓の皮膚科授業を受けた法医学OB・八十島信之助の回想。

(2) 詳しくは菊池一郎「日本人が命名した皮膚疾患」、『日本皮膚科学会雑誌』第百十一巻四号（二〇〇一年）、六四六―六五〇ページ、および Teraki, Yuichi/Nishikawa, Takeji: *In Japan beschriebene Dermatosen.* Teil 1 und 2. Hautarzt Bd. 45 (1994), Heft 2, S. 125-131 und Heft 3, S. 197-205.

(3) 山口英世「わが国医真菌学の祖――太田正雄先生」、『杢太郎会シリーズ』第十六号（二〇〇一年）。当時の統計データによると足白癬六五%、爪白癬が二〇%で両者で高比率を占める。一二ページ参照。

(4) 経緯については、伊藤「蝋製模型草創史」、八―一〇ページ参照。

(5) 『慶應義塾大学医学部貴重品台帳』第二百十二号および第二百二十九号に宇野が描いた肖像画として記載あり。『慶應義塾大学医学部新聞』第五百号（一九九三年）の安田健次郎による記事「信濃町の北里柴三郎先生」（「信濃町物語り」その四十一）にも言及があるが、ここに記されている「宇野画伯は昭和六年六月一三日逝去」とあるのは誤りで、これは宇野ではなく、肖像画のモデルである北里逝去の日付である。

(6) 宇野一洋「医傑北里先生の一面」、『慶大皮膚科同窓会誌』第六号（一九七六年）、一四―一五ページ。

(7) 北里の一番弟子にして実質上の後継者。帝国大学医科大学（＝東大医学部）卒業と同時に北里が率いる伝染病研究所に入所。一八九七年にドイツ・マールブルク大学に留学、北里の同僚ベーリングのもとで結核研究に従事、帰国後はハブ毒血清治療に携わり、独自の研究分野を開拓した。

(8) 島根県出身、岡山第三高等中学校卒業後、病院勤務を経て上京、一八九八年に伝染病研究所に入所。九九年のペスト大流行を機に、八年間ペスト研究に従事。一九〇七年にドイツ留学、ベルリンでワッセルマンに免疫学を師事した後、フランクフルトのエールリッヒの化学療法研究に参加、梅毒の特効薬となる新薬六百六号の発見に貢献した（本章本文で後述）。

(9) 宇野一洋「開局時の雑音」、『九泥会会誌』第二十八巻（一九六二年）、一〇ページ、および同「横山先生を憶う」、『九泥会会誌』第二十六巻（一九六〇年）、二八―三〇ページなど。

(10) 宇野「開局時の雑音」、一〇ページから引用。

(11) 同、一〇ページ。

(12) これに関連して、東京女子医科大学も伊藤と宇野のムラージュ八十五点を有していたが、慶應同様、ほこりにまみれていたのを、一度洗剤で丁寧に洗い（これも宇野がおこなった可能性は高い）、状態のいい三十点をセレクト、臨床講堂階段踊り場にしばらく展示した。製作された時期の教授名を冠し「加藤＝田村コレクション」と名づけられたそれは、臨床講堂が看護短大に使用されるようになって展示場所を失い、一九九〇年に半分の十五点に絞り、青梅の医学文化館に管理・展示を委託、同館閉館後の現在、さらに上野の国立科学博物館に移管されたというが、実態は不明（同大学史料室の油谷順子氏から）。

(13) 神山恵三「孤独なライフワーク 一二 他人の顔を復元する法 今月の人・長安周一」、『自然』第二十一巻十号（一九六六年）、八〇―八五ページ。

(14) 宇野「蝋製模型草創史」、一〇ページ参照。

(15) 旧姓・螺良。北里と親しく、テルモの創業者となった笹川三男三《みおぞう》の婿養子。彼の留学中、義父は慶大皮膚科初代講師を務めて、彼の帰国・教授就任までつないだ。

(16) 神山「孤独なライフワーク 一二 他人の顔を復元する法 今月の人・長安周一」、八二ページ参照。

(17) 同、八三ページ参照。

(18) 同、八三ページ参照。

(19) 幼少期から手足の先にシミができ、大人になるにつれて甲から顔や首などに広がる。患者は国内に約三千人といわれ、男女に関係なく半々の確率で遺伝する難病。日本以外にも認められる。最近、原因遺伝子が同定されている。

(20) 上野「ムラージュの歴史(5)」、八六五ページ参照。

(21) 旧制金沢医科大学教授を経て、一九三六年から東京帝国大学医学部教授に就任。さらに東京医科歯科大学移籍後、科学警察研究所長に転身。ABO式血液型の遺伝様式や指紋・足紋に関する人類学的研究で知られる。

(22) ちなみに科学警察研究所での古畑・長安らに直接取材した島田一男は、彼らをモデルにした長篇推理小説『科学捜査官』（光文社、一九七三年）を書き下ろしている。

(23) 小野「日本のムラージュ」、六五三ページ参照。復顔の専門技術者も、一九六六年の時点で、日本では長安ただ一人、「世界でもイギリスに五、六名、アメリカで二、三名」と答えているので希少価値だった。

(24) 中野操「土肥慶蔵先生の『世界黴毒史』をめぐって」、二一―二三ページ、および皆見省吾「土肥慶蔵先生の『世界黴毒史』について」、二四―三〇ページ（いずれも『生誕百周年記念会会誌』一九六七年、所収）ほか参照。

(25) 土肥が指摘したように、梅毒の古い呼称である「唐瘡《たうも》」「琉球瘡」「南蛮瘡《なんばんかさ・なばる》」がその侵入ルートを図らずも暗示している。

(26) 一九二〇年前後には、後期梅毒と先天性梅毒に対する効果の限界が明らかになった。詳しくは金澤真希「サルヴァルサンと秦佐八郎」、福田眞人／鈴木則子編『日本梅毒史の研究――医療・社会・国家』所収、思文閣出版、二〇〇五年、二七一―二九三ページほか参照。他方、サルヴァルサンは梅毒に限らず、鼠咬症、三日熱マラリア、熱帯苺腫（フランベジア）にも効果を発揮した。インドネシア・バンデグランを一九二一年に訪れた秦は、サルヴァルサンで熱帯苺腫が治った住民たちの熱烈な歓迎を受けている。

(27) 秦八千代『秦佐八郎小伝』一九九四年（一九五二年に北里研究所発行の復刻版）、『医学者 秦佐八郎伝』一九九四年、坂本瓢作画、くまのおさむシナリオ『まんが世紀の医学者 秦佐八郎』二〇〇〇年、などを参照、いずれも美都町教育委員会発行。

(28) 国立科学博物館で二〇一三年四月九日から六月十六日に開催された企画展「江戸人展――からだが語る『大江戸』の文化」には、小規模ながら梅毒に罹患した江戸時代の人骨も出展された。同展、八丁堀三丁目遺跡の調査から。

(29) 酒井シヅ『病が語る日本史』講談社、二〇〇二年、一七一ページ以降参照。

(30) 同、三七ページから引用。

(31) 立川昭二『明治医事往来』（講談社学術文庫）、講談社、二〇一三年、いずれも一六六ページ参照。あわせて小野友道『人の魂は皮膚にあるのか――皮膚科医から見た、文学・人生・歴史』主婦の友社、二〇〇二年、二〇〇ページ参照。

(32) 宇野一洋「モーテル又はモテルの存在」、慶應義塾大学『皮膚科同窓会誌』第二号（一九七二年）、九ページから引用。

(33) 渡辺淳一『光と影』（文春文庫）、文藝春秋、二〇〇八年、二二〇ページ以降から引用。

第3章

ムラージュ展示室と植物標本

北海道大学総合博物館・札幌

Der Dauerausstellungsraum
für Moulagen und die Herbarien Itôs
(Universitätsmuseum Hokkaidô/Hokkaidô)

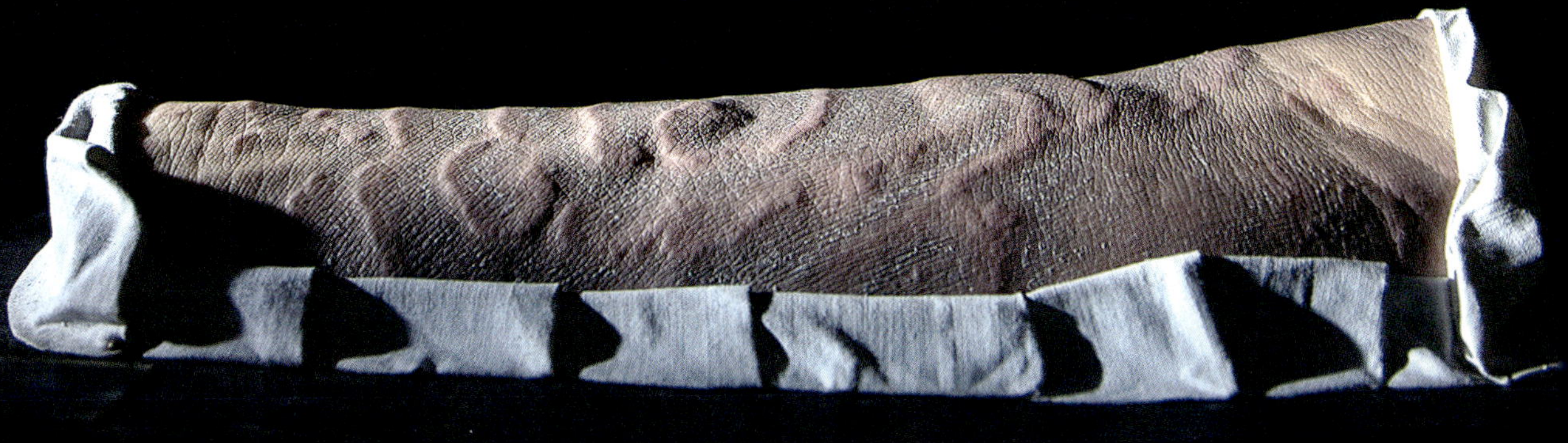

南条議雄作《葡行性迂回状皮膚炎》

1 日本では珍しいムラージュ常設展示室

北海道大学総合博物館には、一般公開されているムラージュ常設展示室がある（写真1―3）。筆者が最初に訪れたのは二〇一三年冬、ドイツ風クリスマス・マーケットがにぎわっていた。水気の多い雪の年で、「凍結した道での転倒に注意！」という返信を頂戴したのを懐かしく思い出す。

もっとも総合博物館に開館当初からムラージュ展示室が存在したわけではない。医学部から移管の話が持ち上がったのは、医学部棟改修と連動した二〇〇六年頃のことだ。当時、北大最古のムラージュは八十歳過ぎ、現在は「卒寿」を迎えた。当初から経年変化による損傷が著しく、修復できる技術者が存命しないため、多くの大学と同様、「破棄・処分」が検討されたという。歴史的価値に鑑みて思いとどまったが、皮膚科学教室ではもはや保管が困難になったため、博物館と緊密に連携して、展示室設置に至ったという経緯がある。

いくら医学史的価値があるといっても、ムラージュの展示は――本書の実現も同様の理由で険しい道のりだった――、倫理的な面でも美術的な面でも困難を極める。ひょっとするとここまで読み進められたご高齢の読者は、「有田ドラッグ」という呼称を、古い記憶から呼び起されたかもしれない。こちら希代の詐欺師かつ売薬チェーンの経営者だった有田音松（一八六七―一九四四）の巧妙な販売手法で、性病関係の質の悪い「ムラージュもどき」を店先に展示し、「十八歳未満の入店お断り」として、店内には局部の凄惨な「ムラージュもどき」や淫靡で卑猥な蝋人形を飾って客の恐怖心をあおり、偽薬を買わせる別次元のペテンだった。[1] むろん「有田ドラッグ」と各大学医学部皮膚科教室専属技師が作るムラージュは技術が段違いで、まったく比較にならない。だが他方で、皮膚科ムラージュの最盛期は、性病、特に梅毒が猛威をふるい、その予防啓発が急務だった時代と見事に重なる。高度に進行した病気や外陰部の症例は、学術的知識があれば価値がわかるが、突然何の説明もなく一般見学者の目にさらされれば、「有田ドラッグ」と同様、いたずらに恐怖心をあおり、グロテスクな印象と嫌悪感を残すだけだろう。

作り方から自明のごとく、ムラージュは原寸大、単純な色合いだけではなく、皮膚の水疱やジクジクと濡れた感じ、逆にカサカサとした、見るからに痒そうな肌合いまで、すべてが忠実に再現されている立体標本だ。その迫真の描写が見学者に負の衝撃を与え、同時に学用患者として痛みを耐えて協力した方の尊厳を著しく損なう可能性もある。そのうえ加工しやすいが、熱に弱い蝋が材料なので、展示室の湿度や気温、光源調節にも配慮しなければ、思わぬ亀裂や褪色が生じたりするリスクが高い。ほんの少しの移動でもぞんざいに扱えば、すぐに擦れて色が剥げたり、標本の一部が欠けたりする。

そのリスクを冒しても、その医学的あるいは芸術的価値を示すため、最近の展覧会などではときおりムラージュが公開されている。たとえば二〇一三年八月に名古屋大学博物館の企画展「教育標本ムラージュ」を筆頭に、翌一四年三月には上野の国立科学博物館特別展「医は仁術(2)」で、ほぼ同時期に東京駅前インターメディアテクの「東大医学 蘭方医学からドイツ近代医学へ」展(3)でも数点が公開された。だが、小さいながら一部屋すべてを常設展示に提供しているのは、筆者が知るかぎり、いまのところ北大総合博物館だけである。繰り返しになるが、大学博物館の利点を生かし、皮膚科の協力を受け、展示室内のパネルには北大皮膚科およびムラージュの歴史の説明がある。ゲーテ研究を本業とする筆者としては、日本ではほとんど知られていない詩人ゲーテのムラージュへの関与も明記されていてうれしかった。本章を書く際の参考にもさせていただいたが、いくつかのムラージュには症例解説と歴史的意義も付され、見学者への配慮が隅々まで行き届いている(4)。

この展示を実現させた同館助教授(当時)・天野哲也は、コンセプトとして「ノーマライゼイション(5)」をキーワードに掲げた。彼の言葉を借りながらまとめると、「皮膚病も他と同じ現実の病で、誰もが罹患する可能性があり、偶然、今の自分は免れているだけ」であり、患者は現実を受け入れ、克服することが期待されるが、健康な人もそれを自分

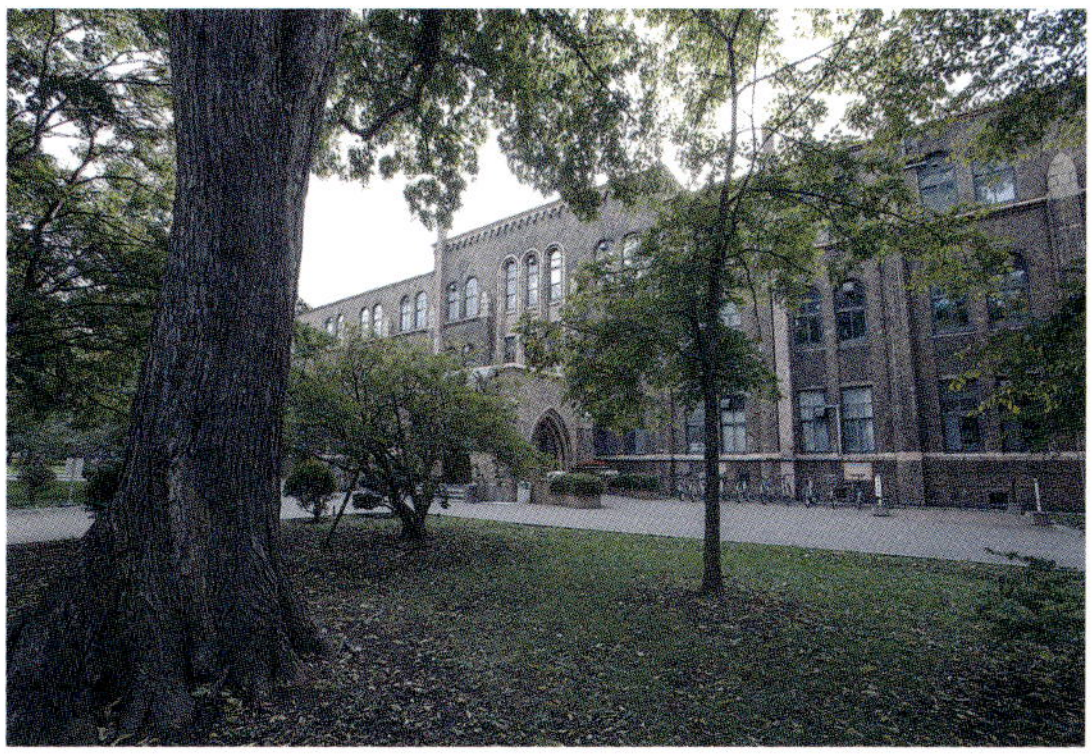

写真１　北海道大学総合博物館外観

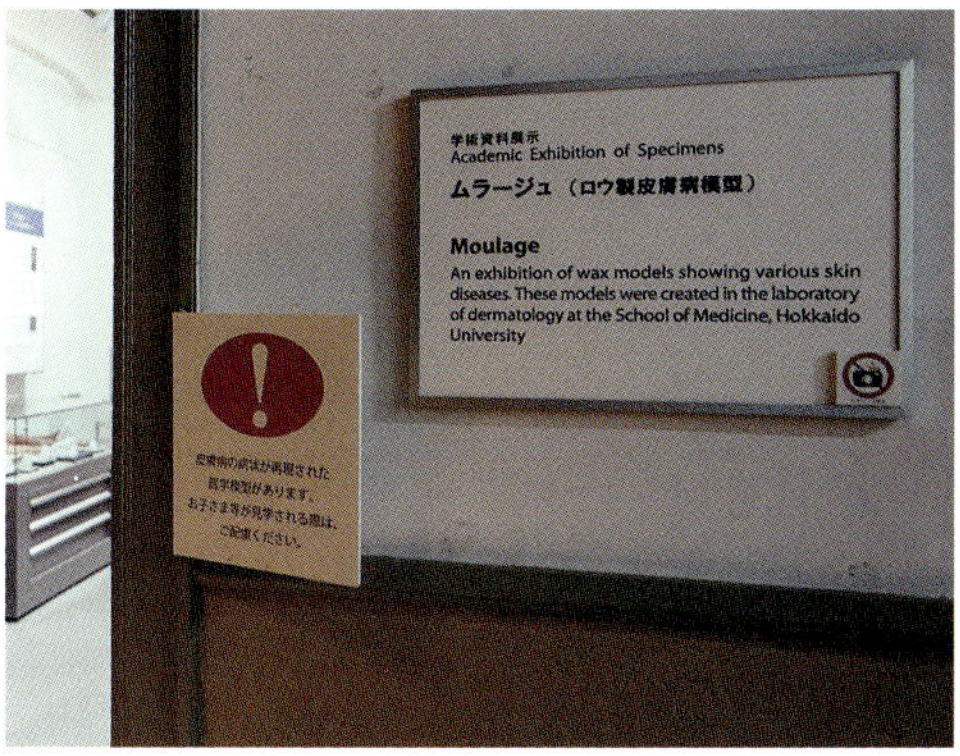

写真２　同館ムラージュ室の入り口注意書き

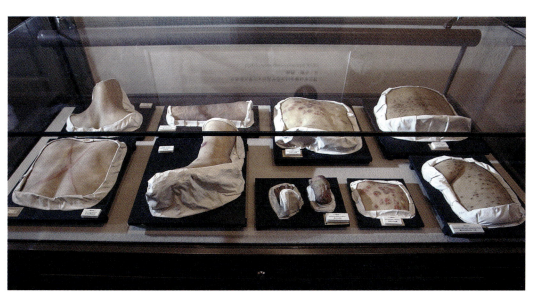

写真３　館内ムラージュ常設展示の一部。一般見学者に配慮した内容になっている

の問題と受け止め、たとえ直視しがたくても、相手の心的苦痛を推し量り、自然に接する、あるいは「好意的無視」もできる、ムラージュはそんな人格形成の一助になるはずだ、と提言している。

身体を覆う皮膚は、外観の臓器として外界から人間を守る一方で、同時に他者や社会と接触し、知覚する場所でもある。(6) 皮膚を通して触れた相手の体温や呼吸がわかるだけではない。皮膚の色や異常、老化の度合いや肌理など、すべてひっくるめてその人の特質と関わっていて、年齢、職業、生活環境や健康状態を残酷なまでに暴くこともあれば、称賛や差別の指標にもなる。実際、他大学を含む複数の学芸員の方からお聞きした話で興味深かったのは、ムラージュ展示を「気持ち悪い」「怖い」と嫌悪したり、不快感を表明したりするのは十代の多感な生徒に多いという。逆に就学前の子どもが、ガラスケース越しに小さな手でムラージュをなでる仕草をしながら、涙をためて、「痛いの、かわいそうね」とつぶやく。人の成長過程で、自分と異なるものに拒絶反応を示す時期もあるだろうが、より洗練された他者へのいたわりや思いやりは、いったいいつ、どのようにして育まれるのだろう？

2 伊藤が後任指名を考えた弟子・南条議雄

皮膚科学教室および博物館スタッフとの入念な打ち合わせを経て、北海道での撮影は風の色が心なしか白く変わった二〇一三年九月末におこなわれた。北大皮膚科は、一九二三年に初代教授・志賀亮（一八八九―一九五三）のもと開講された北海道帝国大学医学部皮膚泌尿器科講座を始まりとする。そして北大のムラージュ師は南条議雄《のりお》(7)（一九七八年没）。画家志望の南条は、それより二年前に開講された病理学第一講座を率いる今裕《こんゆたか》（一八七八―一九五三）と知己があり、学術絵画を手伝っていたらしい。だが今に「画家はよし給え、生計を立てるのは並大抵のことではない」と諭され、ならば少しでも芸術に関連した仕事を希望する南条に、今が「新設皮膚科はきっと腕のいい画家が必要だろう」と志賀宛の紹介状を書いたのだった。

南条は即採用され、当初は教材の掛け図、研究用顕微鏡図、膀胱鏡のスケッチなどを一手に引き受けていた。皮膚科泌尿器科以外にも産婦人科・耳鼻科・小児科の仕事も任された。多忙な日々だったが、医学部が要求する学術水準に応えるため、洋画研究所に通ってデッサンの腕を磨いた。なお、皮膚科の黒衣役と芸術家のアイデンティティーを両立させるためだろう、南条も慶大の宇野と同様、画業は放棄しなかった。後に北海道美術協会員に推され（一九四九年）、また皮膚科ムラージュ製作が不要となって時間的余裕もできたのか、一九六二年からは日展傘下の創元会展に連続出品し、戦後の道展会員として絵画制作を続けた。(8)

さて、平面の学術絵画をもっぱら手がけていた南条は、一九二五年(9)前後に北大皮膚科教室から、「ムラージュの製作技術を修得するように」命じられ、東京大学の伊藤に四カ月間師事した。伊藤はすでに還暦過ぎ、多くの受賞・表彰歴を持つ名人の域に達しており、南条は毎日、小言や叱責をくらっていた。研修後、南条は「よく我慢した、大抵は我慢できずに飛び出すよ」と慰められたそうだが、伊藤が厳しく指導したのには理由があり、実は内緒で志賀教授に、「（南条は）相当見込みがあるから、ご安心を」[10]と知らせていた。

札幌に戻るや否や、南条は修得したばかりのムラージュ製作に従事した。覚悟はしていたが、正視に堪えないような皮膚病患者がきて恐怖に震え上がったり、自分も感染する危険がある伝染病患者も扱ったりして、遅ればせながらムラージュ師の生きる世界が、「人知れず、もの凄く厳しい」ことを思い知った、とそれから四十年後、南条は述懐している。

3　ムラージュが語る歴史　絶滅した「天然痘」を知る手段

かくして大正末期（一九二〇年代後半）から昭和三十年代後半（一九六〇年代）まで、南条は北海道のムラージュを一手に引き受けた。[11]褪色などはあっても、一応完全な形で残っている北大ムラージュは、計二百六十八点。うちウイルスや細菌による感染症が三分の一を占め、なかでも梅毒が最も多い。感染症に次いで多いのが、現代日本ではめったに遭遇しない写真4の《ペラグラ》（Pellagra）。イタリア語で「粗い皮膚」という意味のこの病気は、十八世紀後半、北部イタリアの風土病とされ、ゲーテの『イタリア紀行』（一八一六年）にもこの地域の女性や子どもの病的な皮膚の描写が残る。[12]大雑把な言い方をすれば、ニコチン酸の代謝異常、言い換えればナイアシン、すなわちビタミンB3欠乏症で、手や顔に褐色の色素沈着を伴う特徴的な皮膚炎が現れ、下痢や認知症・神経錯乱などを伴う。北大ムラージュ統計は、栄養素が偏った貧しい時代の食事を反映しているが、現在でも無理なダイエットや慢性アルコール中毒症患者に発症例がみられる。

それから一般非公開の研究施設からも、例外的に貸し出し許可が下りることが多いムラージュの典型が「天然痘」だ。理由はいまや絶滅した「天然痘」を知る唯一の手がかりであり、歴史的および啓発的価値が抜群に高い標本だから、に尽きる。感染力の強い天然痘は、予防注射ができるまでは人類の過半数が罹患し、命の危険にさらされたともいわれ、日本でも天平期の初流行（七三五年）以来、規模の大小は

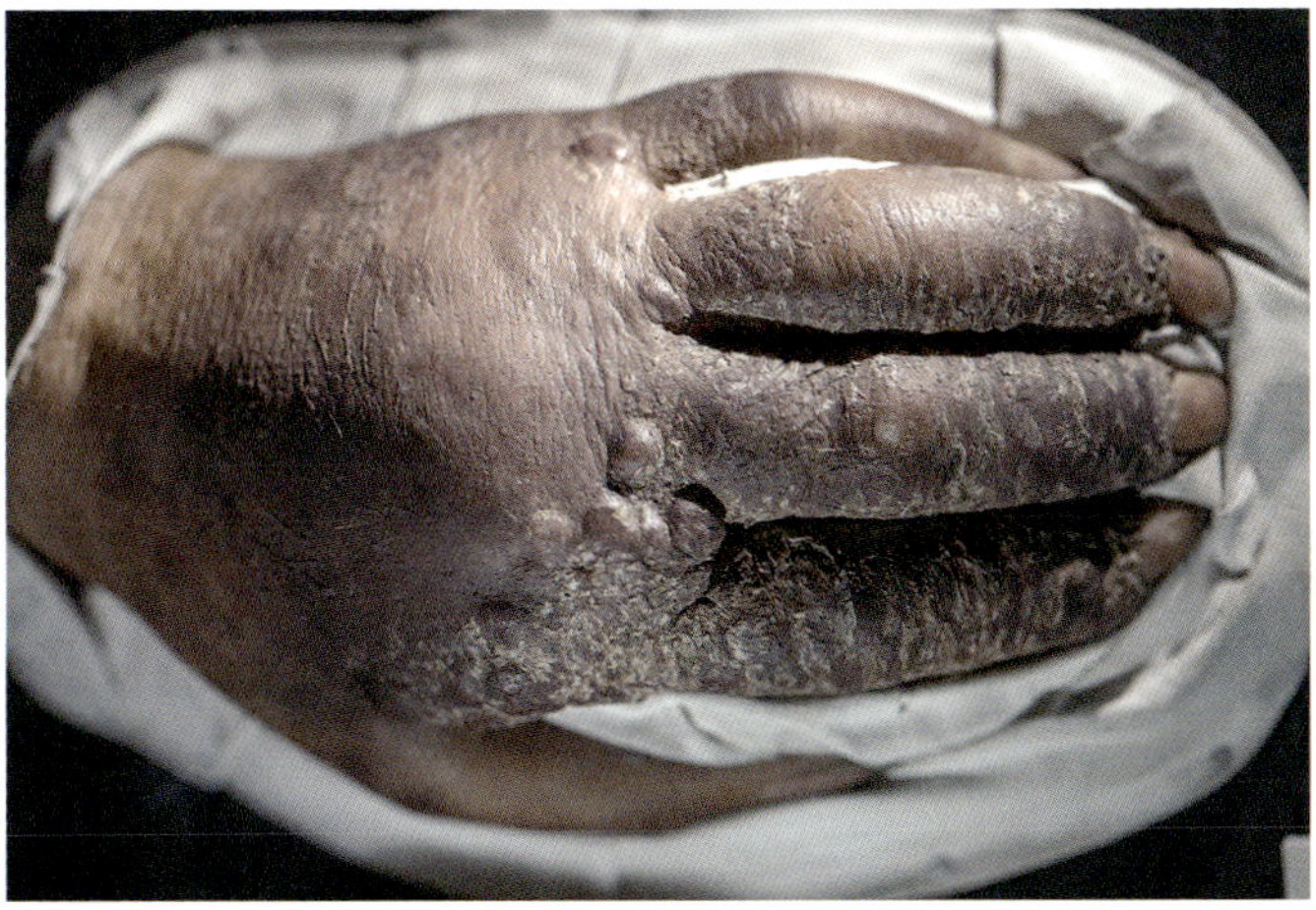
写真4　南条作《ペラグラ》

あっても流行するたびに多くの人命を奪ってきた。一七九六年にイギリスの外科医ジェンナー（Edward Jenner, 一七四九―一八二三）が発明した牛痘種痘の普及により予防が可能になり、日本でも一八四九年にオランダ商館付ドイツ人医師モーニケ（Otto Gottlieb Johann Mohnike, 一八一四―八七）が長崎で初の牛痘法を成功させたのを機に蘭学医ルートで瞬く間に日本全国に広まった。ちなみに東京大学医学部の前身をたどれば、江戸の蘭学医八十二人が共同出資して神田に開設した「お玉が池種痘所」になる。世界各国で種痘が普及した後、一九五八年から世界保健機構（WHO）による世界天然痘根絶計画が提案されたが、最初の八年間の成果はいま一つだった。改めて六七年に天然痘根絶本部を設け、五十万人動員、総額一億ドルを投じて大規模な根絶十年計画を展開して、徐々に効果を上げた。七七年にソマリアで最後の患者が発生して以来、新たな患者の報告はなく、八〇年にWHOは天然痘根絶を宣言。これを受けて、日本国内では種痘が完全に廃止された。もっともいまもアメリカ合衆国の国立防疫センターとロシアのウイルス研究所で天然痘ウイルスは厳重にサンプルとして冷凍保存されている。これを焼却処分するか、保存するかで学会内ではいまだもめており、決着をみていない。[13] ともあれ最早自然界に存在しない天然痘の臨床例を観察できるうえ、その克服の記録としてもムラージュは重要な意味を持つ（第2章扉も参照）。

さらに北大の天然痘ムラージュは、日本のムラージュ師の系譜を把握するための興味深い証拠でもある（写真5）。《天然痘》と書かれたラベル脇に、インクの文字が薄くなっているが、かろうじて「東大ムラージュ複製」と読み取れる。これは、東大のムラージュ師・伊藤が一つのムラージュにつき毎回石膏型を作っていたのではなく、場合によっては既存の石膏型を使い回していたことを物語る。ムラージュ自体が不要と考えられ、多数廃棄されてしまったいまとなっては、患者から直接型に取った石膏型にお目にかかることなど日本国内の調査ではついぞなかったが、たとえば同様に教材としてムラージュを量産していたドイツ・ドレスデン衛生博物館のバックヤードには、いまも大量の石膏型が残る。第1章の資料2、伊藤有の足元にも複数転がっていることに注目されたい。しかも患者から直接取った雄型だけでなく、何度も使い回していくうちに型が劣化することも踏まえ、雌型まで用意されているものもある。ドイツにしろ、日本にしろ、優れたムラージュ師が活躍する工房では、教材になる代表的な標本を作り、それに繰り返し同じ彩色を施して、注文を受けた教育機関に順次納品したことに変わりはない。写真5の右腕の天然痘ムラージュの場合、マスター標本は当然東京大学医学部標本室（ただし二代目・長安周一作、標本室は一般非公開だが、二〇一四年春の企画展で一般公開された）にあるが、金沢大学医学部にも同一型を用いたことが明確な、瓜二つの標本が存在する。ただし金大の黒塗りの箱裏には東大皮膚科との本業とは別に、伊藤有が兼業として、すなわち彼が池之端に工房を構え、個人的にムラージュを作って販売していた「伊藤蝋工社」の朱印付き標本が認められる（写真6-①②）。

共通の石膏型から作った蝋標本に精緻な彩色を施す作業こそ、ムラージュ師の腕の見せどころで、その技術の習熟度が一目でわかってしまう工程だが、全国各地の帝国大学医学部から研修を依頼されていた伊藤の場合、自分の作品をマスター標本として提示し、同様の彩色を弟子たちに課題として与えた可能性も高い。迫力という点では、長安・伊藤の歴代東大ムラージュ師の作品を見た後で、北大の天然痘ムラージュの写真と見比べると、後者にはまだ習作的な余韻が残っているような気がする。もしかすると南条の作品は、四カ月の東京大学でのムラージュ技術研修最後のいわば「卒業作品」で、この天然痘標本を伊藤のメガネにかなう水準で仕上げれば免許皆伝だったのではないか、という推測もできる。

重く長い歴史をもつ病としては、ハンセン病も見過ごすことができない（写真7）。らい菌による慢性感染症で、らい菌に対する宿主、すなわち患者の免疫力低下により発症し、主に皮膚と末梢神経が侵される。ノルウェーの皮膚科学者ハンセン（Gerhard Henrick Armaner Hansen, 一八四一―一九一二）が一八七三年に病原菌を発見し、遺伝病ではなく、細菌感染症であることを明らかにした。らい菌の病原性はとても弱く、天然痘と比べれば微々たるもの、感染しても大部分は駆逐され、発症するのはほんの一部にすぎない。菌自体に毒素はなく、発症は宿主の菌に対する抵抗力次第なので、「免疫病」と解釈できる。一九四三年、化学

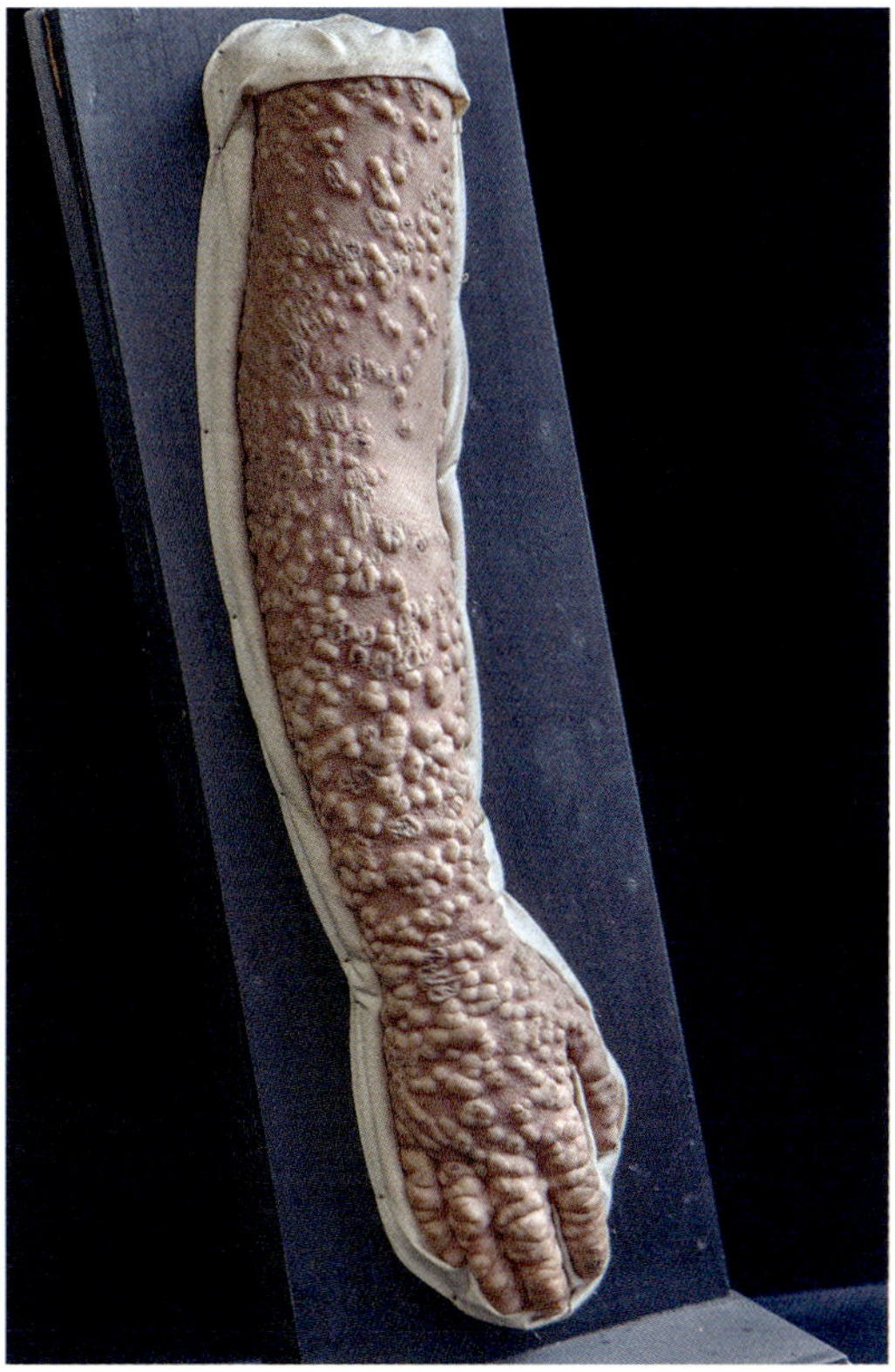

写真6-①　金沢大学医学記念館所蔵・伊藤作《天然痘》

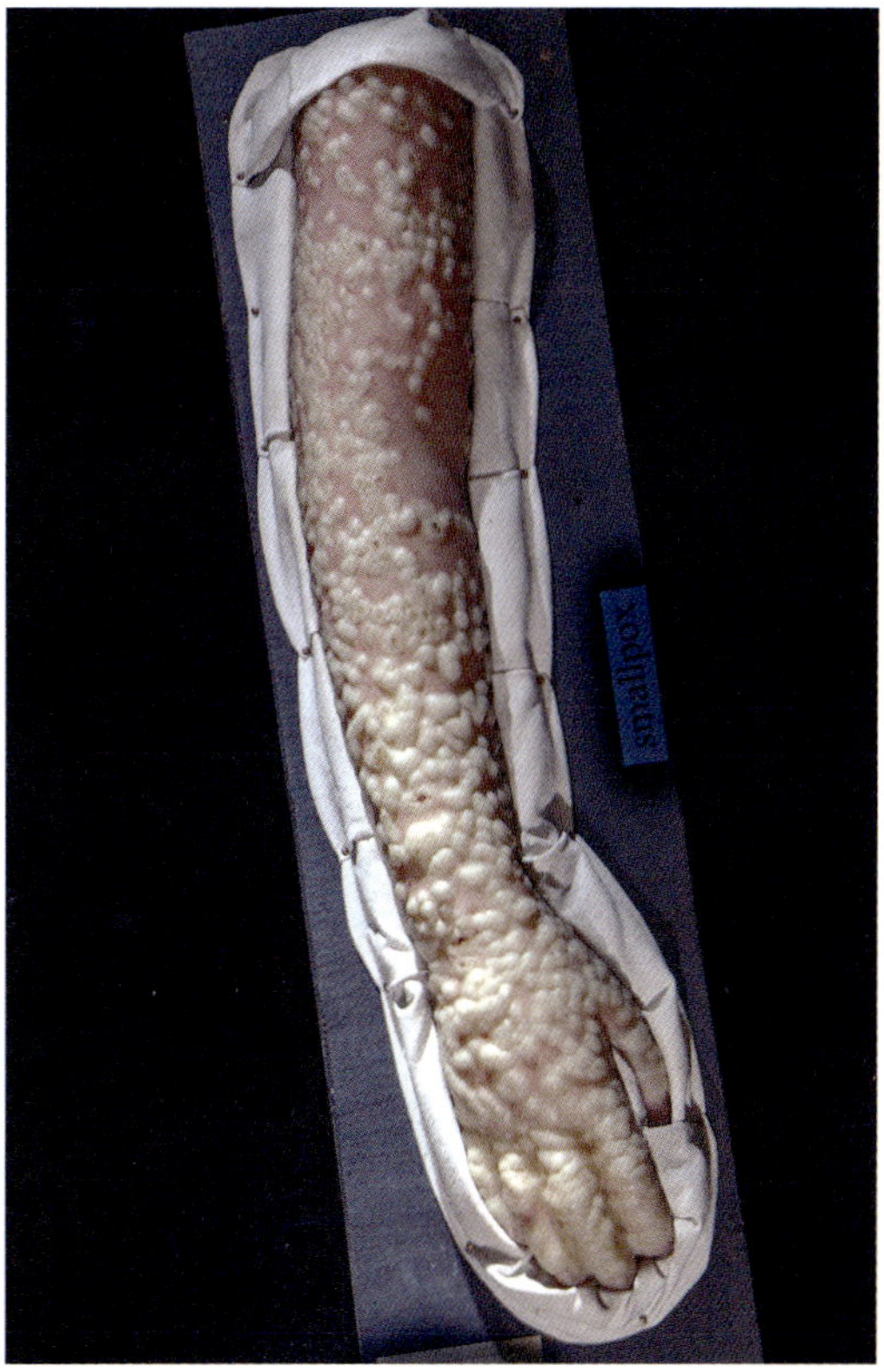

写真5-①　北大総合博物館所蔵・南条作《東大ムラージュ複製・天然痘》

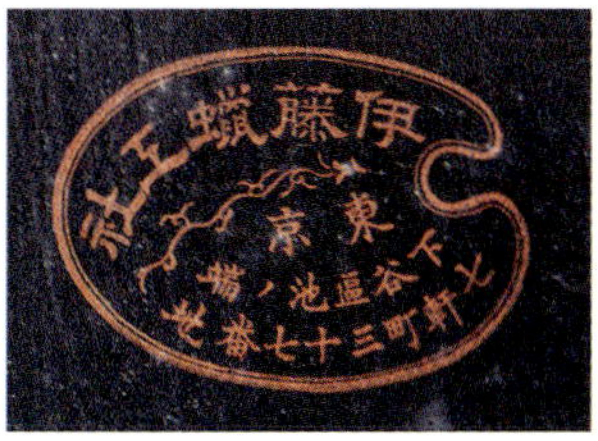

写真6-②　写真6-①の入っていた外箱裏に刻まれていた伊藤の工房印

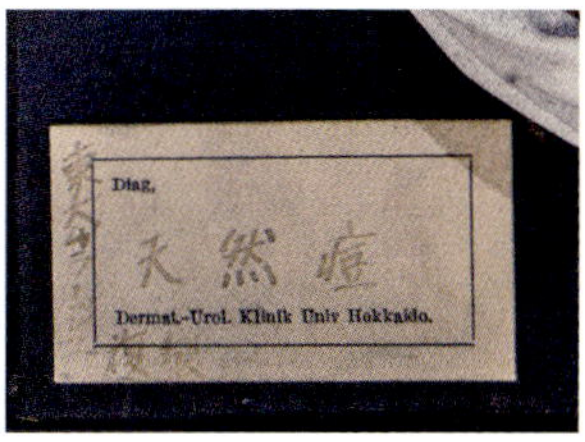

写真5-②「東大ムラージュ複製」の文字がかろうじて読み取れる

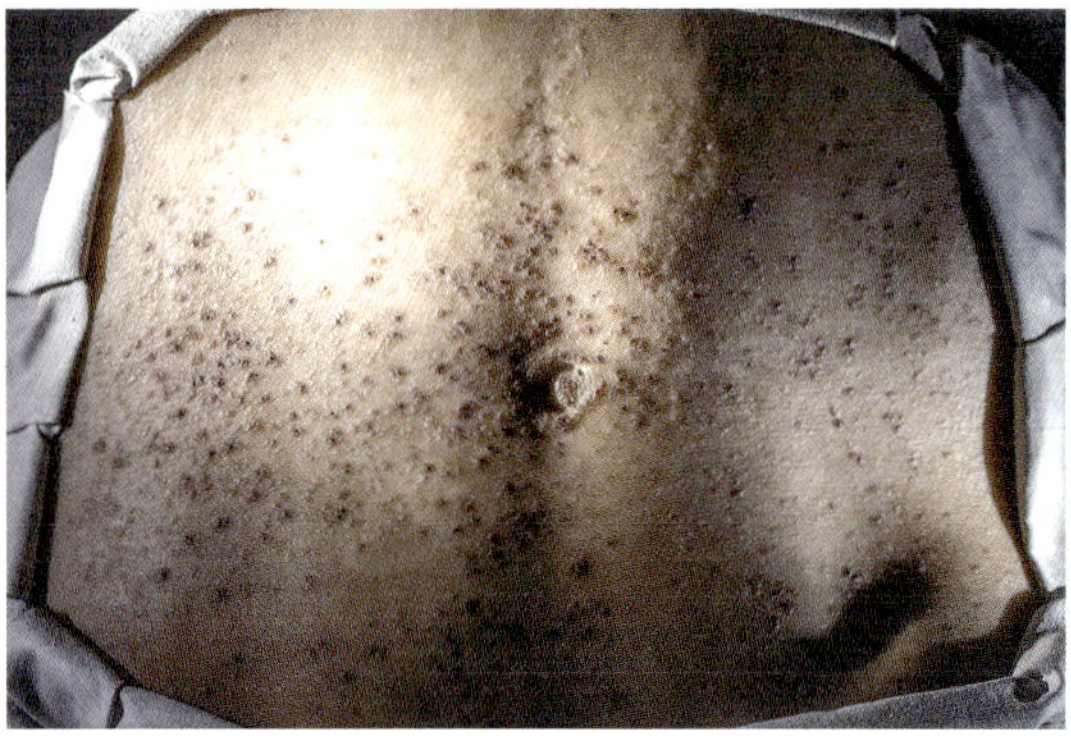

写真８　《ダリエー病》

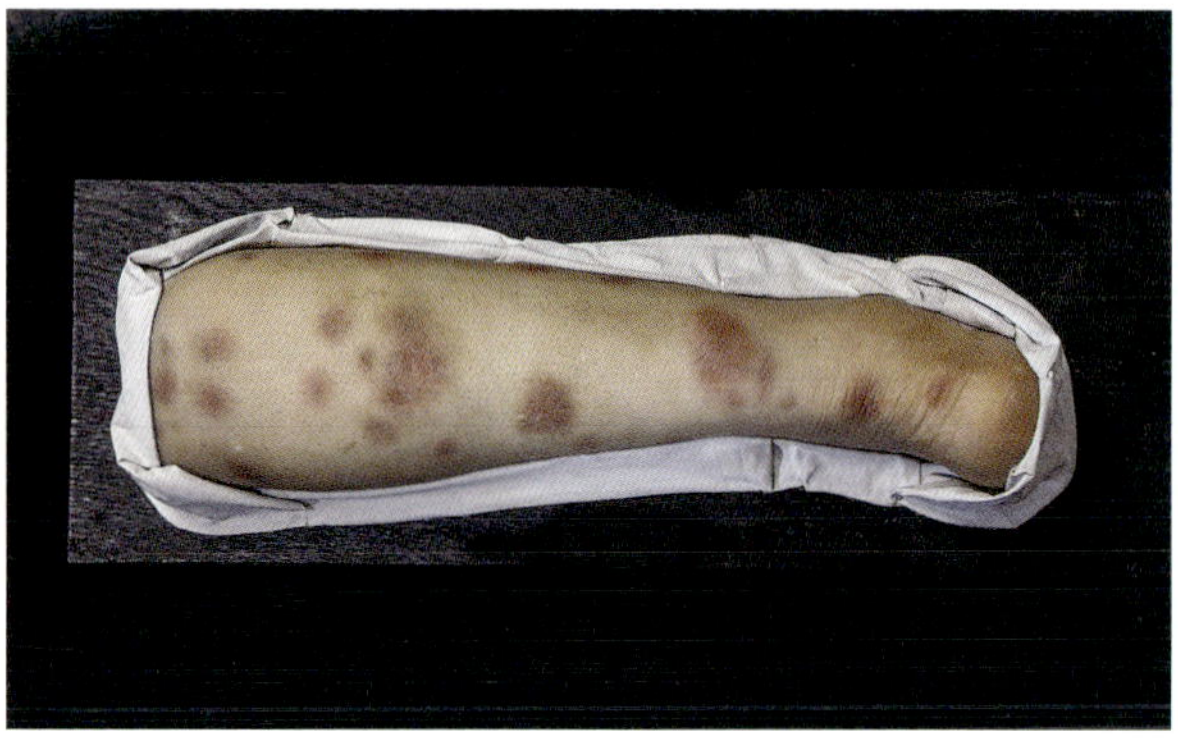

写真７　《ハンセン病》

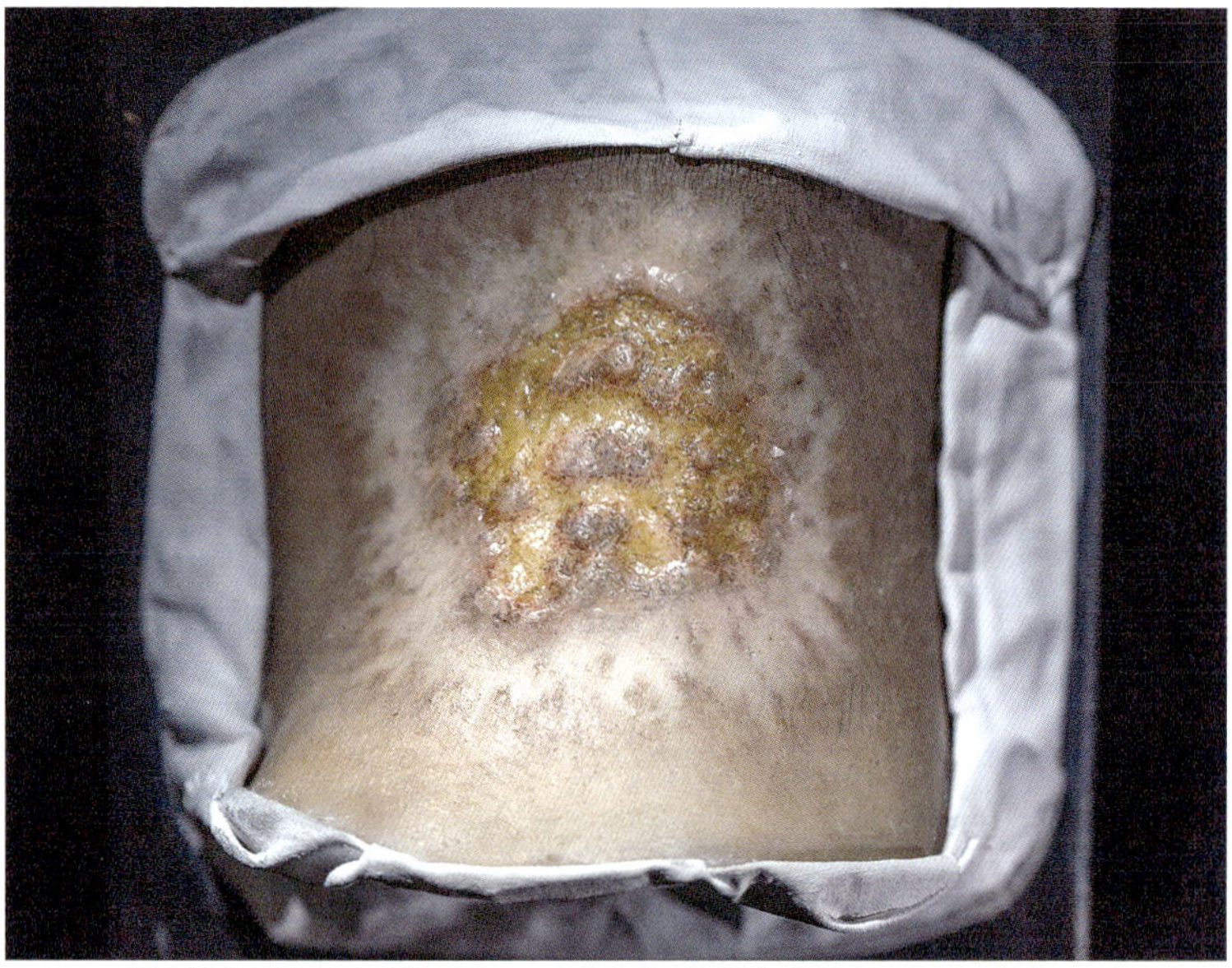

写真９　《慢性放射線皮膚炎》　レントゲン技師の職業病だった

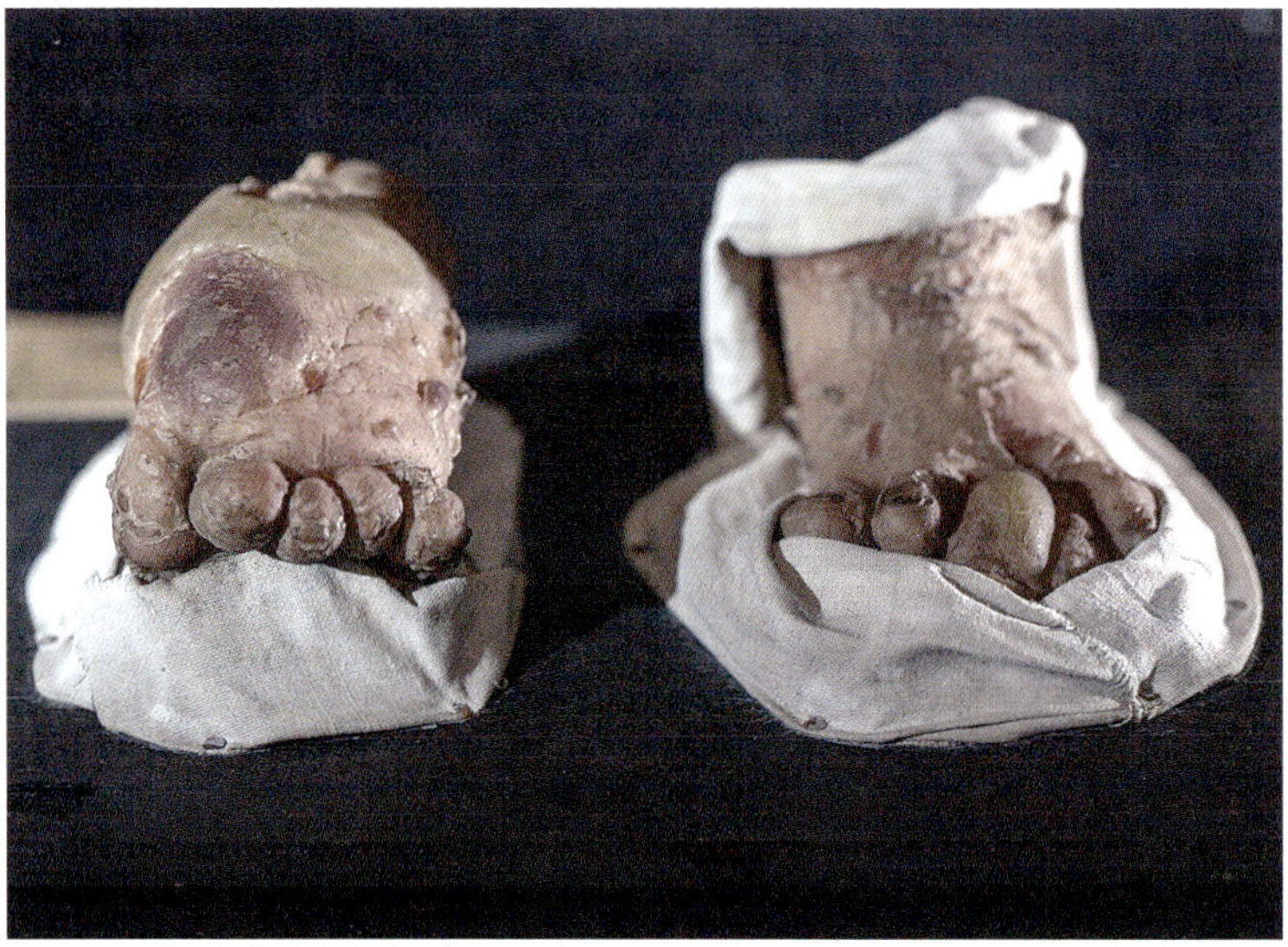

写真 10　《先天性表皮水疱症》

※写真７以下、すべて南条作、
北大総合博物館所蔵

療法剤プロミンの開発により、欧米では早期発見・治療がおこなわれ、解放外来治療が主流になったのに対し、日本では長らく強制隔離・断種政策が続いた。皮膚科の歴史を語る際、この隔離政策を促す風潮に抵抗し、(結果は出せなかったが)化学療法を模索し続けた東大の太田正雄、また太田と同様に隔離が唯一の解決策ではないと主張し、外来治療をおこなった京大の小笠原登(一八八八—一九七〇)といった稀有な存在も忘れてはならないだろう。(14) 現在、ハンセン病は多剤併用療法により軽症なら半年で、重症でも二年あれば完治する。なお、不治の病という理解のもと、強度に差別的な意味合いを含む「癩」の字が使われてきたが、一九九六年の「らい予防法」廃止後、この病名は用いられない。

以上、具体的な説明を加えてみたが、続く写真8―10のムラージュも、北大皮膚科の清水宏先生・中村秀樹先生に厳選していただいた、一般読者にとっても一見の価値がある、歴史的あるいは啓発的意味を持つ症例ばかりである。たとえば匍行性迂回状皮膚炎(本章扉)が紅色で描き出す、縞や年輪状の不思議な模様。遺伝性の毛包性角化症《ダリエー病》の褐色の発疹は、どうやって作ったのだろう。各ムラージュ師が技を秘匿したために詳細は不明だが、皮膚の微妙なニュアンスを作り出すために、チヨークや新聞紙、粘土や木材繊維なども効果的に利用したらしい。《慢性放射線皮膚炎》は、レントゲン使用初期の放射線技師の職業病として、ほかの展示でも目にする皮膚障害標本の一つである。それから華奢な両足は、遺伝的疾患《先天性表皮水疱症》で、現在、北大皮膚科学教室が取り組む研究テーマの一つだとうかがった。過去の疾病ではない、現在もこの病と向き合い、闘う人々がいる、つまり現在・未来と接点をもつムラージュの一例として、挙げておく。

4 日本のムラージュの「父」・伊藤の前歴　植物学者・宮部金吾とのフィールドワーク

ところで思いがけず、この北大ムラージュ調査で、日本の元祖ムラージュ師・伊藤有の前歴が明らかになった。人文研究者の文献調査は地道な作業で、膨大な時間とエネルギーを使って、大量の資料を読み込む。だが、その結果が文章の一行に凝縮できればいいほうで、無駄のほうがずっと多いのは承知の上。自分の目と足を最大限に使って、文献資料に誠実にあたり、また担当管理者との聞き取りもおろそかにせず、研究の精度を上げていく。そんな定石どおりの調査の大切さを、特にムラージュを探求する旅の途上では、何度となく再認識させられた。

二〇一二年師走のプレ調査で常設展示外ムラージュを所蔵庫で確認した後、担当者と情報交換をしたときのこと。植物標本を管理されている高橋英樹先生から、「札幌農学校二期生の宮部金吾(一八六〇—一九五一)の昆布調査に同行した伊藤有なる画家がいて、あなたが調べている東大のムラージュ師と同姓同名なのだが、もしや……?」という問い合わせがあった。聞けば植物標本庫ＳＡＰＳに伊藤名の利尻島植物採集標本があるという(15)。

第１章で触れたとおり、東大の初代ムラージュ師・伊藤は十九歳のとき、渋る親を説得し、師範学校を中退して上京、洋画家を目指した。その後、卓越した写実力を認められて、北海道庁内務部水産課絵画部に就職（一説には一八八八年〔庁内組織名は原文に即す〕）、魚類などの描画を担当していたことが、伊藤自身の回想や弟子の証言から判明している(16)。土肥が東大にリクルートしようとしたとき、北海道庁が腕のいい画家・伊藤を手放すことに難色を示した逸話も残る。念のため、北海道庁殖民部水産課の『北海道水産調査報告』（特に第三巻「昆布採取業」）に目を通し、北大植物園所蔵の貴重資料・宮部金吾直筆ノート『昆布調査旅行記 伊藤氏同道一八九四』(17)なども拝見し、後の『日本皮膚病黴毒図譜』に通じる、精巧な画風はもちろん、年代や肩書なども突き合わせ、矛盾がないのを確認し、宮部のフィールドワークに同行した画家こそ、後のムラージュ師・伊藤の若き姿である、という結論に至った。

北海道庁は一八八九年から五年間かけて、北海道水産調査を実施し、それを三巻に分けて報告書にまとめた。「巻之一　鱈漁業」（一八九五年刊）、「巻之二　鰮漁業」（翌九六年刊）の魚類画や漁のスケッチはもちろん伊藤有（資料１）。実は伊藤は当時、画業のかたわら、網すき機械作りをはじめとする各種機械の発明や改良も手がけていた。宮部との接点があるのは「巻之三　昆布採取業」（一九〇二年刊）である。当時はまだ昆布について学術的研究がなく、道庁は札幌農学校教授理学博士・宮部金吾に「海藻種類鑑定」を嘱託したのだった。事実、宮部はこのときの北海道昆布調査で、全体を八属二十五種類に分類したが、そのなかには一新属と十三新種が含まれていた(18)。

かくして一八九四年七月九日から八月二十九日まで、五十二日間の伊藤を助手に連れた宮部の昆布調査旅行が遂行された。宮部の日記を読むと(19)、まだ当時は珍しかったであろう「カメラ持参」で伊藤は参加し、折に触れて収集した昆布や漁

資料１　北海道庁時代の伊藤による精密な図譜（いずれも『北海道水産調査報告』復刻版より転載）

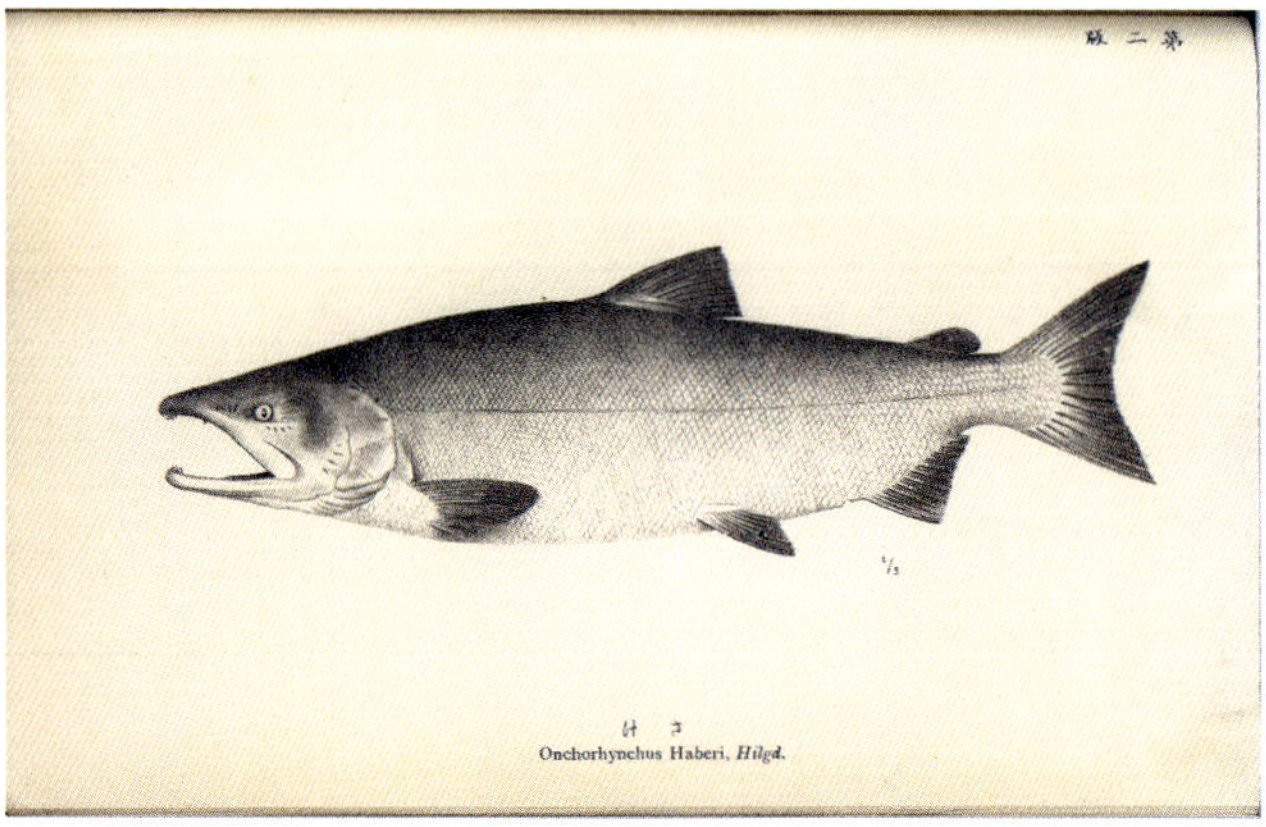

①さけ

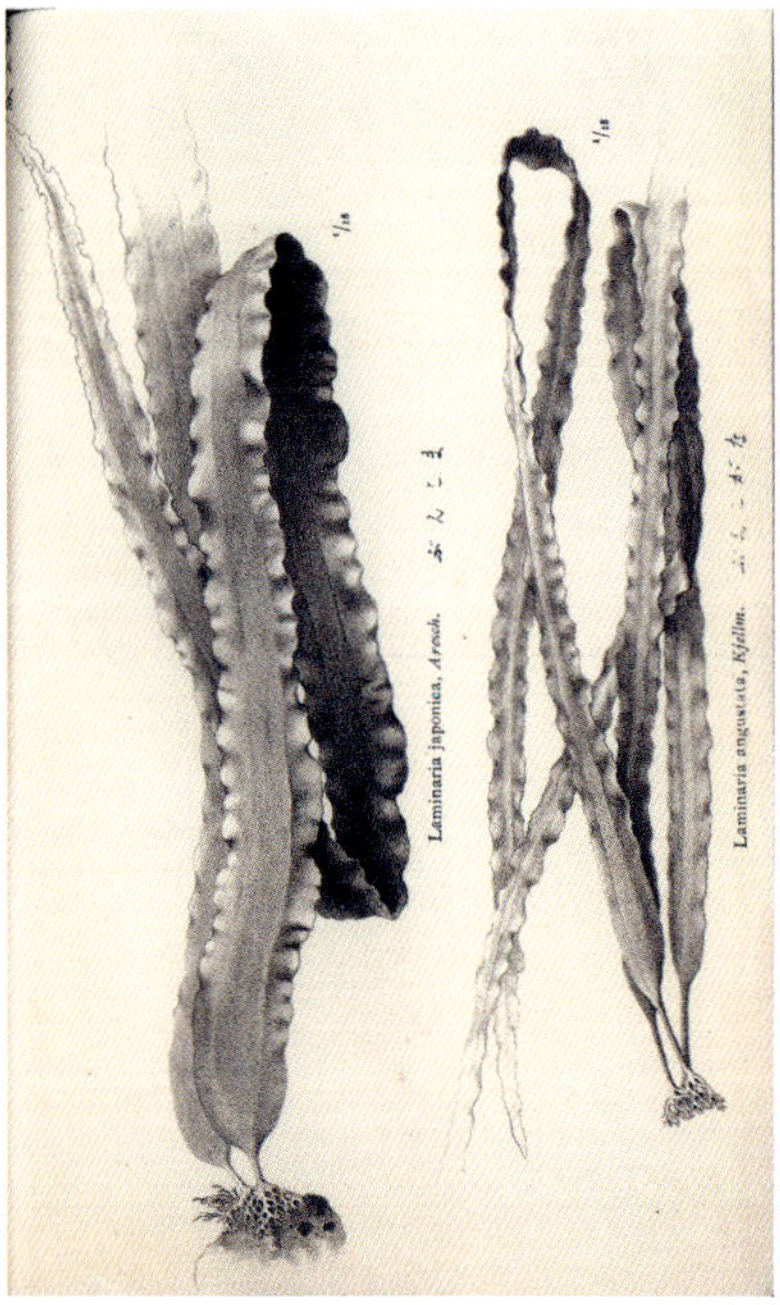

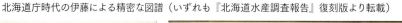

②まこんぶ・ながこんぶ

村などを撮っている。まだフィルムが大切だった時代、カメラを持って出かけても一枚も撮らなかったという報告もある。何よりほほえましいのは旅の始まり、七月十日の夜、「伊藤氏の寝言で二回も起こされた」という記述で、「彼のネゴトは非常に有名だと〔同僚に〕聞いていた」とあるから、宮部も覚悟はしていたらしい。その後、「眠れない」という記述は見当たらないので、時間とともに慣れたのか――。

北大植物標本庫には、「伊藤有」と署名が入った植物標本が十点、確認されている（写真11-①②）。すべて利尻島で八月末から九月上旬に採集、ただし宮部に同行した一八九四年ではなく、二年後の九六年とあるので、再調査時のものとわかる。同館の植物標本を管理されている高橋英樹先生によれば、植物採集という概念自体がまだ新しかった頃、乾燥用といわれても一本だけ、それも葉や茎の一部だけを採集したようなお粗末な標本も少なくないのに、宮部の近くで植物学研究の神髄に触れていたためだろう、伊藤はしっかり全体像が把握できる同じ品種のサンプルを複数点、必ず集めている。台紙への貼り付け方も、普遍的特徴がわかるよう、大胆かつリズミカル、将来ムラージュで発揮されるただならぬ美意識を予感させる。なお、撮影は秋のお月見も近かったので、ライティングをいろいろ工夫して、ちょっと幻想的な風流を気取ってみた。さて、読者のお気に召しますでしょうか？

写真11　北大植物標本庫に保管されている「伊藤有」の署名入り乾燥標本

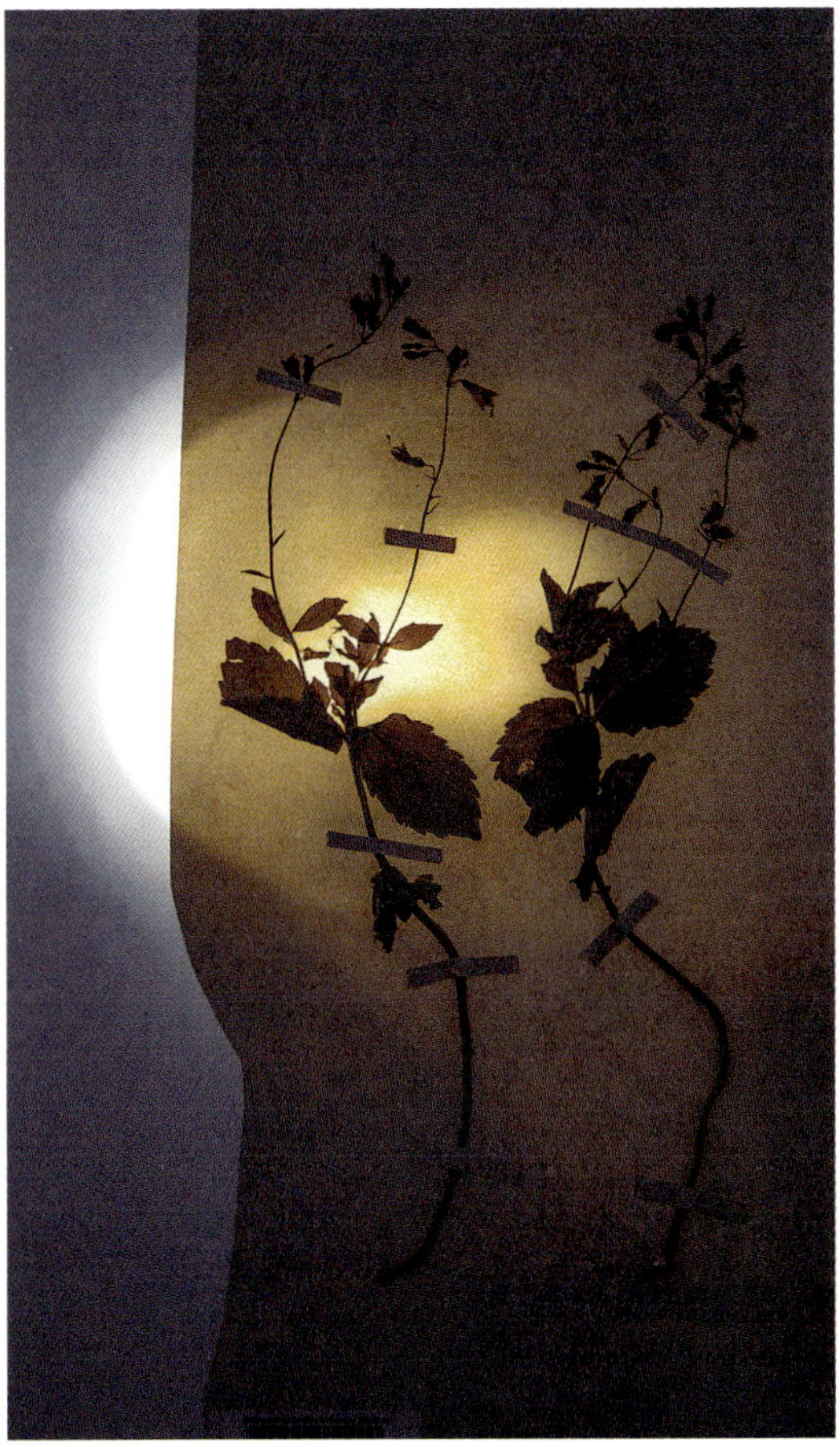

②ツリガオニンジン

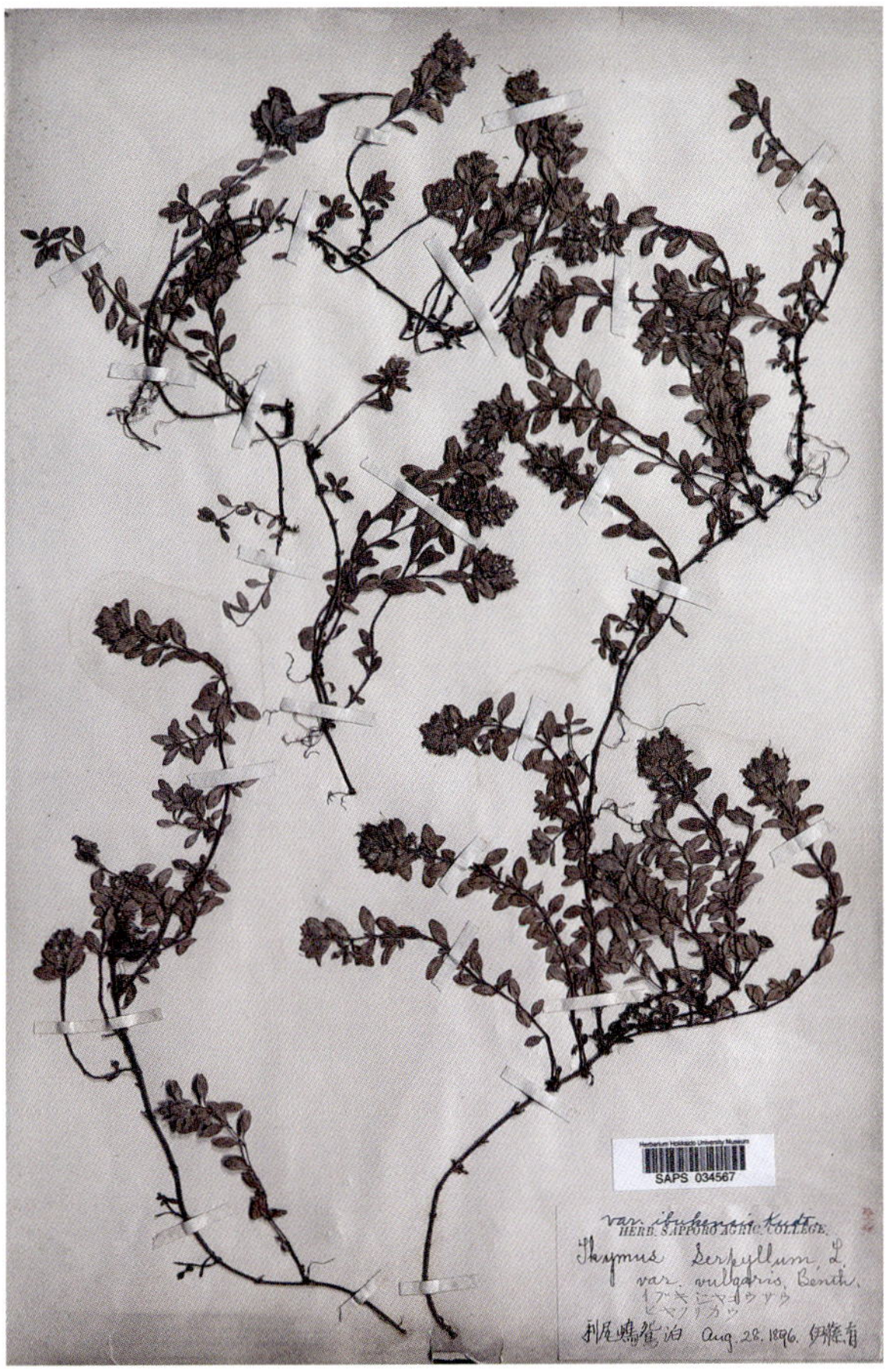

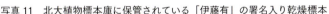

①イブキジャコウソウ、ヒャクリコウ

●注

(1) 荒俣宏『衛生博覧会を求めて――荒俣宏の裏・世界遺産3』角川文庫、二〇一一年、一一二ページ以降に詳しい。

(2) 現在から江戸時代末にタイムスリップした医師が活躍する、村上もとかのマンガをベースにしたTBS連続ドラマ『JIN――仁』(二〇〇九年)が話題になり、それとも連動して開催。同館所蔵の貴重な解剖図譜などが惜しみなく展示された構成だったが、現代医療をテーマにした第二会場へ移動する途中の廊下ショーケースに、(おそらく日本赤十字の「医学文化館」から継承したものと推測され、症例などのラベルさえ失われているのだろう)保存状態が必ずしも良好とはいえない、病名も不明なムラージュが数点出品されていた。

(3) 通常は門外不出で医学関係者以外は非公開の医学部標本室(本郷)所蔵の天然痘ムラージュをはじめ、数点が医学啓発のために貸与・公開された。

(4) 北大ムラージュ室入り口には注意書きがあり、なかの展示の性格を示唆し、見学は個々の判断に任せるとともに、子どもの閲覧に配慮するよう促している。

(5) 北海道大学総合博物館提供の二〇〇九年五月二十二日付同館「ムラージュ展示覚え書き」参照。

(6) 一連の議論については、クラウディア・ベンティーンの『皮膚――文学史・身体イメージ・境界のディスクール』田邊玲子訳、法政大学出版局、二〇一四年、小野『人の魂は皮膚にあるのか』などを参照。

(7) 「南條」や「義雄」という記述もある。北大記念写真では「南条」で納まっており、こちらを採った。

(8) 南条議雄「私の回想」、高島巌編『開講四十年記念誌』所収、北大皮膚科教室、一九六六年、から。

(9) 北大博物館提供資料に「昭和十四年」(一九三九年)に派遣とあったが、一九三九年には伊藤は鬼籍に入っている。また北大の最古のムラージュが大正十四年二月六日から始まった外来診療と連動して既存することから、「大正十四年」の誤りと思われる。

(10) 伊藤の東大退職時の後任が長安周一になったことは前述のとおりだが、南条によれば伊藤は「兄弟子たちを差し置いて」南条を後任に推薦したとのことである。

(11) 見学を医療関係者に限定し、一般非公開ということもあり、今回の研究調査では遠慮したが、札幌医科大学にも南条作ムラージュの現存が確認されている。

(12) 詳しくは拙論「ゲーテと木下杢太郎――皮膚科学との関わりを中心に」、『言語・情報・テクスト』第二十号(二〇一三年)、一―一二ページ。

(13) 川村純一『病いの克服――日本痘瘡史』思文閣出版、一九九九年ほかを参考にした。日本での牛痘法普及については、拙著『ドクトルたちの奮闘記――ゲーテが導く日独医学交流』慶應義塾大学出版会、二〇一二年、プロローグでも簡単に言及している。

(14) 進藤晋一「医界・文壇希有の超人 木下杢太郎・太田正雄博士」、『杢太郎会シリーズ』第十五号(一九九九年)、二四ページ以降、および小野友道「太田正雄&木下杢太郎――医学の業績、そして五足の靴」、『杢太郎会シリーズ』第二十五号(二〇一〇年)、一四ページ以降を参照。

(15) 高橋英樹「北大総合博物館陸上植物標本庫(SAPS)からみた利尻島・礼文島の植物標本史」、『北方山草』第二十九号(二〇一二年)、五―一七ページ。

(16) 一説には一八八八年(小野「日本のムラージュ」、六五三ページ参照)、また伊藤自身が語った略歴や弟子の宇野一洋の「蝋製模型草創史」、八―一〇ページを参照。

(17) 北大植物園所蔵の宮部直筆『昆布調査旅行記 伊藤氏同道一八九四』(全四冊)を拝見できたのは、同宮部金吾記念館管理責任者の加藤先生のご厚意による。若い頃から英語になじんでいた宮部らしく、英語のメモ書き部分も大量にある。『北海道水産調査報告』は復刻版(『明治後期産業発達史資料』第百二十四巻、龍渓書舎、一九九二年)を使用。また水産総合研究センター図書資料デジタルアーカイブ『北海道水産豫察調査報告』(http://nrifs.fra.affrc.go.jp/book/D_archives/2011DA001.html)では伊藤有の手による魚類標本画を閲覧できる。

(18) 川嶋昭二「史料紹介 宮部金吾著『北海道昆布調査旅行日記』」、『地域史研究はこだて』第二十四号(一九九六年)、一一―四九ページのうち、一二ページ参照。

(19) 宮部の自筆ノートのほか、川嶋「史料紹介 宮部金吾著『北海道昆布調査旅行日記』」も参照した。

第4章 北陸伝播

金沢大学医学記念館

Die Ausbreitung
der Moulagentechnik
nach Hokuriku
(Universität Kanazawa/Ishikawa)

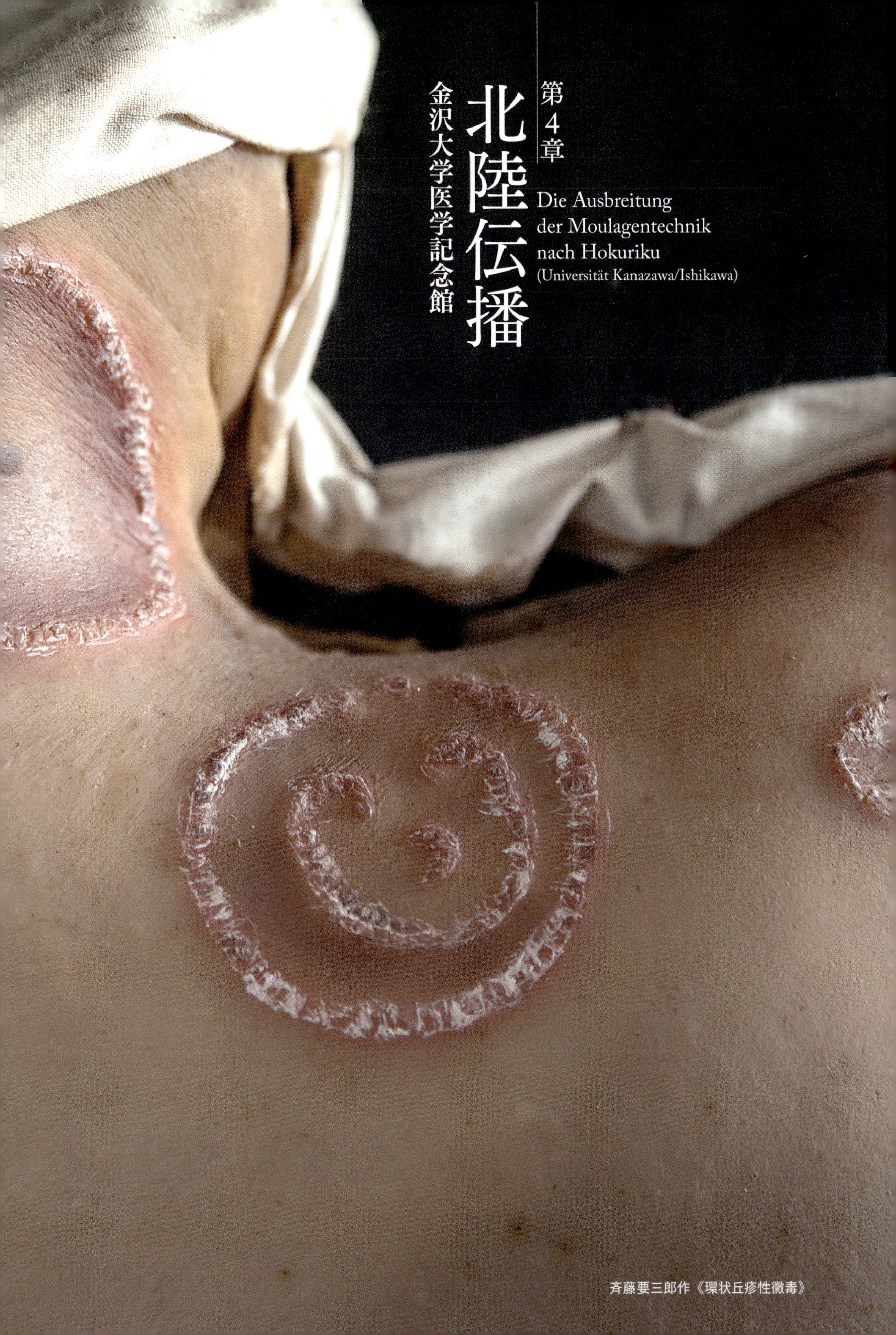

斉藤要三郎作《環状丘疹性黴毒》

1 土肥章司教授着任時の御仕度　伊藤の銘入りムラージュ

プレ調査のため金沢大学にうかがったのは二〇一四年の桃の節句の数日後、金沢大学資料館がある角間キャンパスではときおり風花が舞っていた。この資料館には、昔のナンバースクールの一つ、金沢の四高《しこう》で使われていた珍しい自然科学教材キノコ・ムラージュが展示されている（詳しくは次章）。さかのぼること五カ月ほど前の秋、名古屋大学博物館で開催された「ムラージュ企画展」で金大資料館の古畑徹先生がこのキノコ・ムラージュについて講演された。講演後に直接お話をうかがったとき、「金大医学記念館が皮膚科ムラージュを二百点ほど所蔵しているらしい」という情報を得た。「医学部関係者以外には非公開だが、この研究課題の代表者なら考慮していただけるかもしれない、交渉の余地はあるのでは？」との励ましを聞きながら、心の中で「ムラージュの神様、いらっしゃるなら力を貸してください！」と祈っていた。その時点で入手していた東大・土肥門下の情報から、きっとすばらしい作品があると期待できたからである。というのも金沢大学医学部皮膚科教室の初代教授は土肥章司（一八七六―一九六〇）、名前から推測できるように、東京大学の初代皮膚科教授・土肥慶蔵と浅からぬ縁がある。途中を端折って結果だけいえば、「ムラージュの神様」のご加護は絶大で、予想以上の収穫が得られたのだが、その背景と興奮を理解していただくために、まず金大皮膚科初代の土肥について説明しておかなければならない。

土肥章司は土肥の門下生かつ姪・土肥孝の婿にあたり、旧姓は栗田という。章司からいえば「叔父」にあたるが、彼の妻が幼い頃から慶蔵を「兄」と呼び習わしてきたので、同様に「兄」と呼び、また慶蔵も章司を「弟」と呼んでいた[1]。福井の土肥家は跡継ぎの男子がいなかったため、数代続けて成年養子縁組を繰り返している。東大初代皮膚科教授の土肥慶蔵もまた府中藩医の石渡家から養子に入り、土肥の分家を作った立場で、彼自身と妻・多越（旧姓・三井）にも子どもがなかったので、実兄・石渡秀実の十男・梯四郎（土肥健男に改名）をおむつがとれないうちに引き取って大事に育てた。やや複雑だが、家系図上では、章司系は土肥本家、慶蔵系は分家の血筋ということになる。土肥慶蔵はほかの姪たちもそれぞれ自分の愛弟子に嫁がせ、近親者で医学を志した者には必ず皮膚科学を専攻するように説得したという[2]。

さて筆者が資料館で調べたのは、金沢病院の履歴書綴にある土肥章司の項目[3]。一八九八年に東京帝国大学医学部の入学試験に合格し、その後、誰に師事してどの科目を修了したか、が記述されている。土肥に皮膚泌尿器科学を師事したのは、一九〇一年九月から〇六年二月までで、その翌月に日本を出発し、オランダ領バタビアを経由し、五月から三年間、当時ドイツ領だったブレスラウ大学皮膚病梅毒科教室教授ナイサーらに師事した。〇九年六月から半年ほどかけてベルリンやパリを筆頭にヨーロッパ各地の大学を回って帰国、一一年に学位請求論文を提出し医学博士号を得た。なお、彼の著書『皮膚及性病学』（一九三一年）

は、日本で初めて自家症例だけで書かれた教科書である。

三年半のヨーロッパ留学中から金沢大学に就任が決まるまで、土肥章司の家族は、東京・麴町の土肥慶蔵宅に同居していた。章司の留学中に誕生した息子・淳一郎の回想によると、「伯父」・土肥慶蔵は、お気に入りだった鎌倉の別荘にも互いの幼い息子たち（淳一郎と健男）を同行し、「外国人をこわがらないよう」海岸ホテルのレストランに日曜ごとに連れていった。また彼らが大学に通うようになったとき、息子・健男が医学部進学を拒んだので、「甥」の淳一郎に「お前だけは医者になってくれ」と土肥慶蔵が懇願したという話も残る。そんな家族ぐるみで親しい関係を築いていた「弟」が、新設の皮膚科花柳病講座初代教授に着任するにあたり、「兄」にして師の土肥慶蔵は、心づくしの支度で送り出した。すなわち名工・伊藤の選りすぐりのムラージュ八十点とともに、土肥章司は一九一三年二月、金沢入りしたのである（資料1）。

もちろん八十点のムラージュの多くは新任の土肥章司が購入しているが、土肥慶蔵の関係者でなければ、こんな見事な作品をそろえられなかったと断言できる。金沢大学医学記念館のムラージュはすべて前面にガラスがはめ込まれた黒い木箱入りだが、その前面に入ったガラスの下枠に三枚異なるプレートがついているものがある。その場合、おおむね（残念ながら経年変化でいずれか剝がれ落ちているものもある）いちばん右に「Prof. K. Dohi／TOKIO」（土肥慶蔵教授・東京）という黒字に金文字のプレート、中央は黒枠がついた白い札に日本語とラテン語（もしくはドイツ語）の二言語による手書きの病名、そして左端に右と対になるような黒字に金文字、ただしこちらは日本語で「東京医科大学／皮膚科教室／伊藤有製作」と刻印されている。またすべてではないが、前章で述べたように箱背面に「伊藤蝋工社」の朱印が押してあるものも見受けられる。ちなみに専属の東京大学皮膚科用でなく、外部から伊藤のムラージュを発注しようとすると、いくらかかるのだろう。参考までに土肥が金沢行きの支度をしていた一九一二年（大正元年）十一月の仲介業者広告によると、十個以下の注文で一つにつき十八円、十個以上は各十五円とある。[4] 後者十五円×八十個で単純計算すると千二百円。参考までに東京の老舗宝石店「天賞堂」の良質一カラットのダイヤモンドが四百五十円（一九一一年〔明治四十四年〕）、東京大学の年額授業料が五十円（一九一〇年〔明治四十三年〕）の時代、[5] たとえ関係者割り引きがきいても、すべて新たに発注したのでは、かなり高額になる。伊藤作ムラージュ

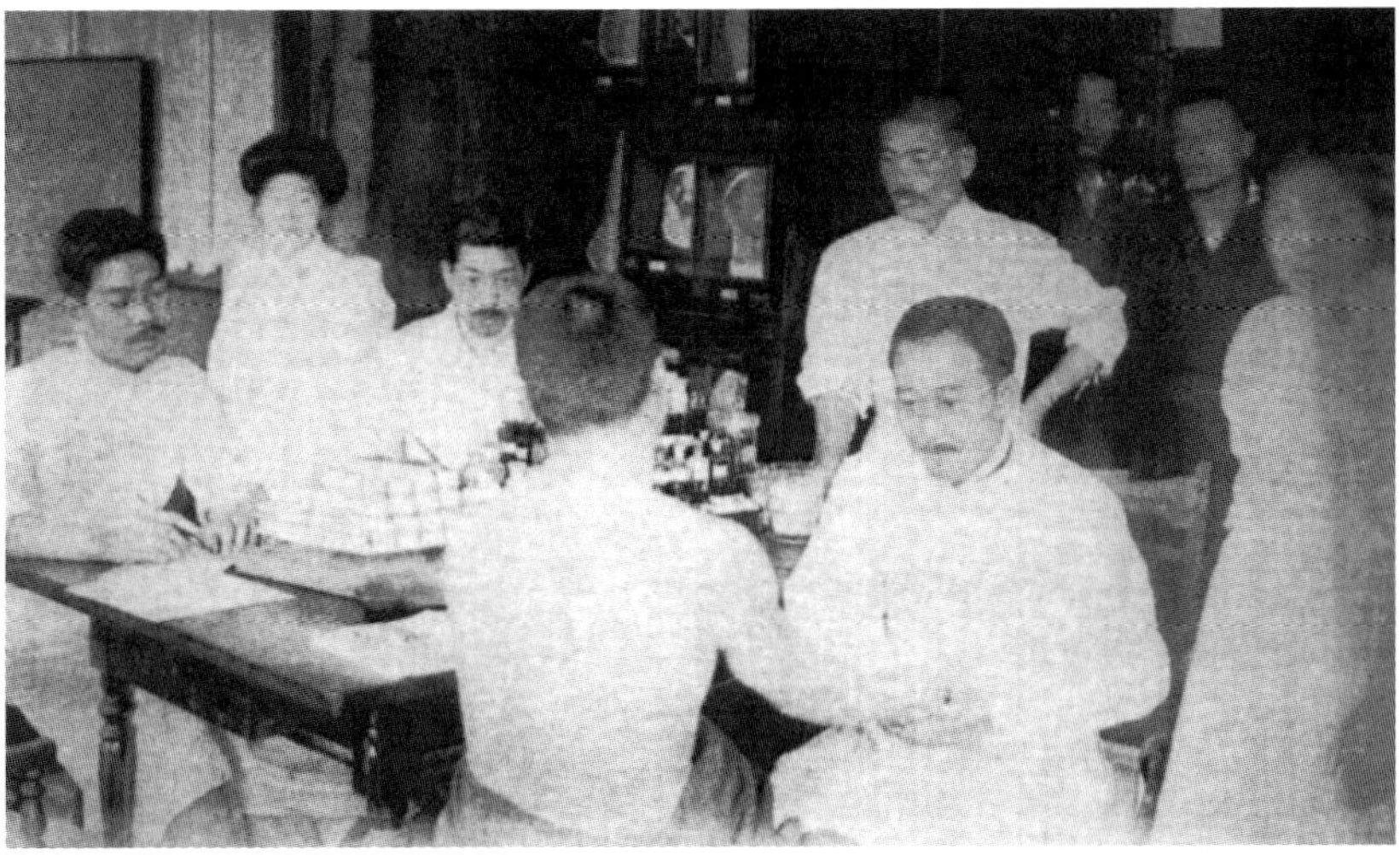

資料1　土肥章司（患者診察中）の診察風景。背景にムラージュが見える（『金沢大学医学部創立150周年記念誌』より転載）

で東大ラベル付きのものは、ご祝儀の意味を兼ねて土肥慶蔵が譲ったものも多かったのではないか。

しかも伊藤のムラージュ広告には、一九〇七年の東京府勧業博覧会で名誉銀牌、一〇年にロンドンで開催された日英博覧会で名誉大賞を受けたことが明記されている。広告にはないが、伊藤は一一年ドレスデンで開催の国際衛生博覧会にも出品、受賞の栄誉に浴した。ドイツ語で書かれた日本パビリオン出品カタログ[6]には、土肥・伊藤のコンビで、伝染性皮膚病のムラージュ（梅毒・結核・ハンセン病など）計二十点の記載がある。これを裏づけるように、東京大学医学標本室には、病名はもちろん、通常日本語で書かれる製作者の名前が、たとえば「Fabrikant Itō」（製造者・伊藤）とドイツ語で記され、海外に出品されたと思しき精巧なムラージュが現存する。実は一般非公開の東大医学標本室のムラージュ撮影は、今回さまざまな理由から断念せざるをえず、著者としては少し心残りだった。だが、ムラージュ写真公開をめぐるデリケートで難しい問題を意識すればするほど、たとえ研究目的であっても撮影に難色を示されるのは当然と考え、非公開研究施設の意見は尊重する方針をとった。ところがそんな伊藤の真骨頂たる作品が、金沢で目の前にまったく同じ完璧な姿を現したのである。なかでも写真1《白色ぶどう状菌性膿痂疹》（東大医学部の同じムラージュのプレート表記による、本書カバー裏も参照）の、あどけない乳児の眠るような表情は、初めて見たときから著者の脳裏を離れなかった逸品の一つだった。

2　金大のムラージュ師・斉藤要三郎　遊び心あふれる横綱の手形

ところでプレ調査におもむいた際、二百十余点にのぼる金沢の皮膚科ムラージュは、医学記念館の一室、倉庫棚の数列にほかの所蔵品と一緒にぎっし

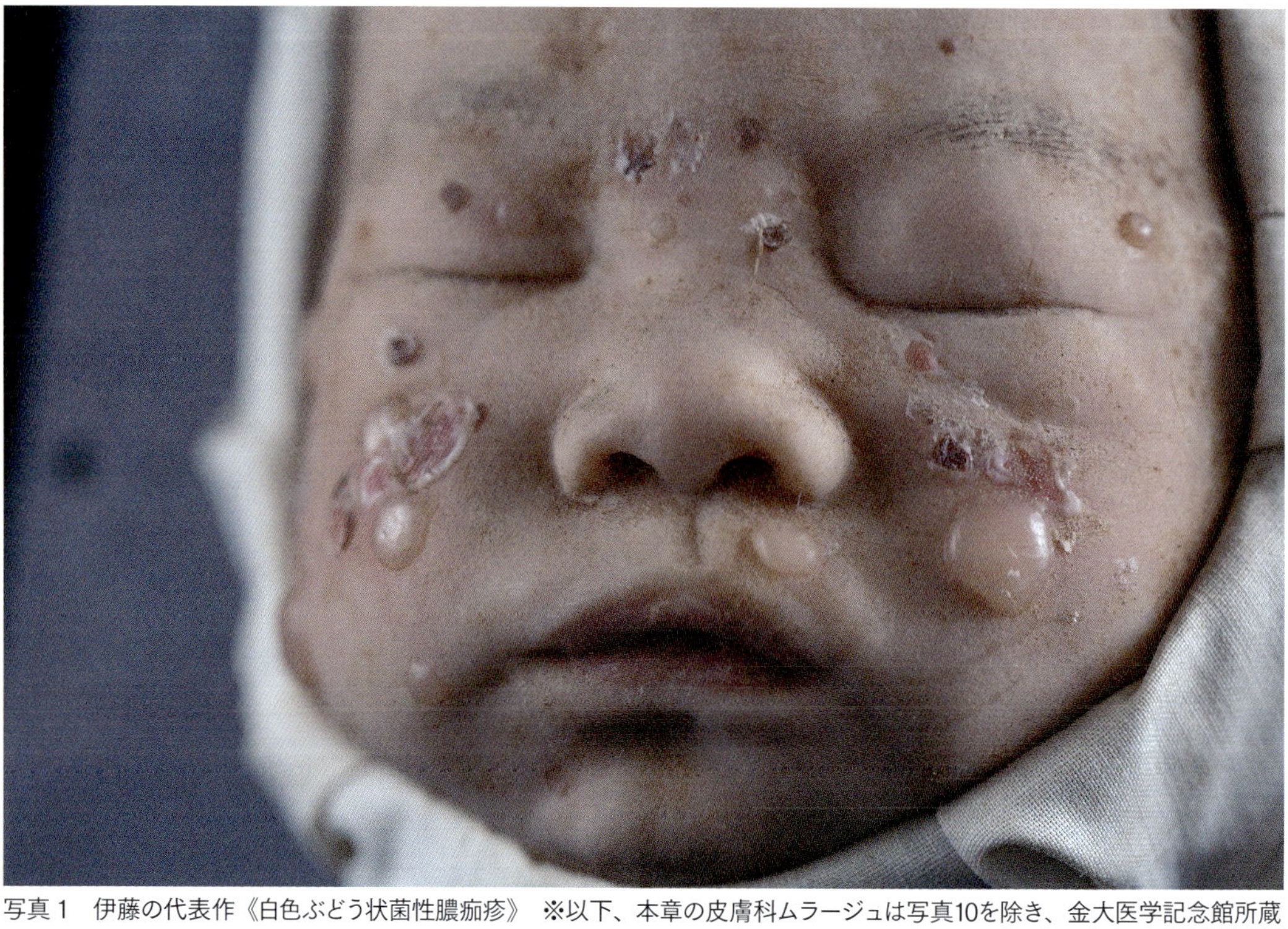

写真1　伊藤の代表作《白色ぶどう状菌性膿痂疹》　※以下、本章の皮膚科ムラージュは写真10を除き、金大医学記念館所蔵

り詰め込まれていて、いったい全部でどのくらいの量のムラージュが、どんな状態で保管されているのか、まったく見当がつかなかった。聞けば、しばらく医学部地下倉庫に眠っていたのを、一九八四年七月に移動したまま、つまり過去三十年間、空調や湿度管理が万全とはいえない状態で、「完全にお蔵入り」していたという。調査前に連絡をとった管理担当（当時）の山本修氏から「素人《しろうと》目にもガラスにカビ・ほこりが付着しているのがわかる」とうかがっていたので、本体の被害・損傷が心配だったが、そこはガラス付きの黒箱が大切なムラージュをしっかり守ってくれていた。その箱入りムラージュのうち、現代の読者にも関心があるはずの伊藤作品をいくつか紹介しておこう。**写真2**は《鶏眼》。本書の読者もひょっとしたら思っているかも、ハイヒールなどを履いて足の裏に負担がかかってできる「魚《うお》の目《め》」である。《蟲螯性水疱性皮膚炎・床蟲》は、「南京虫」こと「トコジラミ」の被害（写

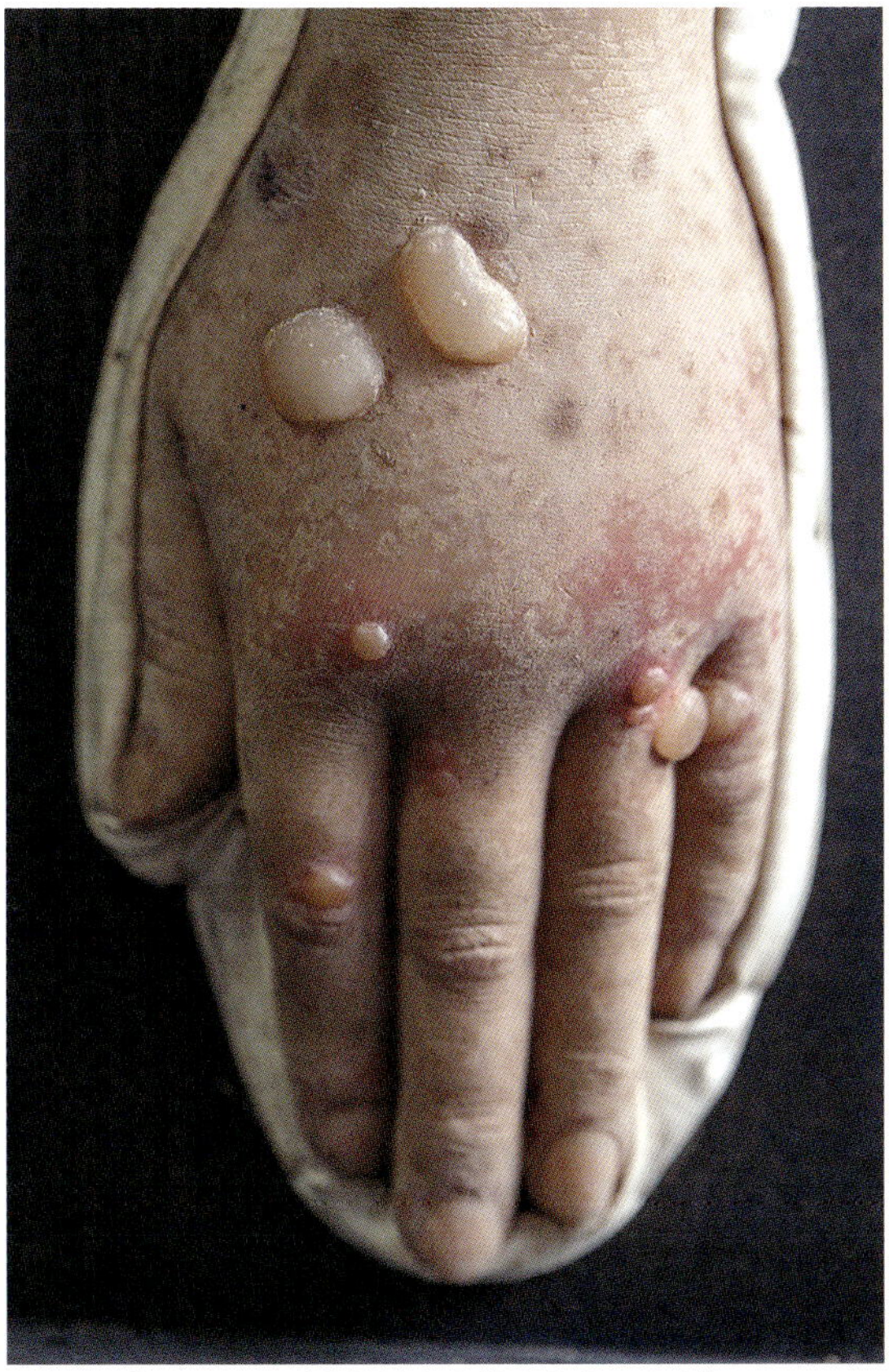

写真 3- ①　伊藤作《蟲螯性水疱性皮膚炎・床蟲》

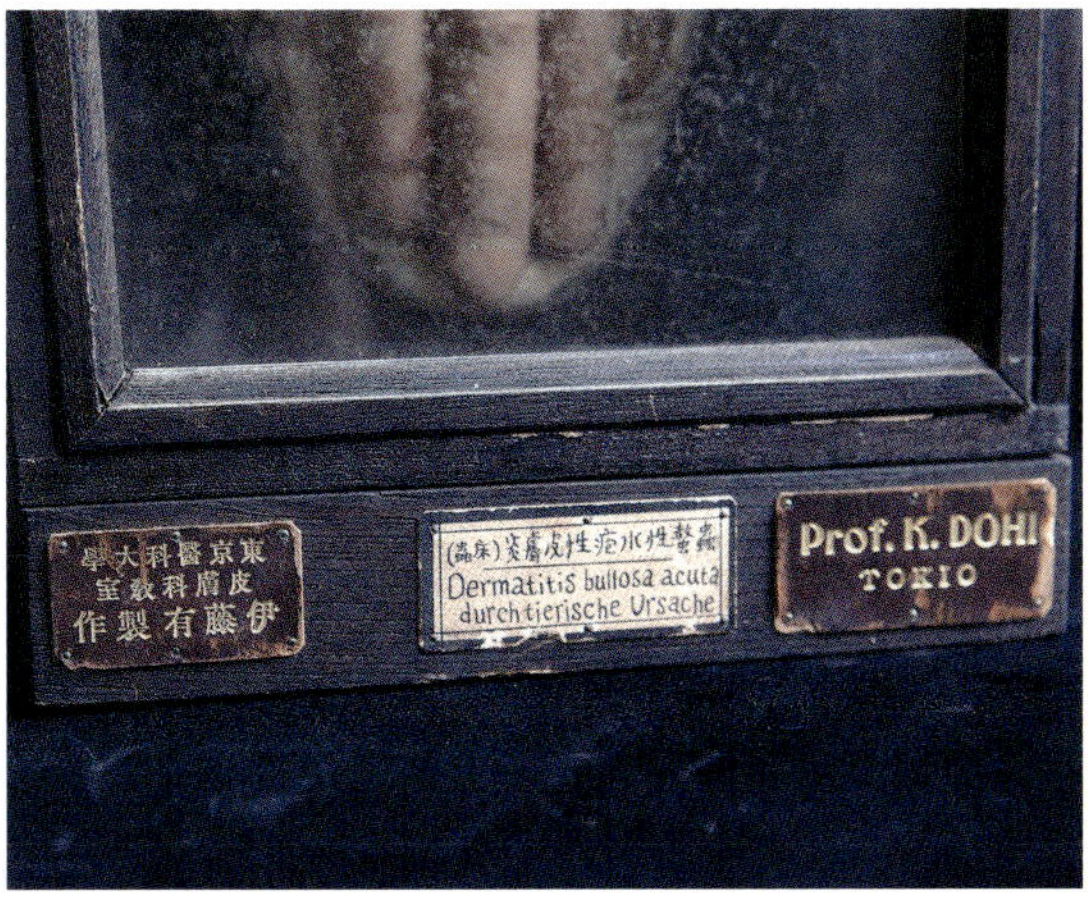

写真 3- ②　ガラスの下枠にある 3 枚のプレート

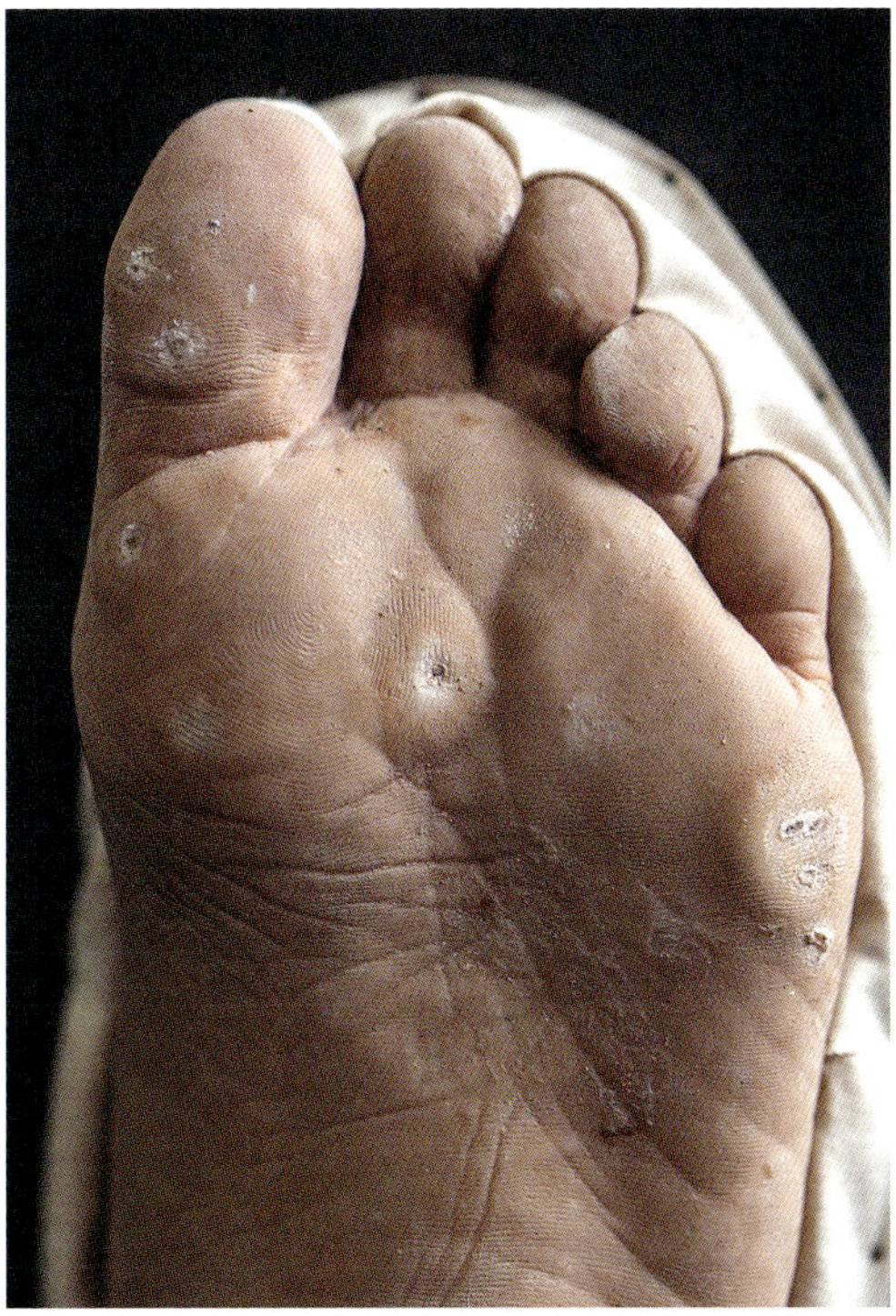

写真 2　伊藤作《鶏眼》

真3–①)。吸血性でものすごい痒みを引き起こす。ついぞ見かけなくなったと思われていたが、近年、増加する外国人観光客の体や荷物、輸入家具に付着して、国内に侵入・被害が報告されている。

さて、二百十点を超すムラージュのうち、八十点は伊藤の手になるものとして、残る百三十点ほどは誰に由来するのか。金大ムラージュに関する唯一の手がかりは、医学記念館の展示プレートにあった短い説明文「記名のないものは土肥や教室員の指導のもとに技官の斉藤要三郎によって製作された」だけだった。金大資料館の高出氏の協力を得て、まずは大学附属病院として一九〇五年に竣工された「金沢病院皮膚科診察室建築図」（拾三枚之内第六号）を拝見すると、二階建ての建物の階段を上った突き当たり、医師の控室（「医員室」）の向かいに「蝋細工室」なる部屋が予定されている。建設前から工房が用意されているということは、診療開始とほぼ同時にムラージュ師として勤務したはずだ。だが教員採用ではないので、土肥章司のような立派な履歴書は見つからず、かわりに『大正十四年一月以降 人事関係書類綴 金沢医科大学』[7]の「泉外科」に「雇 斉藤要三郎」の記述が見つかった。

金大医学部は、東大医学部と同様、もとは一八六二年（文久二年）三月に加賀藩種痘所が設置されたことを起源とする。一九〇一年に金沢医学専門学校に、二三年に金沢医科大学を経て、四九年に金沢大学医学部に至る。「泉外科」とは、二二年十一月に九州大学から招聘された泉伍朗（一八八四―一九三三）を初代教授とする外科学第二講座をさす。泉は日本で最初に胃癌におけるリンパ節郭清の概念および早期癌治療の重要性を提唱した人物で、北陸地方で初めての内臓外科の権威として活躍した[8]。ちなみに二四年三月には、後に東大医学部および科学警察研究所で、東大の二代目ムラージュ師・長安と働いた、あの古畑種基が、法医学講座の初代教授として就任している。

さらに『大正十三年一月 人事に関する上申書等綴 金沢医科大学』[9]に、一九二四年（大正十三年）七月八日起案書類の件名が、「蝋製模型標本製作指導者に対し謝金支給の件 伺」とあり、金沢大学および附属病院の「学生、生徒実習用蝋模型標本製作技術習得等ノ為メ雇斉藤要三郎ヲ東京帝国大学医学部皮膚科学教室ニ出張」させ、その折、指導にあたった「伊藤有、林与吉両氏ニ対シ謝金」を支払うことをうかがう内容だった。林なる人物については不明だが、前者はムラージュ名人の伊藤にほかならない。つまり斉藤も、北大の南条と同様、しかも時期的にかなり前後して、東大の伊藤のもとに金大から研修に出されたこと、言い換えれば彼もまた伊藤の弟子だったことが判明した。

以下、その斉藤の作品からいくつか紹介しよう。本章扉で使ったのは、《環状丘疹性黴毒》のムラージュ。渦巻き模様の作り込みが見事だ。続く《熱帯フランベジア》（苺腫）は、希少価値の高い標本の一つ。第2章のサルヴァルサンと秦の部分で伏線を張っておいたが、フランベジアは梅毒に似たスピロヘータが引き起こす風土病で、性感染病ではない。高温多湿で栄養状況が悪

写真 4 《熱帯フランベジア》

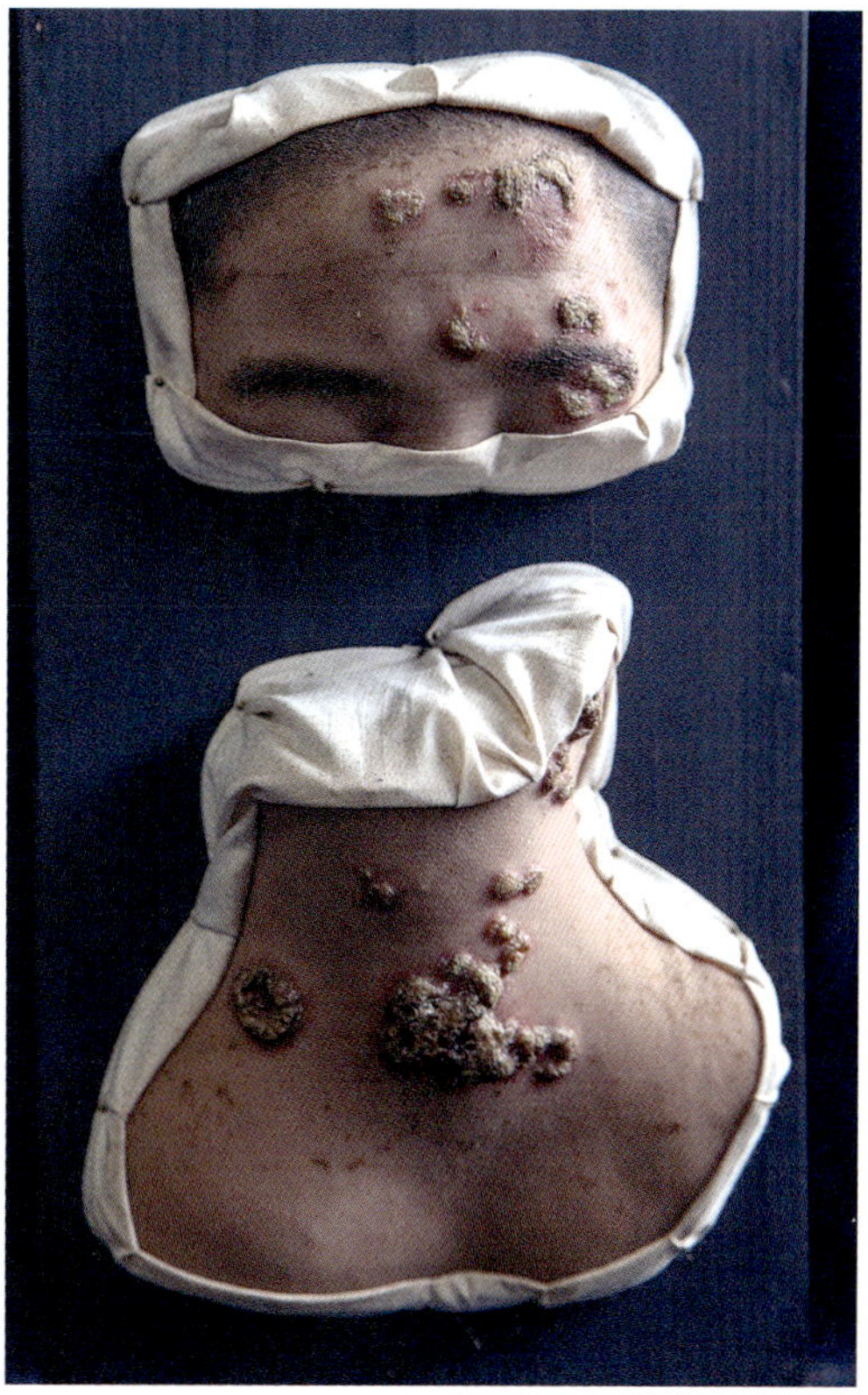

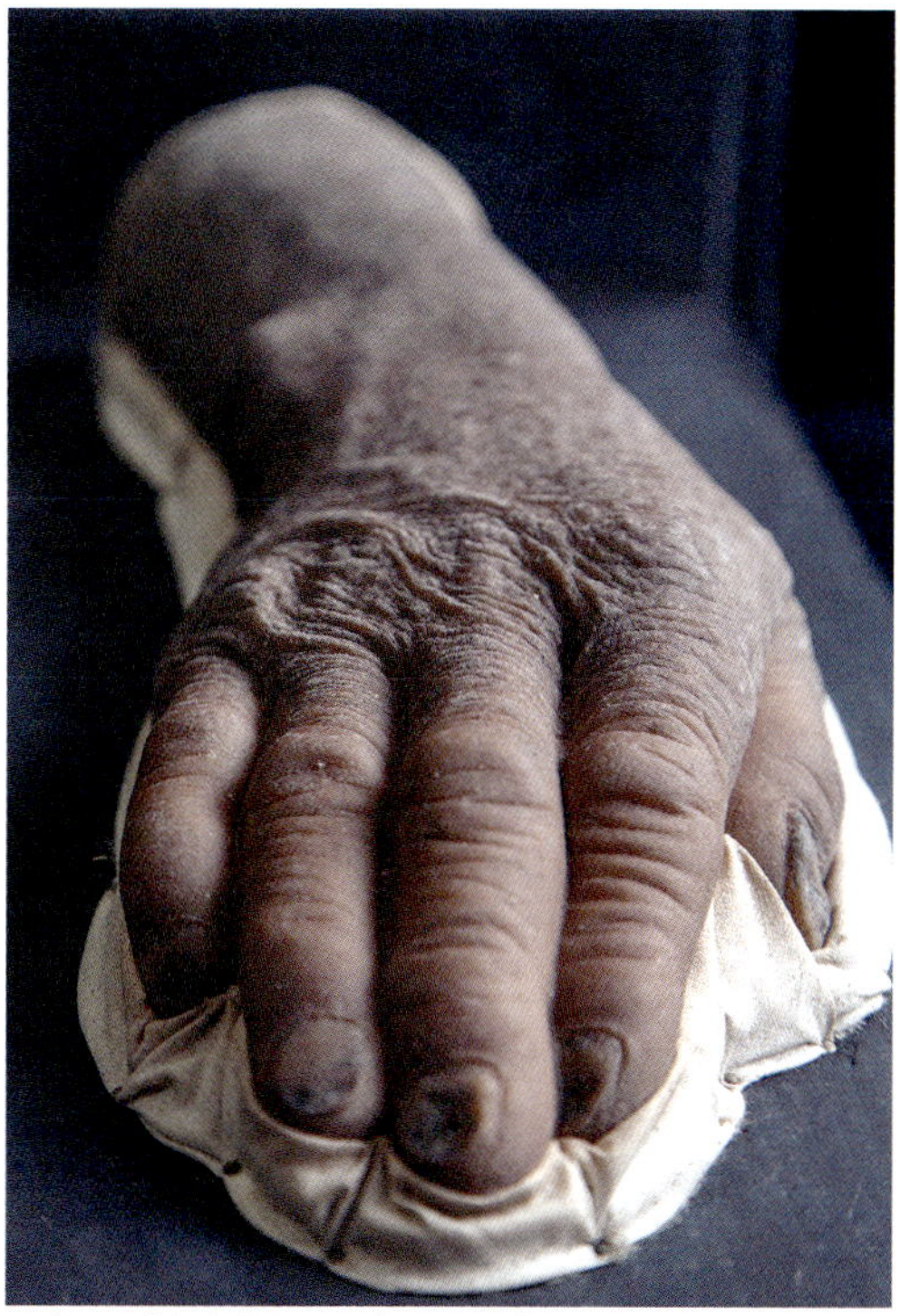

写真 5 《色素性乾皮症》、別名「農夫皮膚症」の記述付

写真 6 《中毒疹》

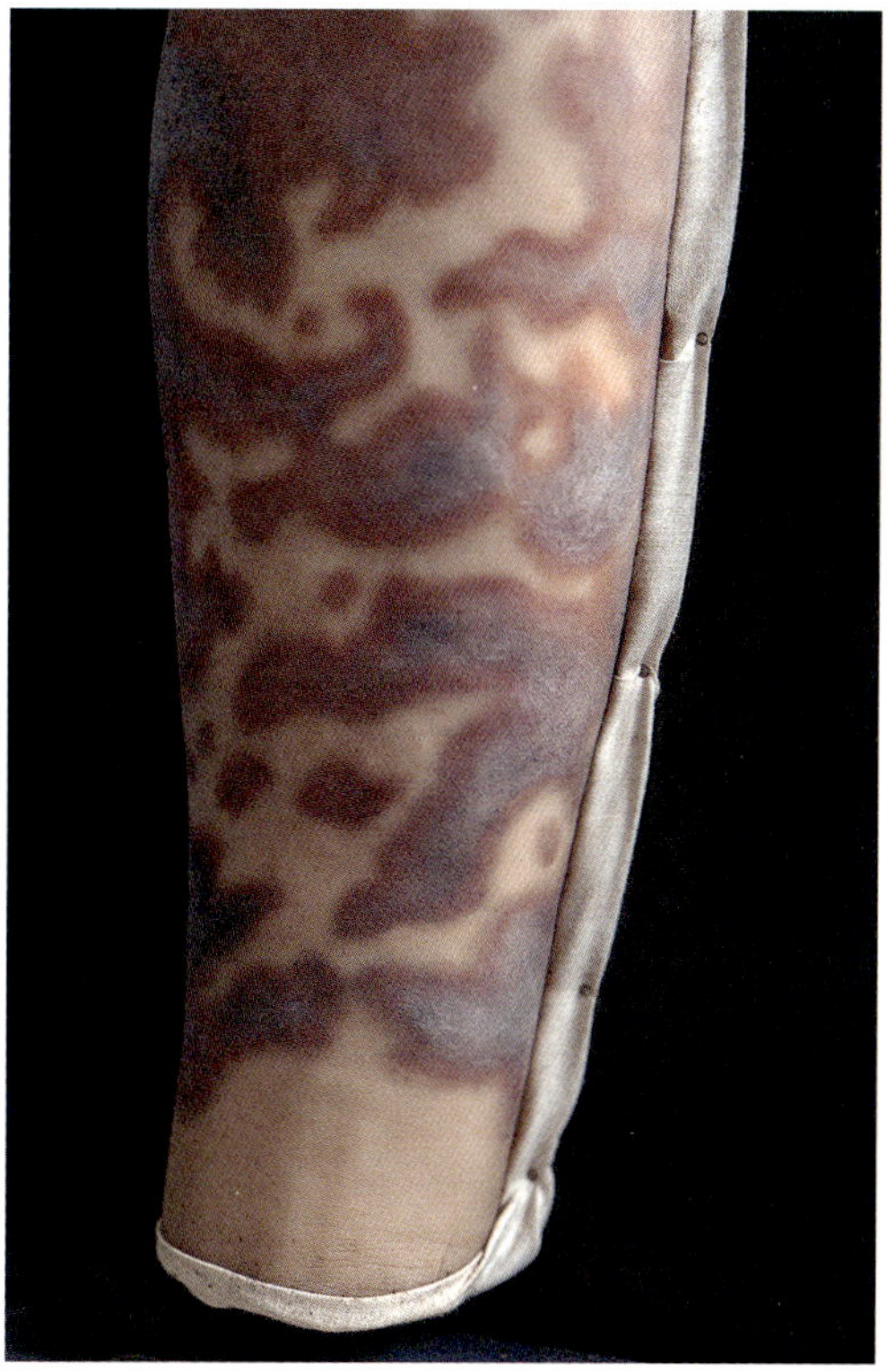

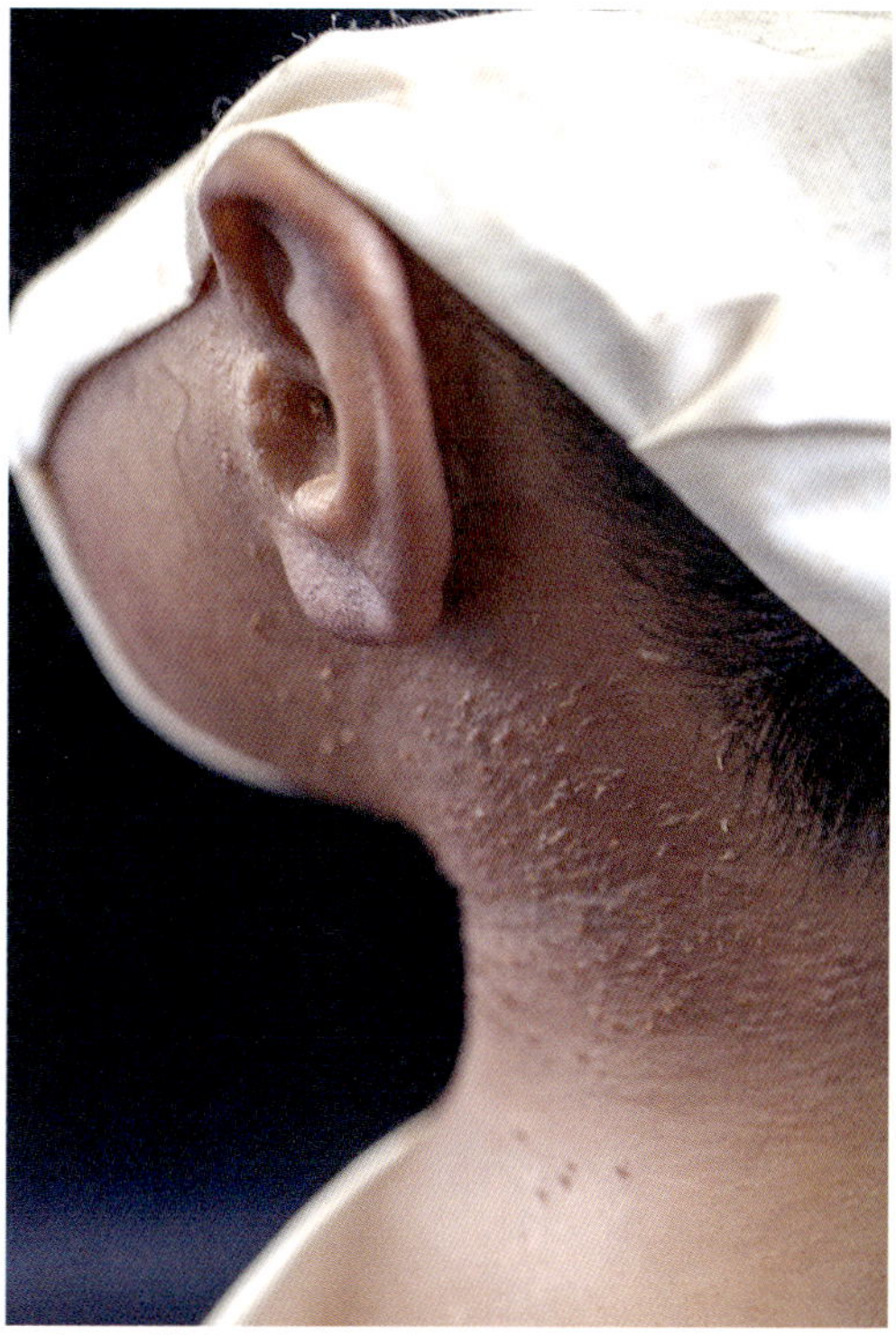

写真 7 《棘状毛囊角化症》

※写真 4-7 はすべて金大医学記念館所蔵、
斉藤要三郎作ムラージュ

いところに見られるが、トコジラミ同様、グローバル化により、冒険的海外旅行をおこなった観光客が罹患した例が報告され、この写真よりもずっと状態の悪い歴史的ムラージュ（テュービンゲン大学熱帯病研究所所蔵）が、最近にわかに、ドイツ語圏研究者たちの注目を浴びた[10]。「農夫皮膚症」と併記された、野良仕事をしている手は、《色素性乾皮症》（日光照射後、皮膚炎に続いて、多数のシミや萎縮を引き起こす先天性高発癌性疾患）の一例。原因が明記されていないが、複雑な文様を浮かび上がらせる《中毒疹》、そして子どもの首筋にできた《棘状毛嚢角化症》。

現時点では金大ムラージュ師・斉藤要三郎について、これ以上の情報はなく、生没年も不明である。ただ彼が作ったムラージュを支える背板に、銘菓「薄氷」の箱板を代用したものがあり、単にそのとき手元に材料が不足していただけかもしれないが、北陸のお国柄を感じさせた。そしてお国柄といえば、金沢大学のムラージュには、ちょっと風変わりでユニークなものがあった。そう、金沢は相撲好きの多い土地というが、横綱の手形ならぬムラージュが、多数作成されているのである（写真8）。病に侵された皮膚標本ばかり見てきた著者には、色白でふっくらした、健やかで力強いお相撲さんの大きな手が何ともユーモラスで楽しく映り、これを製作した斉藤氏はきっとちゃめっ気のある方だったのだろうな、と勝手に想像した次第である。

3　山越長七（山越工作所）と眼病模型

「ムラージュの神様」は、金沢で本当に粋な計らいをしてくださっ

写真8　相撲力士の手形ムラージュ

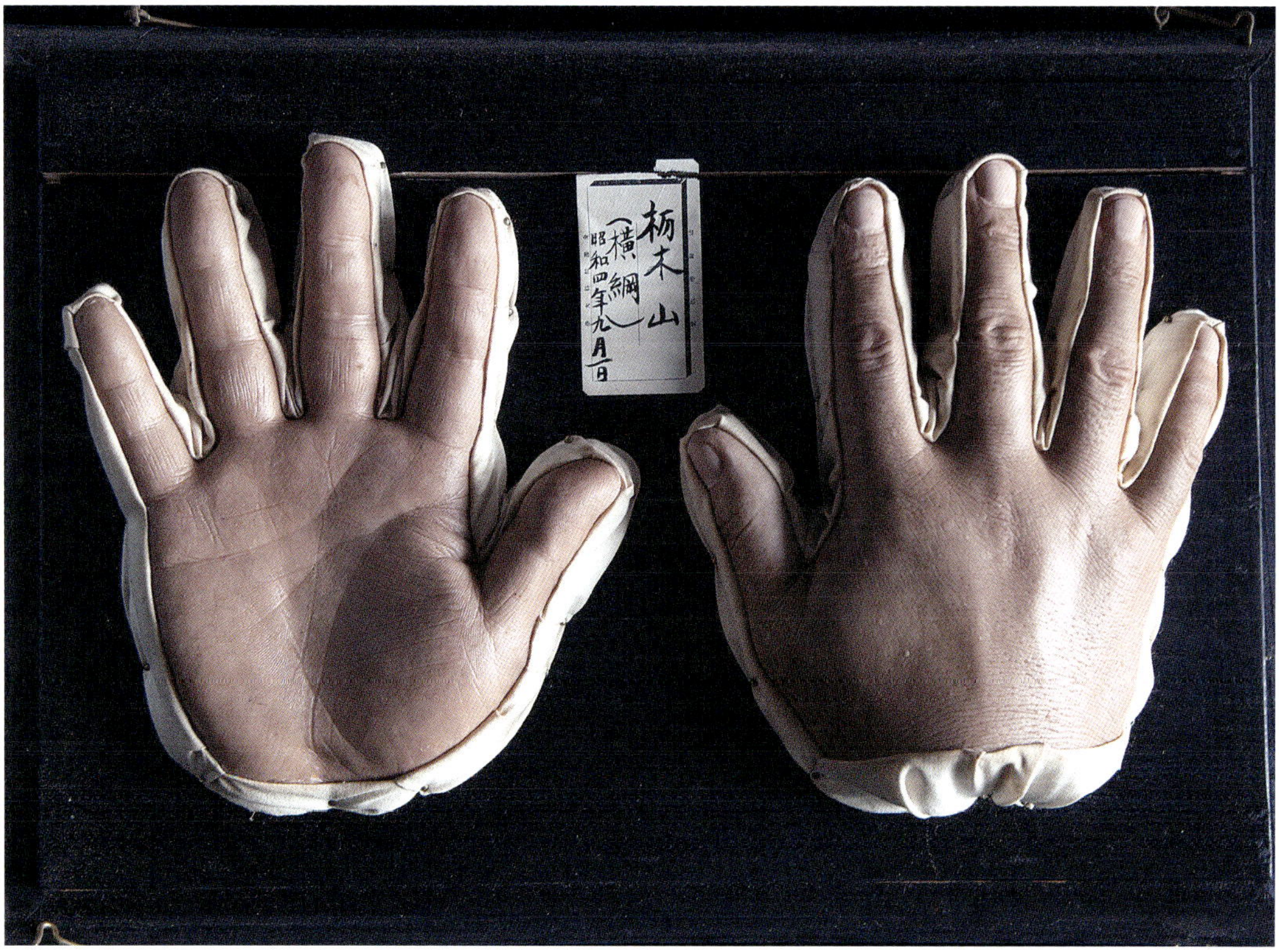

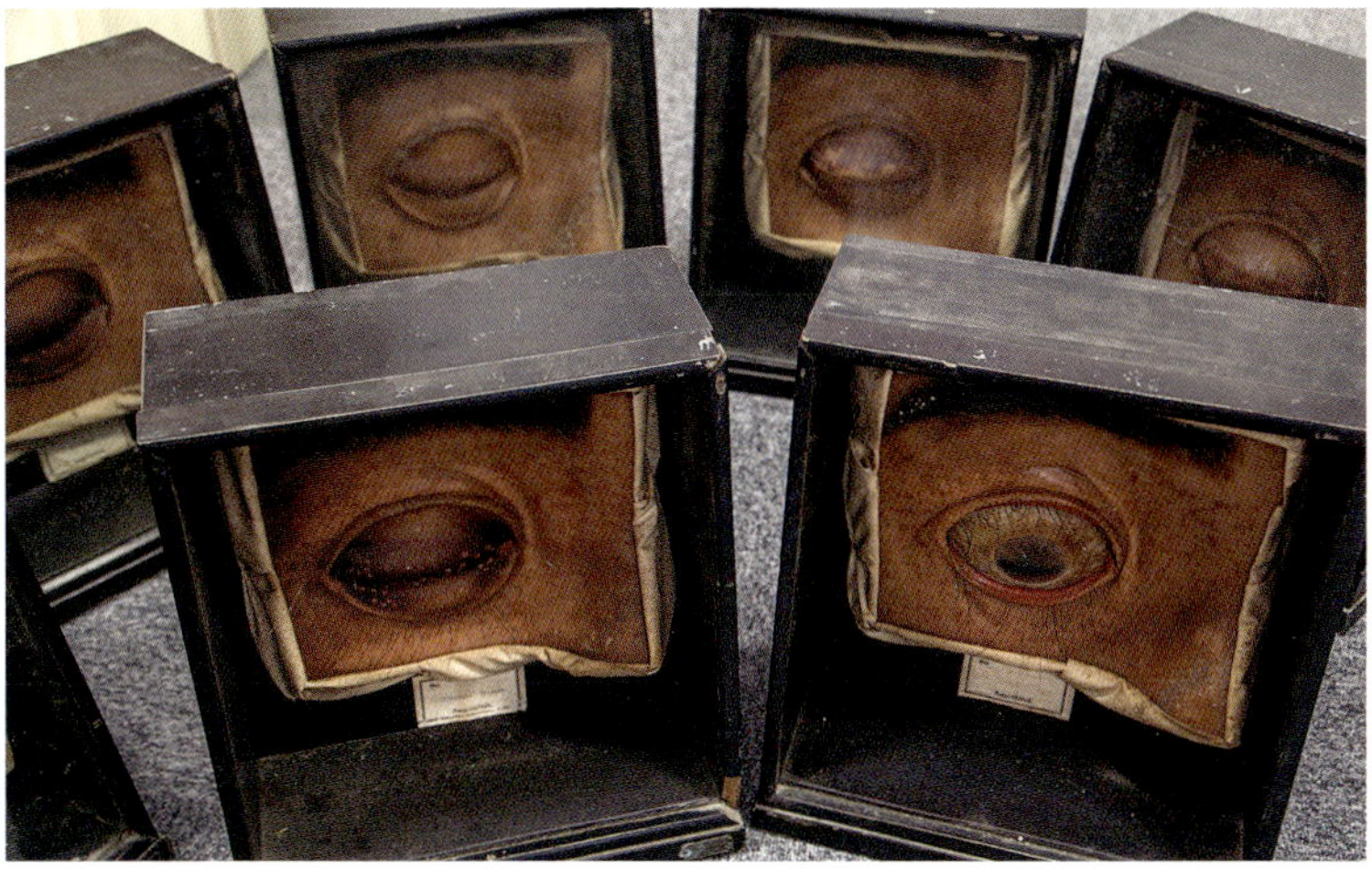

写真9　金大医学記念館所蔵、山越工作所製、トラコーマほか各種眼病模型

た。所蔵庫の棚に重なり、ひしめくように詰め込まれていたムラージュは、折しも医学記念館改装のため、別の場所に一時保管が必要になり、この機会に全所蔵ムラージュの調査・撮影が可能になったのである。

二〇一四年初夏の本撮影時、三十年ぶりにお蔵出しした大量の皮膚科ムラージュに、相撲力士や地元の著名軍人の手形ムラージュとは別に、初めて目にする者にはやや不気味な、蝋製の大型眼病模型が交じっていた（写真9）。当時、多くの日本人が悩まされていた伝染性の結膜炎「トラコーマ」（トラホームとも記述される）の治療法伝授に必要不可欠な教材と思しきそれは、金大所蔵のキノコ・ムラージュ同様、山越工作所由来のものだった。大正年間（一九一二―二六年）、放置して悪化させれば失明に至るものの、生死に関わるほどでもないトラコーマがどんなに恐ろしいかという衛生啓発が執拗におこなわれていた。[11] 願掛けした神社の鈴の緒、おびんずるさん、友人から借りた本や雑誌、差し出された手ぬぐい、ありとあらゆるものに眼病の病原菌が潜んでいるので注意せよ、という広報はいまの私たちにはヒステリックで、神経過敏すぎるように思える。しかし過剰な啓発活動からは、トラコーマの蔓延があったことを同時に確信させられる。

金大の眼科には一八九〇年以来、高安右人（旧姓・武岡、一八六〇―一九三八）が着任していた。高安は九九年秋から一九〇一年春まで二年間、ドイツ・ベルリン大学で眼科学を学び、[12] またその留学中、眼科学教授上の改良・進歩のために教室設備などの視察を命じられている。[13] 現物より何十倍も大きく、インパクトの強い眼病模型は、もちろん「ムラージュ」とはいえないが、蝋を使った医学教材という点で共通している。

これらの教材を受注・納品していたのが山越工作所で、この会社を率いていた山越長七は、父子二代の世襲名である。[14] 第五回内国勧業博覧会を機に発行された『勧業功績録』をひもとくと、初代・山越長七（一八四九―一九二四）

は、一八七七年（明治十年）に東京帝国大学医科大学に入学、解剖学の今田束《つかぬ》（一八八九年没）に師事して人体解剖や模型製作を学び、八〇年に下谷に人体解剖標本の製作会社を創業した。今回の博覧会では「各放大模型其他蹄冠標本等を出陳」(15)し、一・二・三等銀牌と褒状をたまわったとあり、文末には当時十九歳の二代目（一八八四―一九四五）が改名前の「良三」の名で触れられている。彼もまた東大医学部に進み、解剖学教授・小金井良精《よしきよ》（一八五九―一九四四。明治初期にドイツに留学した医学生の一人で、森鷗外こと林太郎の妹婿でＳＦ作家の星新一の祖父）らに解剖学を師事し、父同様に解剖模型製作者の道を着々と進んでいるとの報告がある。高安・土肥・古畑などの新任教授らを迎えて金大医学部がスタートを切ったのとほぼ同時に初代・山越長七は息を引き取っているので、金大の眼病模型は二代目の采配下で製作・納品されたのだろう。(16)ところで以下は筆者の勝手な連想だが、星新一の『祖父・小金井良精の記』の始まり、祖先について記した次のような個所がある。

> 蝋は越後の主要な産物。当時はロウソクが重要な照明器具。ここではウルシの実からしぼってとる。実を集荷し、生蝋とするところが御蝋座である。雪におおわれた冬の期間の労力が活用された。(17)

和蝋燭の原料となるのは木蝋、すなわち漆科のハゼの木だ。江戸時代、仏壇の灯明に和蝋燭が使われるようになり、各地で栽植された。このように「蝋を使う」といっても、ドレスデン衛生博物館によるドイツのムラージュ成分分析では、植物性や動物性などさまざまな蝋の種類が検出されている。(18)具体的には蜜蝋、木蝋（別名・生蝋あるいはハゼ蝋、ドイツでは「Japanwachs 日本の蝋」と呼ぶ）、鉱物性のモンタン蝋、光沢剤として使われることが多いブラジルロウヤシワックス、さらにはパラフィン（別名・石蝋）も使われていた。思えばムラージュ師の伊藤も宇野も北陸出身、彼らは幼いときから木蝋に親しんでいたのだろうか。もしかしたら写真10のムラージュのように（ただしこれは金大ではなく、名古屋大学の所蔵）不用意に漆に触って、皮膚炎を起こしたこともあるかも

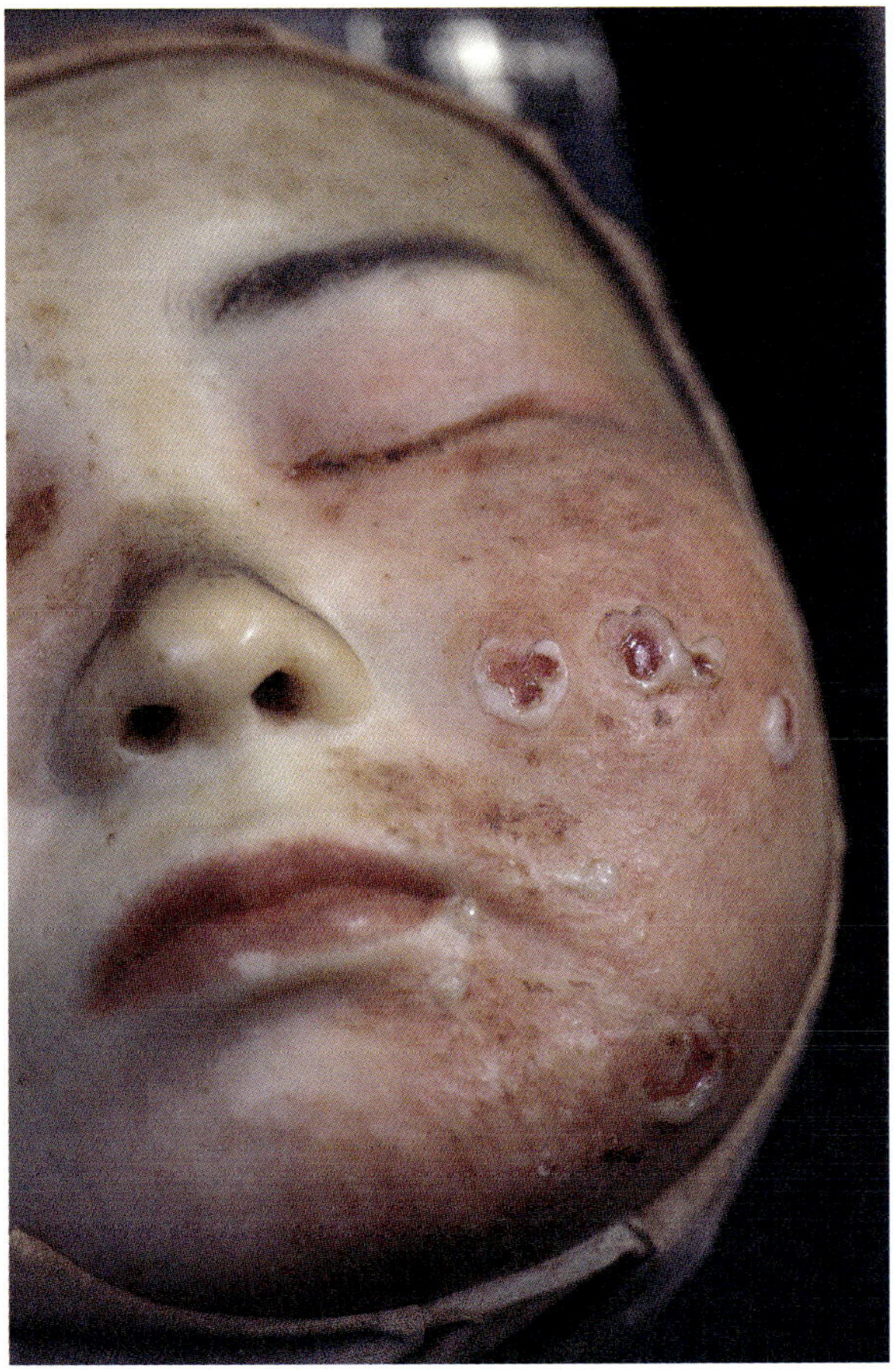

写真10　長谷川兼太郎作
《薬物性皮膚炎》（うるし）
（名大博物館所蔵）

しれない。

グリム童話の『いばら姫』ほどではないにせよ、三十年以上の眠りから揺り起こされた金大ムラージュは、手形ムラージュや眼病模型も含めた統計で、計二百五十五点（二〇一五年現在）。お蔵出しの際、作業のために同じキャンパス敷地内のほかの建物に移動させる必要があったが、わずかな距離でも、搬出時に遭遇するかもしれない通行者に配慮して、決してむき出しにせず、標本のガラス面に梱包材や新聞を巻いて対応したという管理担当者・山本さんの心配りには感服した。さらに本撮影から一年ほどが過ぎた頃、金大ヴァーチャルミュージアム担当「遍《あまね》」のスタッフのみなさんにお目にかかる機会があった。一カ月以上かけて、全点、カラースケール入りの標本撮影を完了し、これからデータベース化に取り組むとのお話にうれしく耳を傾けた。

◉注

(1) 土肥章司「叔父の大患と私」、太田正雄編『鴎軒先生追懐文集』所収、戊戌会、一九三七年、四九ページほか参照。あわせて福井市立郷土歴史博物館編『福井市立郷土歴史博物館蔵 佐々木長淳家・土肥慶蔵家寄贈資料目録』福井市立郷土歴史博物館、二〇一〇年、特に土肥家略系図八、九ページを参照した。

(2)『土肥慶蔵先生生誕百年記念会誌』所収の「記念座談会」(一九六六年開催)、四六ページ以降参照。

(3)「金沢病院 甲 履歴書綴」金沢大学資料館所蔵、人事 244 9999-026-0156。あわせて『金沢大学医学部創立百五十周年記念誌』金沢大学十全同窓会、二〇一二年、三〇一ページ以降も参照した。

(4) 長門谷「皮膚疾患のムラージュアンケート調査と史的展望」、二五四ページ掲載の神田淡路町、風雲堂後藤合資会社の広告参照。

(5) 週刊朝日編『値段史年表――明治・大正・昭和』朝日新聞社、一九八八年参照。

(6) *Katalog der von der Kaiserlich Japan. Regierung ausgestellten Gegenstände. Internationale Hygiene-Ausstellung Dresden 1911*(東京大学附属図書館・森鴎外文庫所蔵)

(7)『大正十四年一月以降 人事関係書類綴 金沢医科大学』金沢大学資料室所蔵、資料番号 2003-0210-1140。

(8) 注(3)の『金沢大学医学部創立百五十周年記念誌』三〇八ページ参照。

(9)『大正十三年一月 人事に関する上申書等綴 金沢医科大学』金沢大学資料室所蔵、資料番号 2003-0210-1139。

(10) Pascal Huber: Framborsia Tropica. In: Edgar Bierende; Peter Moos; Ernst Seidel (Hg.): *Krankheit als Kunst (form). Moulagen der Medizin*. Museum der Universität Tübingen MUT. 2016, pp. 102-109.

(11) 田中聡『衛生展覧会の欲望』青弓社、一九九四年の「II 眼の教育」、特に五五ページ以降に詳しい。

(12) Rudolf Hartmann: *Japanische Studenten an deutschen Universitäten und Hochschulen 1868-1914*. Mori-Ogai-Gedenkstätte, Berlin 2005, hier S. 188.

(13) 高安は、金大眼科教室第三代教授。『金沢大学医学部創立百五十周年記念誌』三二一ページ以降参照。

(14) 吉村浩一「第二次世界大戦以前の我が国の心理学実験機器に対する山越工作所の貢献――山越カタログを通してみる製造品の全容」、『法政大学文学部紀要』第六十八号(二〇一四年)、九九―一一五ページ、特に一〇一ページ以降参照。

(15) 木下敬正/河野左十郎編『勧業功績録』第一編、青年教育義会、一九〇三年。

(16) 実際、二代目山越は、先代が取り組んできた「人体視器解剖模型」「口腔咽頭喉頭説明模型」「人体皮膚説明模型」「人体胸郭運動説明模型」、そしてこの「眼病模型」を一括して「人体模型」として実用新案に登録、計五件の登録番号を取得している。吉村「第二次世界大戦以前の我が国の心理学実験機器に対する山越工作所の貢献」、一〇二ページ参照。

(17) 星新一『祖父・小金井良精の記』(「星新一の作品集」第十八巻)、新潮社、一九七五年、一七ページから引用。なお、石川県内唯一の和蝋燭を扱う高澤ろうそく店(七尾市)の二階に小さな博物館がある。ちなみに現在の和蝋燭は、木蝋を主としながらも、菜種蝋、パーム蝋、米ぬか蝋、パラフィンを混ぜて作られているとのこと。

(18) Patrick Dietermann; Ursula Baumer; Christoph Herm: *Wachs und Wachsmoulagen. Materialien, Eigenschaften, Alterung*. In: *Körper in Wachs. Moulagen in Forschung und Restaurierung*. DHMD 2010, S. 61-81, hier S. 68.

第5章 PILZE（ピルツェ）

水虫またはキノコ

北海道大学植物園、東京大学医学図書館ほか

Essbare und giftige Pilze
sowie Hautpilze
(Botanischer Garten der Universität Hokkaidô,
die Universitätsbibliotheken Tokio usw.)

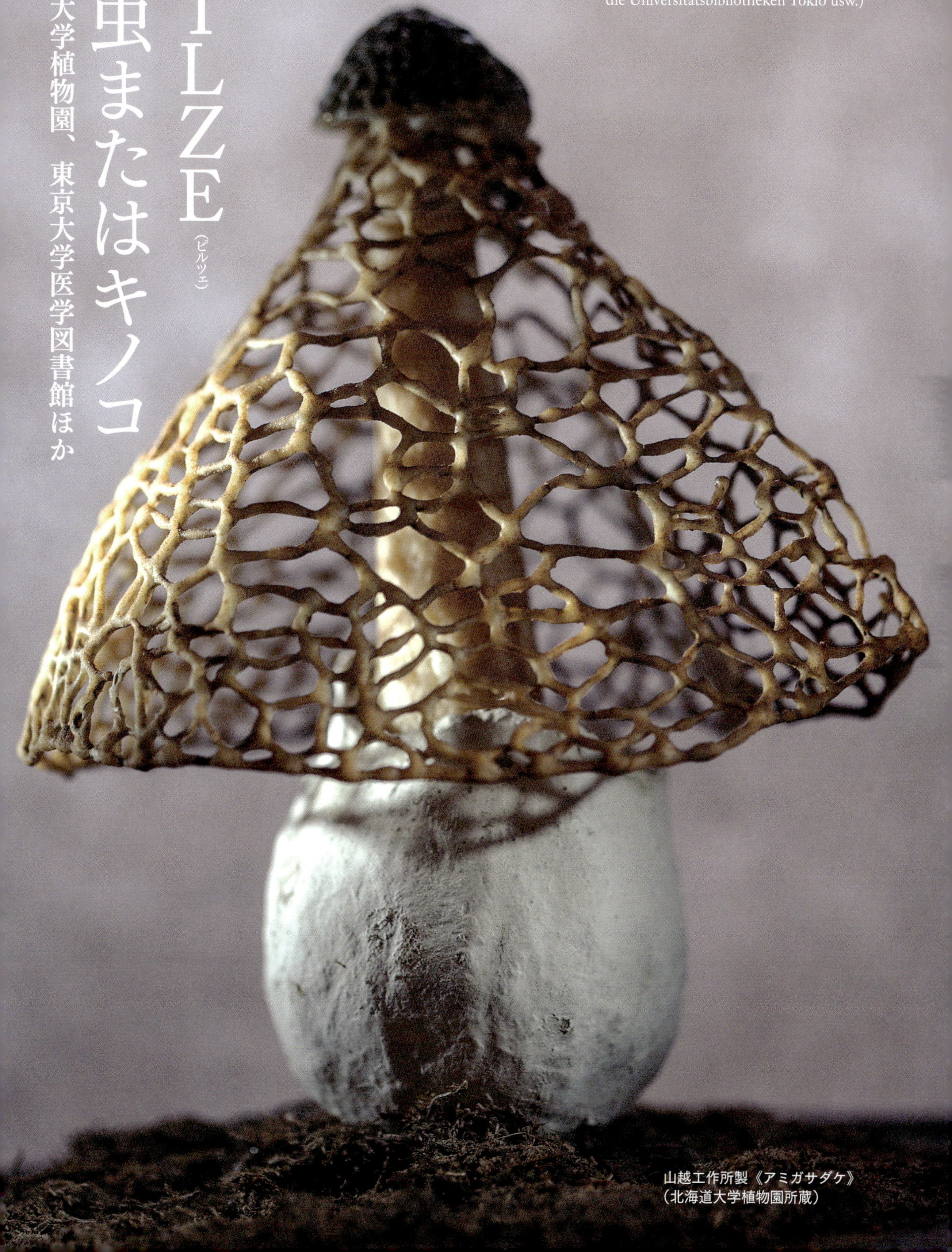

山越工作所製《アミガサダケ》
（北海道大学植物園所蔵）

1 キノコと皮膚科

ドイツの薬局ディスプレイは、ときにウィットに富む。ドイツの秋の味覚は、松茸ならぬアンズ茸。ショーウィンドーにかわいいキノコの置物を並べ、「あなたの足にPilze《ピルツェ》は生えてない？」なんてキャッチコピーを掲げる。ドイツ語のPilz（Pilzeは複数形）は菌類のこと、キノコと水虫をひっかけている。というのも学問としての真菌学Mycologyが成立したのは、ほんの二百五十年ほど前のこと、「真菌」そのものをさす言葉に、代表格のキノコをそのまま転用したのは、むしろ自然な成り行きだったはず。英語のfungusもフランス語のchampignonもPilzと同様、真菌とキノコの両方の意味をもつ。本章では、そんな皮膚科とキノコの不思議な接点についてお話ししたい。

一九一一年、ドイツ・ザクセン州都ドレスデンで開催された国際衛生博覧会（Internationale Hygiene-Ausstellung Dresden、IHAと略記される）に、日本は初参加した。明治政府の威信をかけ、出展には責任統括を任じられた北里柴三郎率いる伝染病研究所はもとより、東京帝国大学医科大学（医学部）も積極的に参加・協力した。全文見事なドイツ語でまとめられた『日本館展示目録』[1]には、グループD「伝染病」部門において、東大の土肥・伊藤コンビにより、伝染性皮膚病のムラージュ（梅毒・結核・ハンセン病など）二十点が出品された記録が残る[2]。皮膚科関連以外の部分にも目を通していると、グループC「栄養と食品」部門掲載のモノクロ写真、おそらく蝋製のキノコ標本、つまりキノコのムラージュに目が留まった。酒・味噌・麹に豆製品、魚・肉、果物・野菜、「味の素」や「醤油」などの調味料、出汁に至るまで日本人の食生活を事細かく記した比較的厚い部門Cカタログの七一ページには、「会場では模型が展示された」とのメモ付きで、「松茸」や「椎茸」など食べられるキノコが三十種、おいしくない・調理に向かないキノコが八種、そして毒キノコが二十二種の和名とラテン語名が個条書きされ、その後に個々のキノコの詳しい描写が続く。さらに興味深いのは、八六ページに掲載された一八八八年から一九〇九年にかけての毒キノコによる食中毒件数と死亡件数の表で、少ない年でも八十件以上、多い年では三百件近い中毒者が出ていて、うち死亡者が六十件を超

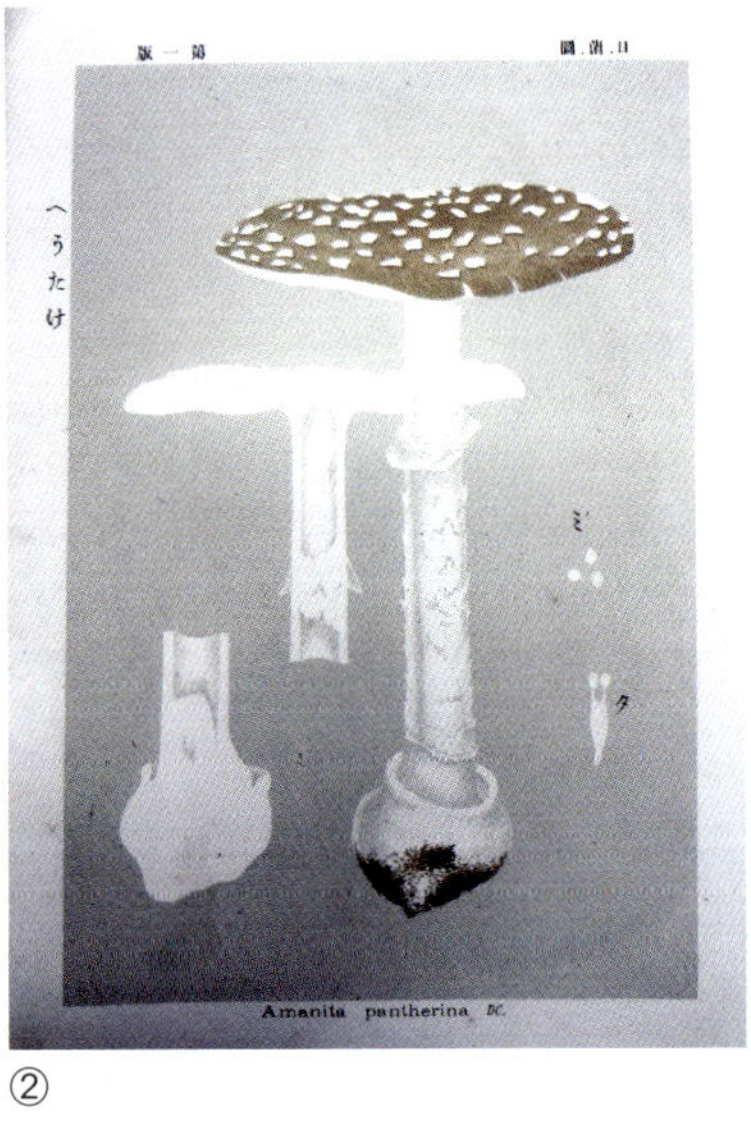

②

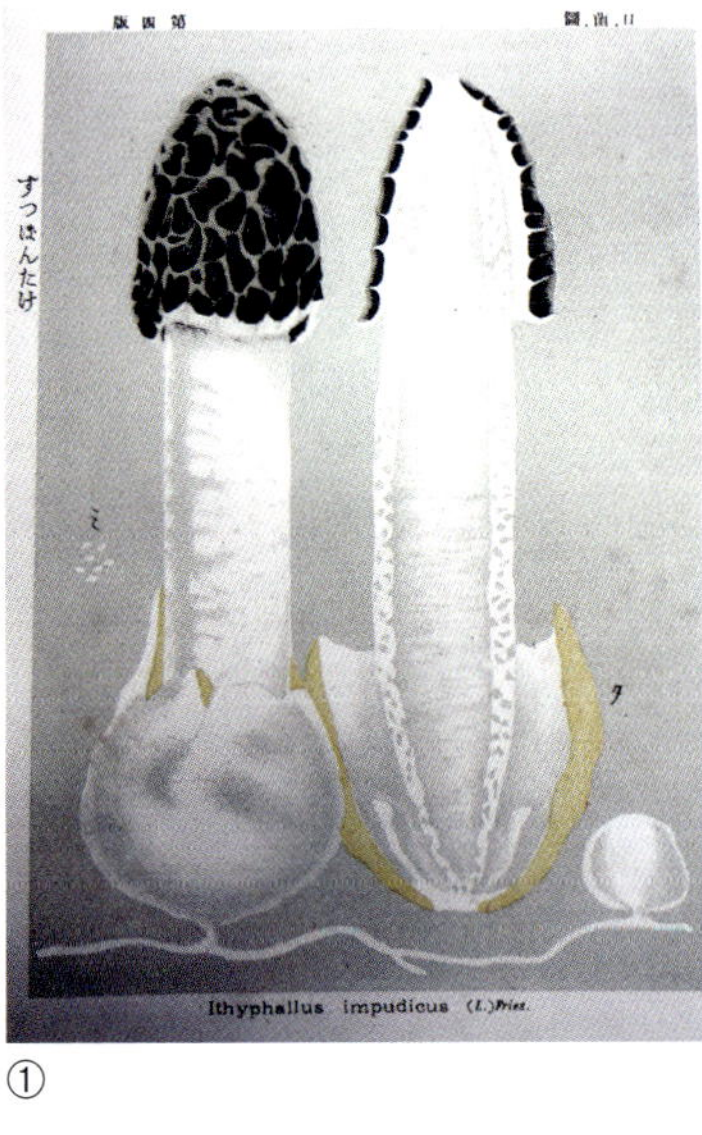

①

資料1　田中長嶺の描いた
①すっぽんたけ
②ひょうたけ
（いずれも東京大学附属駒場図書館〔一高文庫〕所蔵の『日本菌類図説』より転載）

える年が複数回ある。

そんなキノコによる中毒事故を防ぐため、一八八六年に「菌蕈十不食」を発表した新潟出身の民間殖産興業の先駆者が、田中長嶺《ながね》（一八四九—一九二二）だった。彼が掲げたキノコを食べてはいけない十原則とは「一、名称」「二、性質」「三、産地」「四、調理法」を知らない場合、また「五、臭気或は異味がある」「六、老いたる」「七、蛍光を放つ」「八、風土に慣れない（＝見慣れない）」「九、季節外れ」のキノコ、さらに「十、精神爽快を得られない場合」は、いずれもキノコを食すべからず、というものだった。同年、彼は上京し、東京帝国大学理科大学（現在の東大理学部）教授・矢田部良吉（一八五一—一八九九）に植物分類学を師事した。同研究室の若手教授で、植物病理学を専門にする田中延次郎（旧姓・市川、一八六四—一九〇五）と長嶺は、一八九〇年に日本最初の植物病理学書『日本菌類図説』第一巻第一編上下二冊を共著で出版した。上巻は有毒菌として「へう〔ひょう〕たけ」「毒べにたけ」「いっぽんしめじ」「すっぽん茸」について長嶺が説明文・絵ともに担当。下巻は害菌である「しろさび」「つゆかび」について専門家の延次郎が解説したが、絵は長嶺が描いた。東大駒場図書館の「一高文庫」にある原著から、長嶺が描いた図を転載する（資料1）。残念ながら共著者・田中延次郎の早逝により、第二巻以降は未完に終わったが、長嶺は一連の研究から、さらに日本初の菌糸の人工摂取による椎茸栽培法に成功する。

現在の日本では、椎茸、舞茸、シメジ、なめこ、マッシュルームといった多様な食用キノコ類が簡単に手に入る。しかしその代表格ともいえる椎茸は、江戸時代まで、鉈目を付けた原木を転がし、自然発生を待つという成功率の低い栽培方法がとられており、江戸時代中期でも、現在の松茸に比肩するほど（？）入手が難しかった。「干し椎茸一匁は銀一匁」に相当するともいわれ、信じられないほど高額で取り引きされていた。田中長嶺は、椎茸の菌糸を人工的に榾木《ほたぎ》に撒く方法を開発して生産効率を高め、品質管理も徹底させた。また新宿御苑で日本初のマッシュルーム栽培にも成功したり、京都の御料林で松茸の育成を手がけたりもした。ほかにも木炭窯の改良や幻の染料「江戸紫」の復活など、八面六臂の活躍をしながら、完全に忘れ去られている田中長嶺についてもっと書きたいが、紙幅の都合で断念せざるをえない。関心を持たれた方は、彼と縁のある西尾市岩瀬文庫企画展目録『田中長嶺 知られざる明治殖産興業のパイオニア』（二〇〇九年）などをご覧ください。[3]

2 土肥の後継者・太田正雄と白癬菌研究

前節で一高文庫に言及したので、キノコでないほうの菌類と深い関わりがある一高出身の皮膚科医を挙げておこう。すでに第1章で名前を挙げておいた土肥慶蔵の弟子・太田正雄（資料2）。彼が発見した、目の周囲に青みがかった痣が生じる眼上顎部褐青色母斑[4]は、「太田母斑」と呼ばれる。間に遠山郁三を挟み、一九三七年八月に第三代教授に就任し、東大皮膚科教室を率いた彼は、一般にはむしろ詩人としてのペンネーム・木下杢太郎のほうがよく知られている。もっとも本人も職業を問われると、「皮膚科学は大学で、夜は文学の仕事」と答えていたそうだから、二足の草鞋を履きこなしていたのは間違いないが、本書では彼の文学活動よりも皮膚科学分野の功績に注目するため、本名を使うことにする。

伊東の商家「米惣」に生まれた太田は、地元の小学校卒業後、東京・神田の独逸学協会中学校（現在の獨協学園）を経て、第一高等学校第三部の医科に進んだ。中学では画家を志すも、家族の猛反対により断念。一高時代はゲーテの『イタリア紀行』を愛読し、独文学に転科を望むが、ドイツ語教師・岩元禎から「文科に移ってはならぬ」と諭された[5]。

そんな太田が皮膚科の研究者になる後押しをしたのが、森林太郎である。後に太田は森が訳したゲーテの悲劇『ファウスト』（冨山房、一九一三年）の装丁なども手がけているが、二人が最初に顔を合わせたのは、一九〇七年十一月、上野・精養軒で開かれた上田敏博士の壮行会だった[6]。しかし両者が急接近した、つまり太田が森の自宅・観潮楼の門を叩いたのは、翌〇八年十月三日、学生にとって切実な追試験の嘆願ゆえだった。太田は薬物学の高橋順太郎（一八五六―一九二〇）教授の卒業試験日を誤って欠席、追試験を乞うが許されず、最終手段としてとりなしを森に求めた。森は快諾し、担当の高橋教授を訪ねるもあっけなく玉砕、かくして太田の留年が決まる。むろんこの機会を太田は無駄にせず、森主宰の観潮楼歌会で短歌を作り、フランス語も修得した。

だが一年がたち、卒業の見込みが立ったものの、太田は依然医学に興味が持てず、専門を決めあぐねていた。森に相談すると、提案した精神病学はしりぞけられ、むしろ生理学を勧められた。だが、今度は太田が首を縦に振らない。すると「土肥慶蔵君の如きはもっとも教授らしい教授のひとりだ」と森が言ったので、それが暗示のようになり、太田は土肥に入門を決めた。

こうして皮膚科学教室に入局した太田は、一九一六年秋、南満医学堂（現在の中国医科大学）教授兼皮膚科部長として奉天（現在の中華人民共和国遼寧省瀋陽市）に赴任する。ここで彼は最初の医真菌学分野の論文「汗疱ニ就テ」（『日本皮膚科学会雑誌』第二十号、一九二〇年）を発表した。「汗疱」はそれまで夏になると掌や足底に小さな水疱が多発する原因不明の病とされていたが、太田はこの原因が白癬菌、いわゆる「水虫」の症状であることを突き止めた（資料3）。

皮膚糸状菌症すなわち白癬の原因となる真菌は十種類以上あるが、どれも類縁関係にあり、引き起こす症状も同じなので、「皮膚糸状菌」あるいは「白癬菌」と一括して呼ばれる[7]。白癬菌は生死に関わる病を引き起こすことはないが、表皮角質層、毛

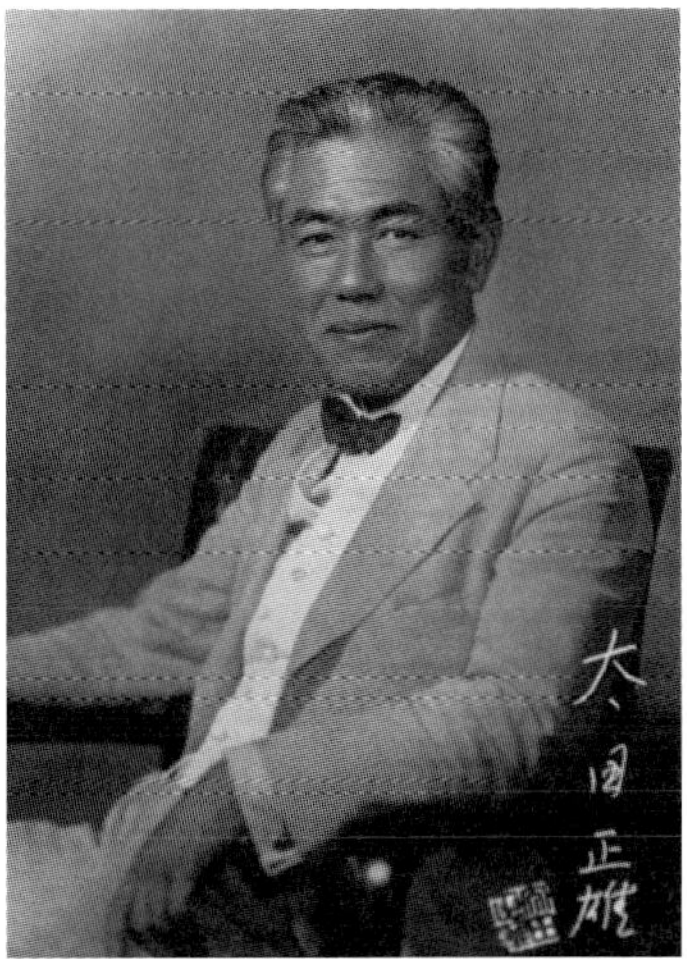

資料2　東大皮膚科教室所蔵の太田正雄肖像写真

髪、足指の爪など生体免疫機能が及ばない死んだ組織に菌が潜むので、簡単に排除できない厄介な代物である。治療・診断の際には、症状が出た部位に注目し、「頭部白癬」（シラクモ）、「体部白癬」（タムシ）（写真1）、「股部白癬」（インキン）、「足白癬」（水虫）のように呼ばれる。日本皮膚科学会の統計によれば、皮膚科初診患者のうちカビが原因で受診するのが一二パーセント、うち九〇パーセント近くが白癬を原因とし、足白癬が最も多く、次に治療が難しい爪白癬（写真2）がくる。足白癬は季節変動があり、増加が始まる初夏だと五人に一人、盛夏なら四人に一人が罹患している計算になる。一方、爪白癬は変動がなく、日本では常時一千万人以上がかかっていると推定されている。

一九二一年に太田は満州での研究成果をまとめた「満州ノ白癬」を『皮膚科及泌尿器科雑誌』に発表、後に彼にちなんで Microsporum ferrugineum Ota と命名される白癬菌の新種もあわせて報告した。これは二十世紀初頭に蔓延していた毛髪に寄生する頭部白癬の原因となる菌の一つで、竹のようにすっくと伸びた菌糸が絡み合って蜘蛛の巣状になる特徴を示す。画家の観察眼をもつ発見者の太田は、そのコロニーの色に注目して「鉄錆色小胞子菌」と名づけた。しかしこの太田ゆかりの鉄錆色小胞子

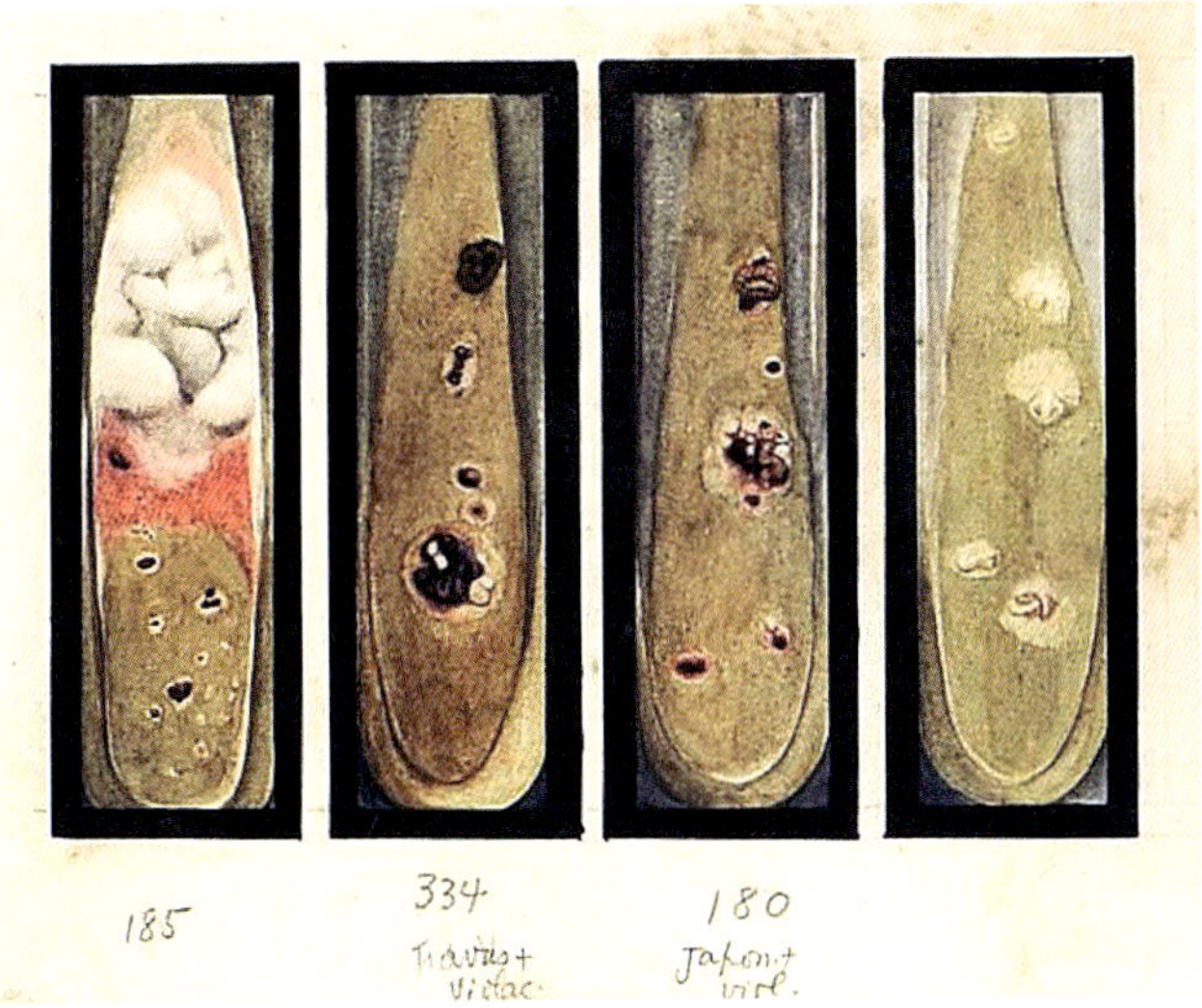

資料3　太田が遺した黄癬・白癬菌培養スケッチ（東大医学図書館所蔵）

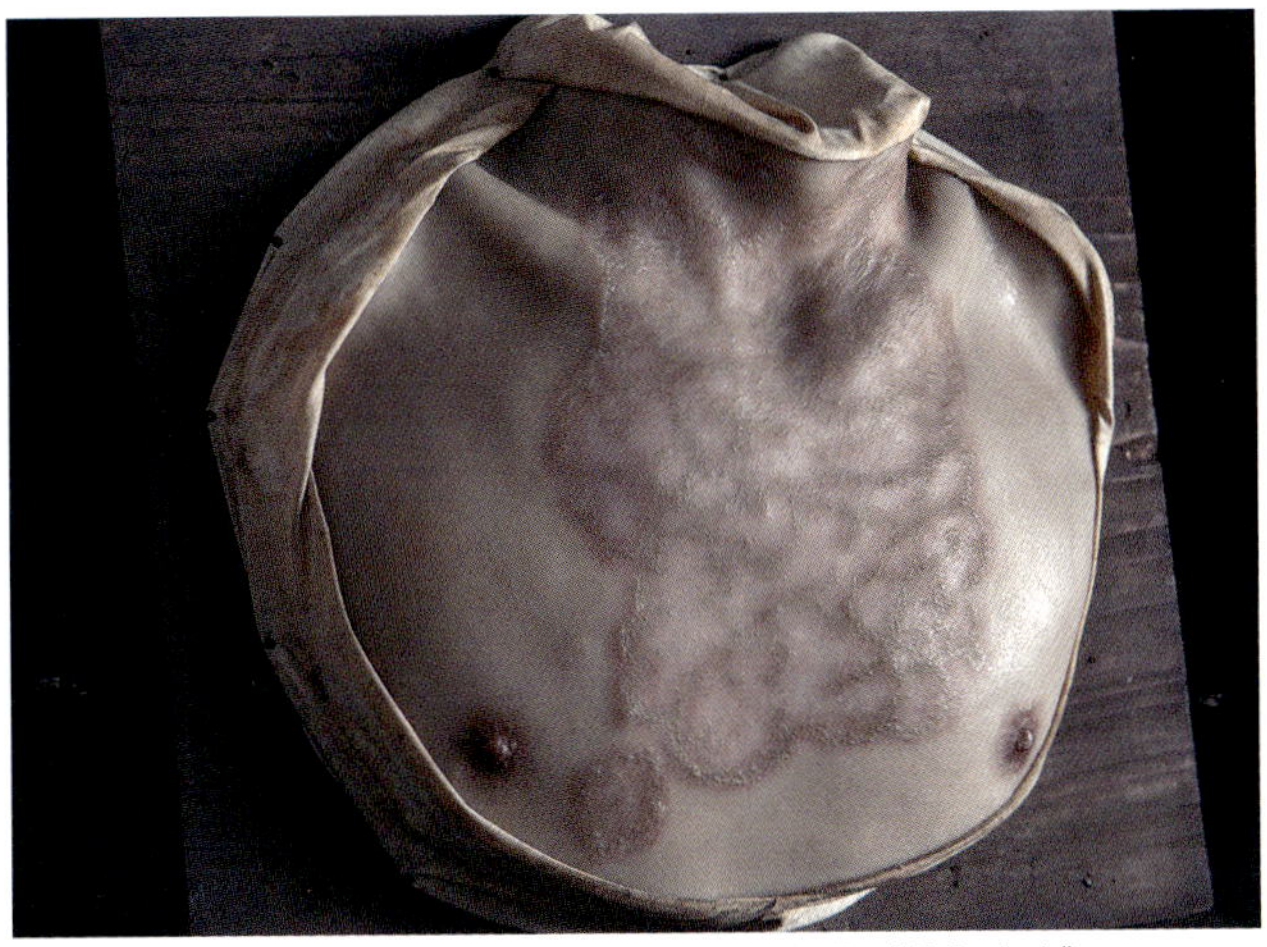
写真1　九州大学のムラージュ師・新島伊三郎作《体部白癬》
（九州大学皮膚科学教室所蔵）

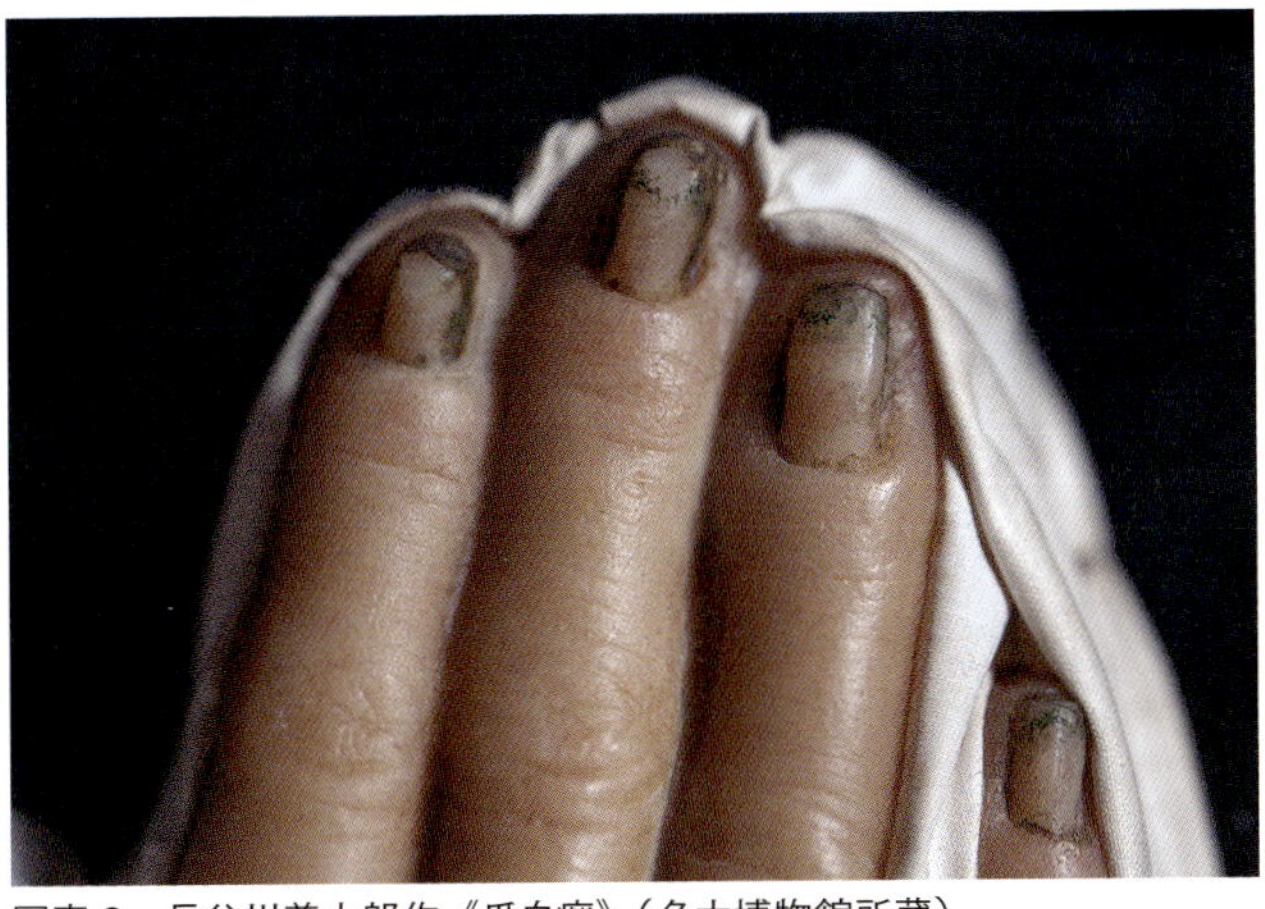
写真2　長谷川兼太郎作《爪白癬》（名大博物館所蔵）

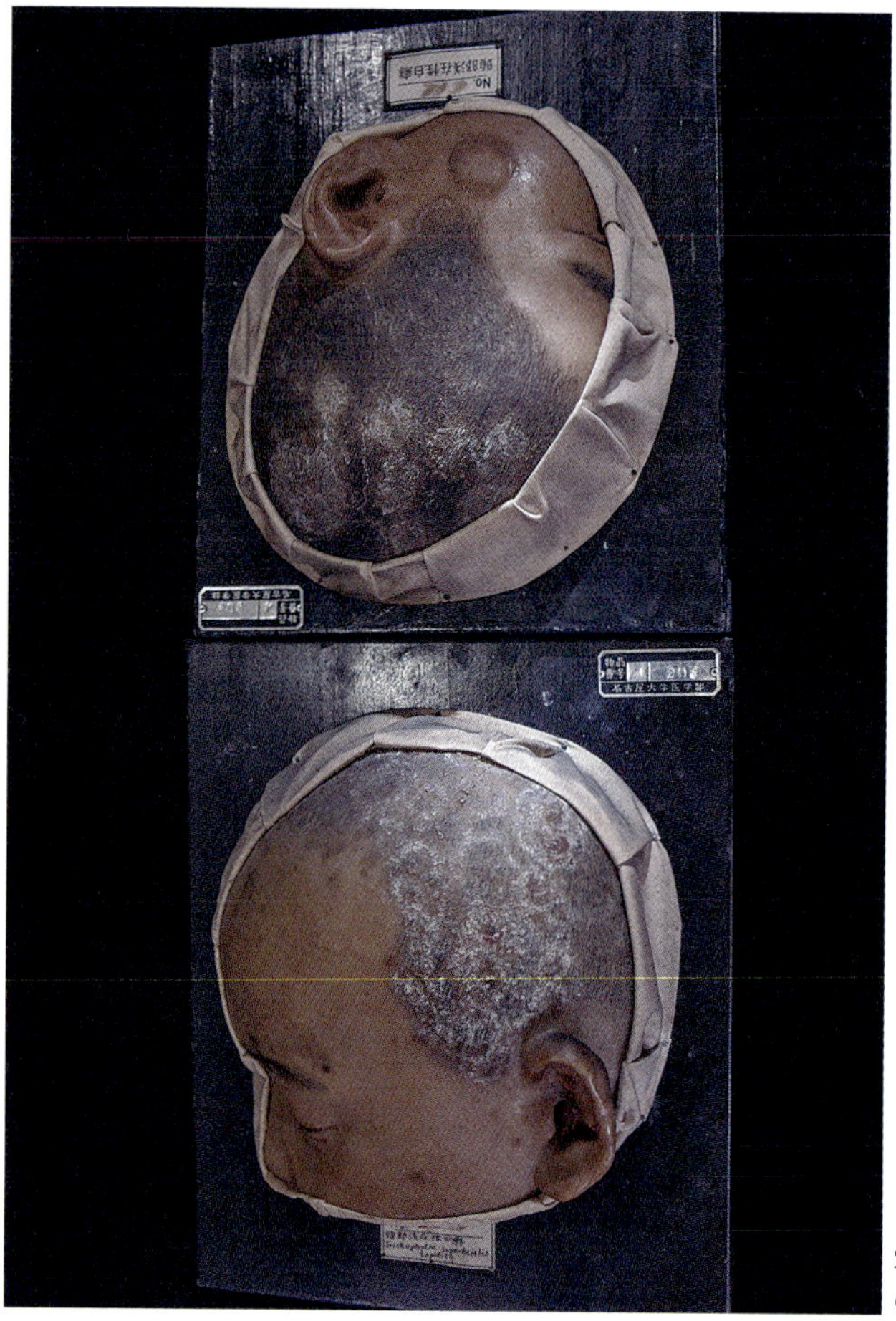

写真4　長谷川兼太郎作《頭部白癬》のムラージュ2点（名大博物館所蔵）

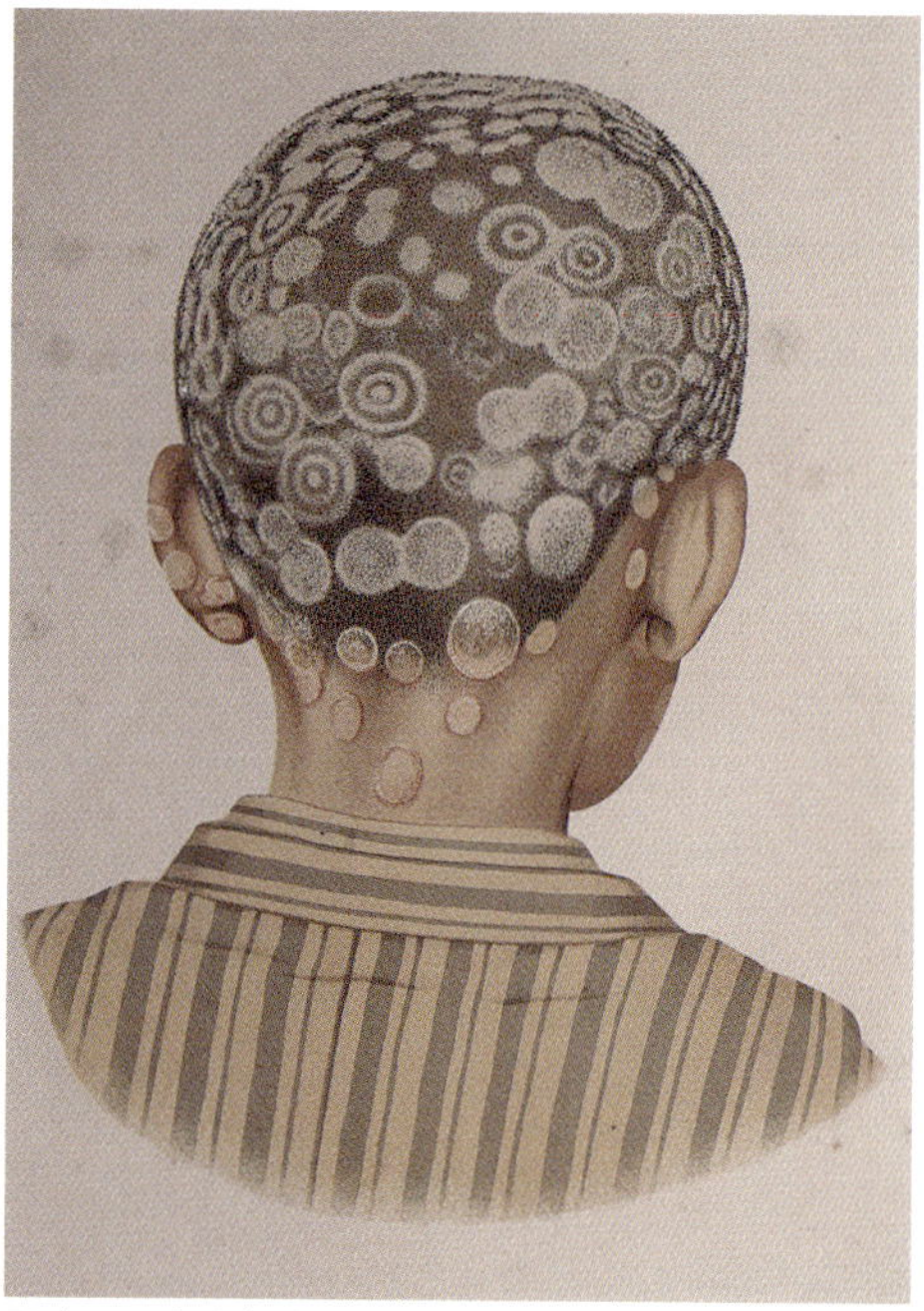

写真3　東大初代ムラージュ師・伊藤有が描いた《頭部白癬》（東大皮膚科教室所蔵、土肥著『日本皮膚病黴毒図譜』より）

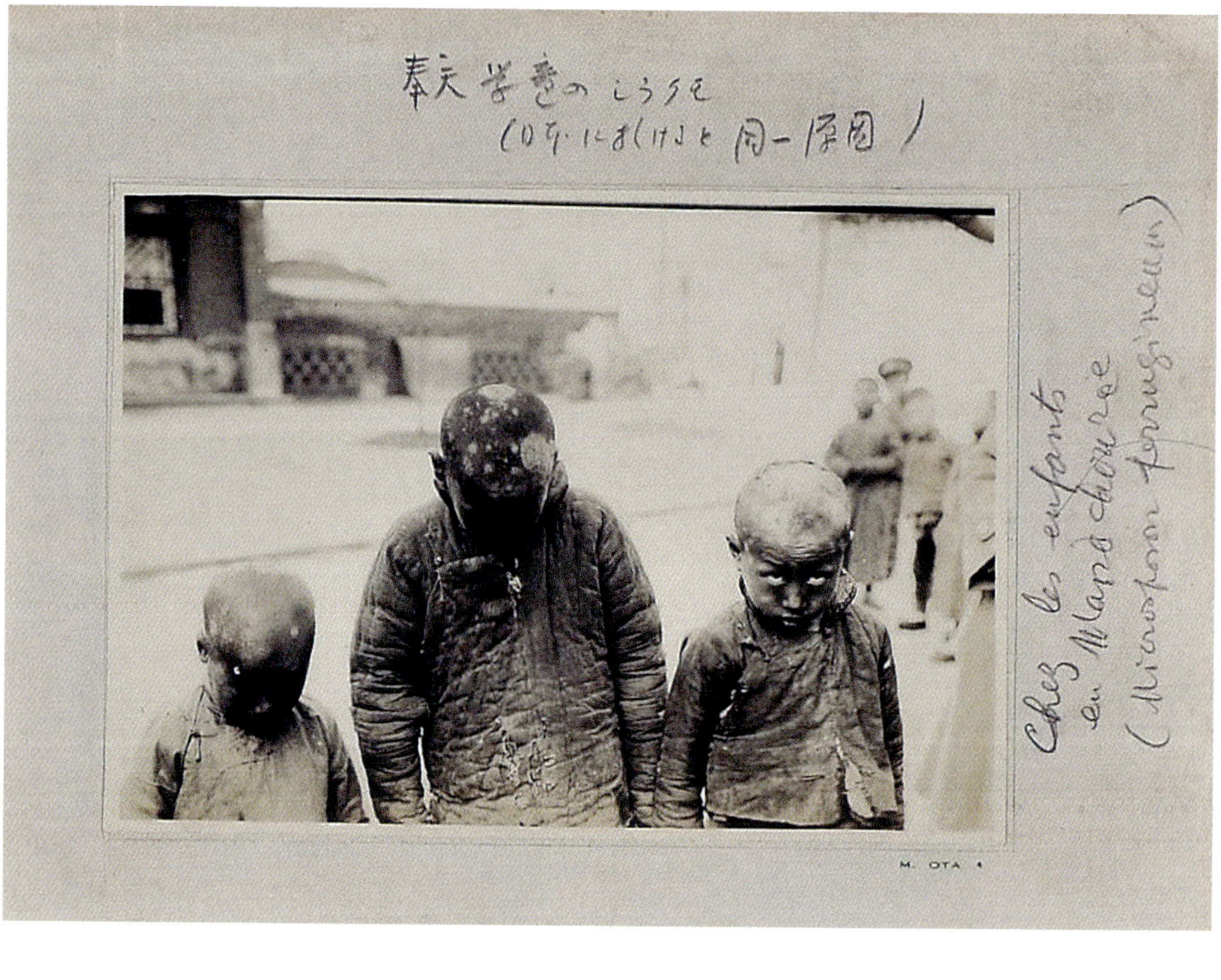

資料4　太田正雄遺品より（東大医学図書館所蔵）
頭部白癬を患う奉天（満州）の学童たち。太田正雄撮影、フランス語でも同様のメモが記してある

菌は、六〇年を境に大流行していた頭部白癬が激減したのと軌を一にして突如姿を消した。[8]

なお、太田の満州時代の仕事仲間として、覚えておいてほしい人物がいる。名古屋大学のムラージュとともに改めてご紹介するが、伊藤有の弟子で、長谷川兼太郎（一八九一―一九八一）という。彼こそ日本における最後のムラージュ師であり、その永眠とともにムラージュ修復技術も消滅した。伊藤に師事した長谷川は、土肥門下の田村春吉が愛知県立医学専門学校（名古屋大学医学部の前身）に着任する際、同校にムラージュ師として職を得た。しかしその五年後、太田の勧誘を受けて南満医学堂に移籍した。実は長谷川は文学青年で、詩雑誌『日本詩人』に投稿し、太田に詩を見てもらっていた縁があった。満州でもムラージュ作りのかたわら、あちこちを旅し、歌を詠んでは短歌雑誌『満州短歌』に投稿し、各地の民話奇譚を収集して、『満蒙鬼話』（一九四一年）や『瀋水鬼語』（一九四二年）を出版、特に後者は太田だけでなく菊池寛らにも認められた。[9] もちろん本業の腕も上げ、博覧会では二回の名誉大賞牌を受賞、またムラージュ製法の特許も取得した。太田が帰国しても、長谷川は帰国を拒み、一九四六年に引き揚げるまで満州に残ってムラージュを作り続けた。いまも中国医科大学には彼のムラージュが千個以上残っているという（二〇〇八年の時点での記録）。[10]

さて、精力的に研究していたように見える太田だが、日本を離れたために文壇とも疎遠になり、また「教授」の肩書を持っていても、「外地の格下の学校で生活するくらいなら、豆腐屋になったほうがいい」と指導教授・土肥には陰で不平を言っていたらしい。[11] 研究にも文学活動にも理解があった土肥は、これをわがままだと一蹴せず、「それなら一年休学して良い」と寛大な許可を与えた。これを受けて太田は一九二〇年に辞職、洋画家で随筆家の木村荘八（一八九三―一九五八）と朝鮮から華南まで旅し、雲岡で遺跡調査をおこなった。太田の大同石仏発見は、この長期休暇時の成果にほかならない。

3 大御所サブローと『ぞうさんババール』の意外な結び付き

中国旅行を満喫して帰国した太田は、翌一九二一年五月、今度はアメリカ経由でヨーロッパに医学留学した（一九二四年まで）。世界各国の美術館や名所旧跡を訪れ、紀行文も発表しながら、長期滞在の研究拠点としては、医学者にとってポピュラーなドイツではなく、あえてフランス、まずはパリを選んだ。ソルボンヌ大学やパスツール研究所で皮膚寄生病の研究をおこなっていたが、パリ滞在の最大の目的は、サン・ルイ病院――ムラージュ師バレッタの勤務先で現在も皮膚科ムラージュの歴史的コレクションでも重要――の「医真菌学の開祖」、サブロー（Raymond Sabouraud, 一八六九―一九三八）を訪ねることだった。サブローは大著『白癬 *Les teignes*』（一九一〇年）を著し、独自の白癬菌分類体系を発表していた。[12] この著作は、特に皮膚や毛髪の白癬病巣の詳細な記載は、現在も科学的観察のお手本として高く評価されるが、他方、その分類は、感染組織内の観察形態を重視しすぎ、発育形態の特徴が軽視されているという批判があった。事実、『欧米日記』には、太田がサブローを複数回訪ねた記録が残る。

一九二二年夏、太田はパリからリヨンに研究拠点を移し、リヨン大学の植物学者ランジェロン（Maurice Langeron、一八七四—一九五〇）と新しい真菌分類法の考案に着手した。共同研究者が植物学者なのを不思議に思われるかもしれないが、これは七〇年頃までカビが植物とされていたためである。サブローの分類の問題点を考慮し、太田はランジェロンと、本来の発育形態学的に、より正統で新しい分類体系を作り上げた。緻密な顕微鏡観察と形態学研究の成果として二三年十月に完成・発表した新分類体系『皮膚糸状菌の新分類 *Nouvelle classification des dermatophytes*』は、国際的に高い評価を受け、その後四一年にはフランス政府からレジョン・ド・ヌール章が授与された。

やや唐突だが、フランスの児童文学シリーズ『ぞうのババール *Histoire de Babar*』[13]をご存じだろうか。緑色のスーツがトレードマークの主人公、象のババールは、母象をハンターに射殺され、突然一人ぼっちになってしまう。ハンターが徘徊するジャングルから逃れて大都会へ行き、親切な老貴婦人に拾われた。彼女はババールに服を着せ、家庭教師をつけ、あらゆるものを買い与えた。優雅な暮らしを送りながらも、ババールは故郷を懐かしむようになる。象の国にババールが戻るや否や、象の国王が毒キノコを食べて崩御された（資料5）。象の評議会は高い教育を受けたババールこそ、新しい国王としてふさわしいと認める——。

初版が一九三一年という時代背景もあって、実際右のようにまとめてしまうと、フランスの植民地主義を正当化した作品として厳しい批判にさらされるのも無理はない気がする。他方、楽しい語りとかわいらしい絵は、世代を超えた根強い支持を得て、アニメ化もされ、プーランクが作ったピアノ曲「小象ババールの物語」の日本版CDでは忌野清志郎がナレーションを務めた。作者はジャン・ド・ブリュノフ（一八九九—一九三七）、彼が早逝した後、長男のロラン（一九二五—）がシリーズを継承、七十年以上、三十冊を超える長寿人気作品になっている。そして初代作家ジャンの親友が愛称「ミオ」ことエミル・サブロー、その妹でピアニストのセシルが妻といえば、ピンとくる読者もいらっしゃるだろう。エミルとセシルの父親こそ、太田が師事した皮膚科学者レイモン・サブローその人であり、彼もまた多才で、彫刻家の顔も持ち、一流絵画のコレクターとしても知られていた。フランス・パスツール研究所の皮膚科研究者には、『ババール』シリーズの記念すべき第一巻で、毒キノコにあたって亡くなる象の王様は、初代作者ジャンの偉大な真菌学者であった義父レイモン・サブローへのオマージュとの口伝がある。

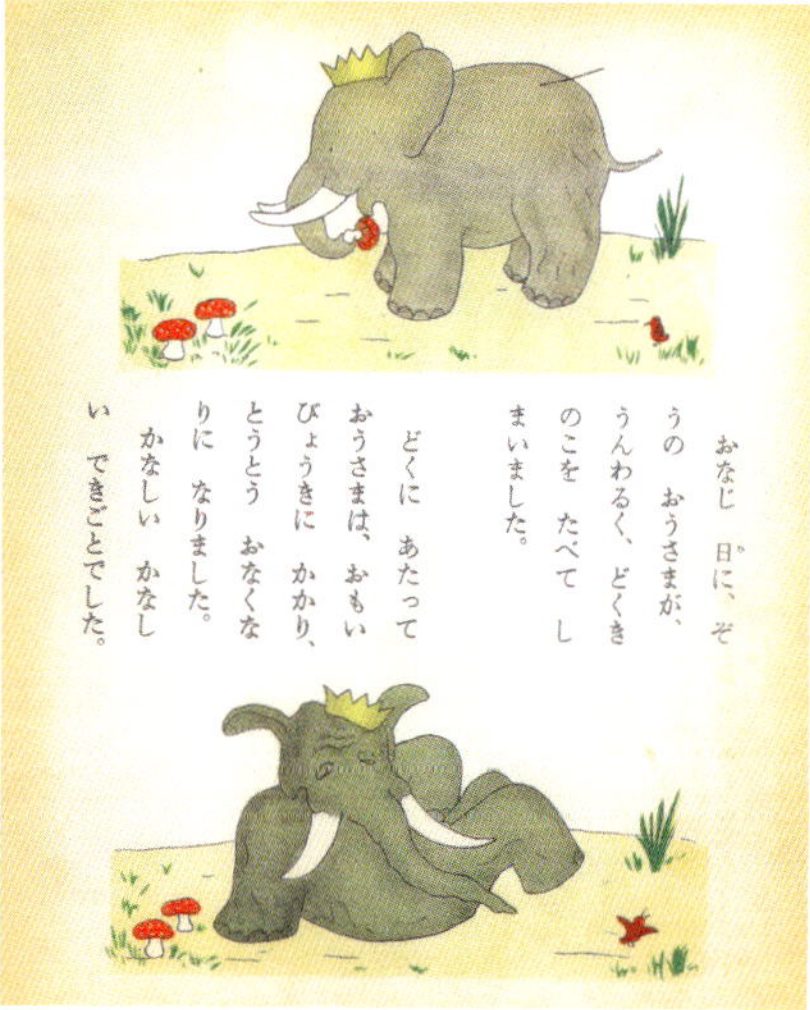

おなじ　日《か》に、ぞうの　おうさまが、うんわるく、どくきのこを　たべて　しまいました。
どくに　あたって　おうさまは、おもい　びょうきに　かかり、とうとう　おなくなりに　なりました。
かなしい　かなしい　できごとでした。

資料5　ぞうの王様は毒キノコを食べて命を落とす
（ジャン・ドウ・ブリュノフ文・絵『ぞうさんばばーる』〔「岩波子どもの本」15（鈴木力衛訳）、岩波書店、1956 年〕より転載）

ヨーロッパにおけるキノコ研究も、美味なトリフに代表される食用キノコの認識手段と切り離せない。十九世紀にトリフの食用としての需要が高まると、人工培養への試行錯誤も始められる一方で、うっとりするほど美しい彩色図版付キノコ図版が次々と刊行された。[14] ヨーロッパのトリフ種を多数記載したイタリアの外科医兼キノコ研究家ビッタディーニの手彩色図版『イタリア産普通種食用キノコ、および間違えやすい毒キノコ図譜』（一八三五年）もすばらしい出来栄えだが、そのタイトルから連想されるのは、『ぞうのババール』の老王はじめ――釈迦の入滅も一説には食したキノコが原因とも伝わる――一歩間違うとキノコは死に直結するということだ。丸の内のKITTEで一部一般公開されている東大総合研究博物館所蔵のキノコ・ムラージュは、そんな背景もあって、もともとは「法医学教室」が管理するコレクションだった。

4　カプセルに入ったキノコ標本　エゾリスが暮らす植物園

日本人にとって秋の高値の味覚といえば松茸だが、早くもそれを示唆する表現が『万葉集』第十巻に登場する。「高松（現代の奈良・高円山）の　この峰も狭に　笠たてて　満ち盛りたる　秋の香のよさ」（詠み人知らず）。高円山一帯が松茸の香りで充満する、何とも贅沢な景色の描写である。続く平安時代の『今昔物語』には帰京途上で誤って谷底に落ちた信濃守が、怪我の功名というべきか、谷底でおいしいヒラタケを山ほど摘んでから救出された話（「信濃守藤原陳忠落入御坂語」）や毒がある「和太利」ことツキヨタケによる殺人未遂事件（「金峰山の別当、毒茸を食ひて酔はぬ事」）もある。また時代はずっと近くなって、前述の太田は、晩年、身近な草木を写生した画集『百花譜』でも知られるが、あわせてさまざまなキノコも描いた。

もちろん江戸時代の本草学でも、実用的関心からキノコ研究はおこなわれていたし、精緻で写実的な図版も描かれているが、本格的なキノコの研究は、やはり明治以降ということになる。ここで再登場を願うのが、伊藤有と昆布採集をともにした、札幌農学校教授・宮部金吾である。彼は東京外国語学校英語科在学時に札幌農学校（現在の北海道大学）第二期官費生の募集に応じて一八七七年に入学、同期の内村鑑三・新渡戸稲造とは親友で、「北海の三星」と呼ばれた。三人とも優秀な成績で卒業した後、宮部は開拓使御用掛として、田中長嶺も師事した東京帝国大学初代植物学教授・矢田部のもとで植物学の専修を命じられる。その後、アメリカ・ハーバード大学に留学し、理学博士の学位を取得して帰国した宮部は、八九年に母校・札幌農学校教授に就任し、多くの優れた弟子を育てた。なかでも伊藤誠哉は、北海道帝国大学での宮部の直接の後継者になり、多くのキノコを扱った『日本菌類誌』（全三巻六分冊、一九三六―六四年）を刊行した。さらに宮部・伊藤の両氏に師事した今井三子《さんし》は、新種四十種、日本新産百九十六種を含む北海道産キノコを記述した学位請求論文 *Studies on Agaricaceae of Hokkaido*（一九三八年）を提出、日本のキノコ

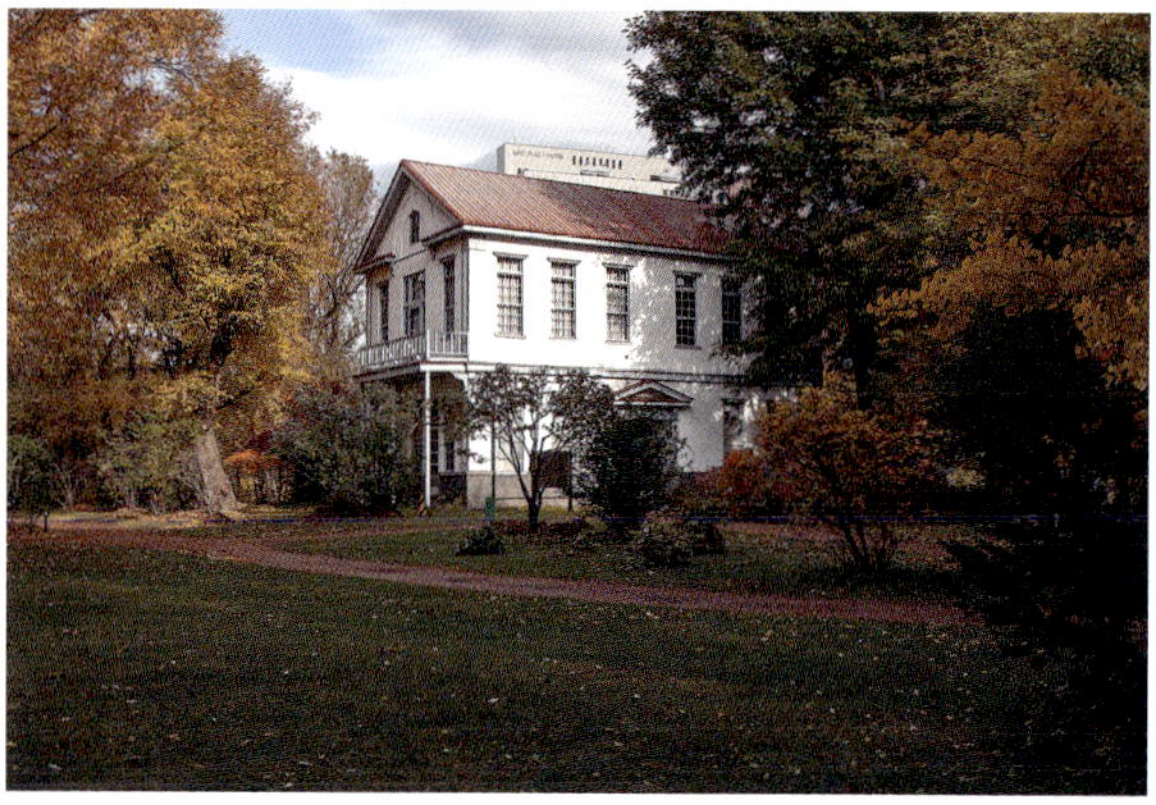

写真６　宮部金吾記念館

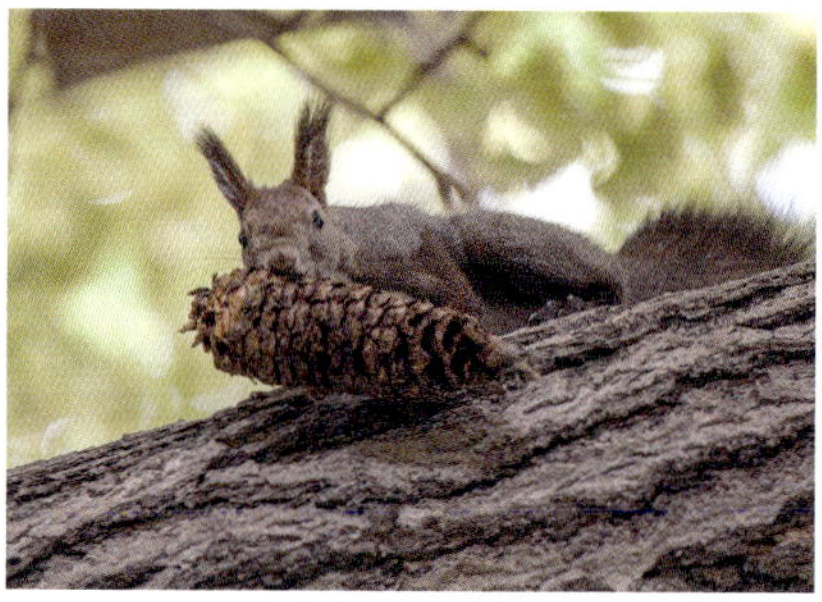

写真５　植物園内で出会った冬支度に忙しいエゾリス

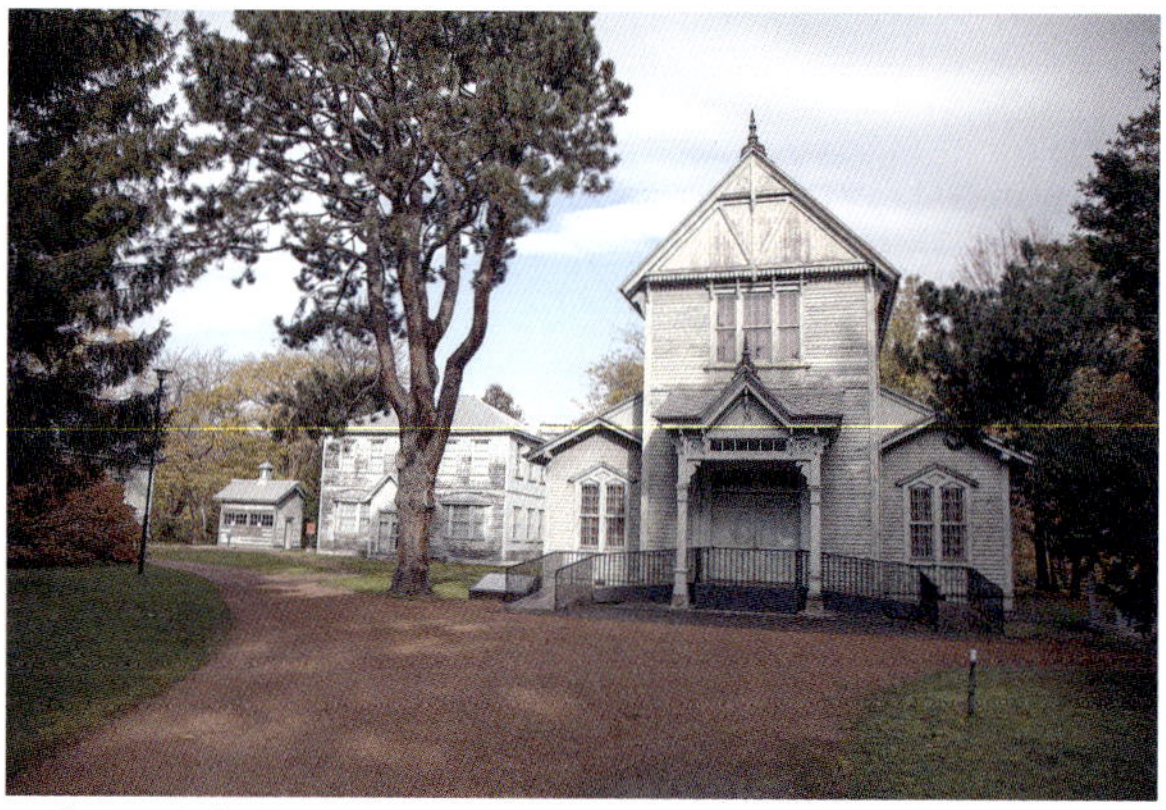

写真７　北海道大学植物園・博物館正面から

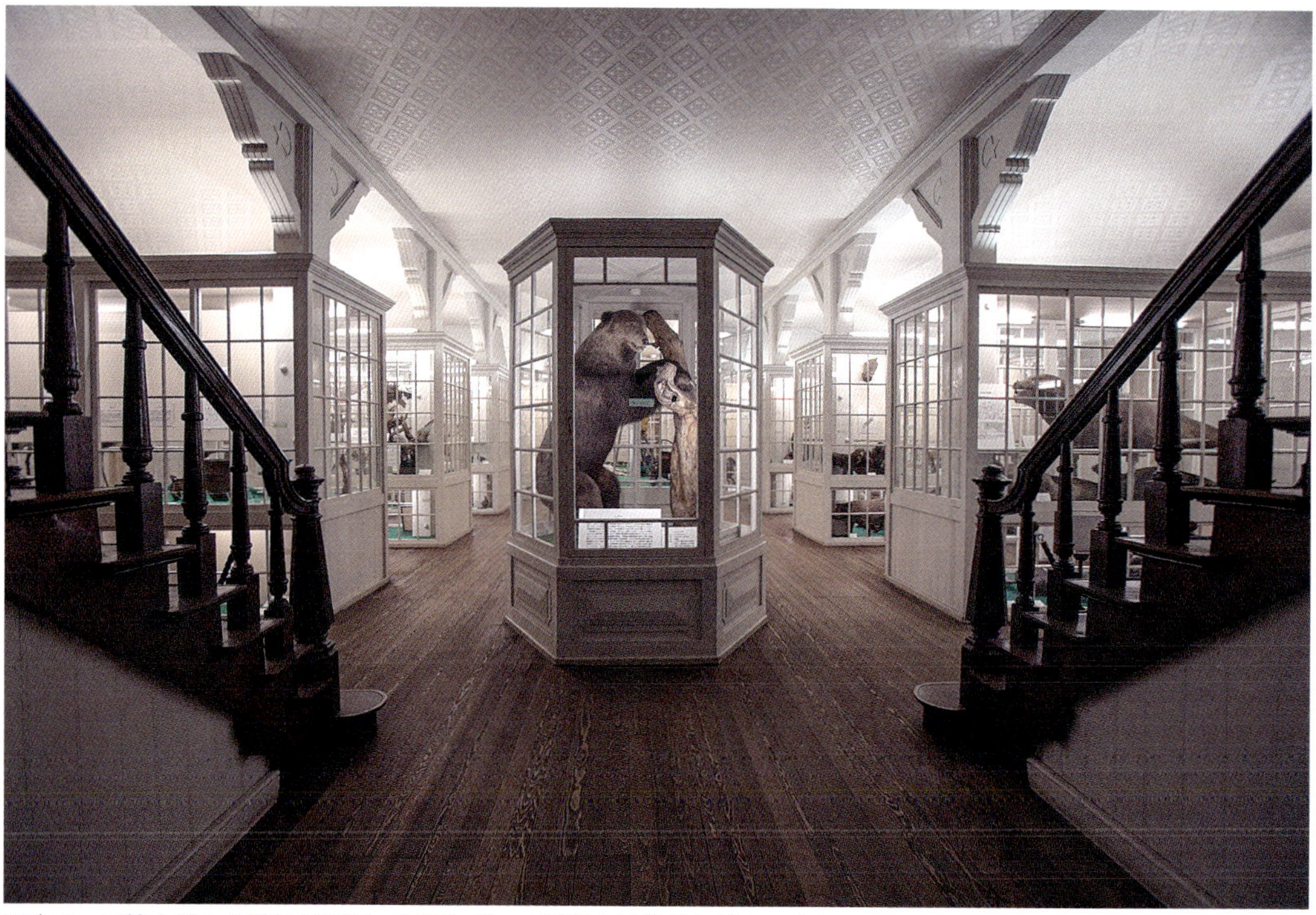

写真８　同館本館の１階展示風景。正面ヒグマの剝製が見学者を迎えてくれる

研究に寄与した。

さて、その宮部が最初から関与・設計し、生涯いつくしんだのが、北大附属植物園である。温室や花壇をわざわざ作るのではなく、北海道の自然植生を生かした樹木中心の同植物園に一歩足を踏み入れたとき、筆者は留学中、よく散歩したドイツの「市民の森」を思い出し、懐かしい気持ちでいっぱいになった。木々の枝をわたる涼やかな秋の風、九月上旬に早くも紅葉が始まり、エゾリスはドングリ集めに忙しい。ずっと森林浴していたくなる園内には、宮部が教鞭をとった札幌農学校植物学教室の建物が「宮部金吾記念館」として移築されている。軽やかに枝から枝へと飛び移るエゾリスを視界の隅に入れながら、小道をもう少し奥までたどると、これまた風情のある洋館「博物館本館」が見えてくる。当初から一八八二年に開拓使の博物館として建てられたため、内部の展示ケースと一体型の構造を持っている。入り口中央で見学者を威嚇するのは、明治時代に牧場を襲ったヒグマの剝製。一階奥にはこの植物園で余生を過ごした南極観測で活躍した樺太犬タロの剝製もある（写真5-8）。

一階の一般公開エリアから離れ、瀟洒な木製の階段を上った二階に、こちらは法医学ではなく、当然のことながら宮部以来の伝統ある農学部の教材として使われたのだろう、北大附属植物園所蔵のキノコのムラージュがたくさん、どれも近未来的にも感じられる丸みを帯びたガラスカプセルに入って、白い木製展示棚のなかに、人知れず、だからこそ褪色などもほとんどなく、鮮やかな色と光沢を保持したまま、おしゃまな姿で並んでいた（写真9-15）。

宮部金吾が伊藤を連れていった昆布採集フィールドワークと同様、キノコの研究を進めるにあたっても詳細な文字による観察記録や測定データはもちろん、写真やスケッチが不可欠になる。標本化の努力も怠ってはならない。伊藤が作った押し葉・押し花といった乾燥標本は、キノコであれば、いわゆる「干しシイタケ」の類になる。現在では凍結乾燥すなわちフリーズドライの手法が使われているが、水分が抜ければ、キノコ特有のあのピカピカした瑞々しさや輝くような色合いは失せてしまう。もちろんアルコールやホルマリン漬けにする液浸標本の手法も考えられるが、こちらも色や弾力を保持するのは難しい。刻々と変化する色合いや繊細でレースのような笠の構造を再現するには、キノコをムラージュにするのはうってつけだ。

筆者が知るかぎり、日本国内に二十世紀初頭に作られたキノコ・ムラージュを所蔵するのは、東大

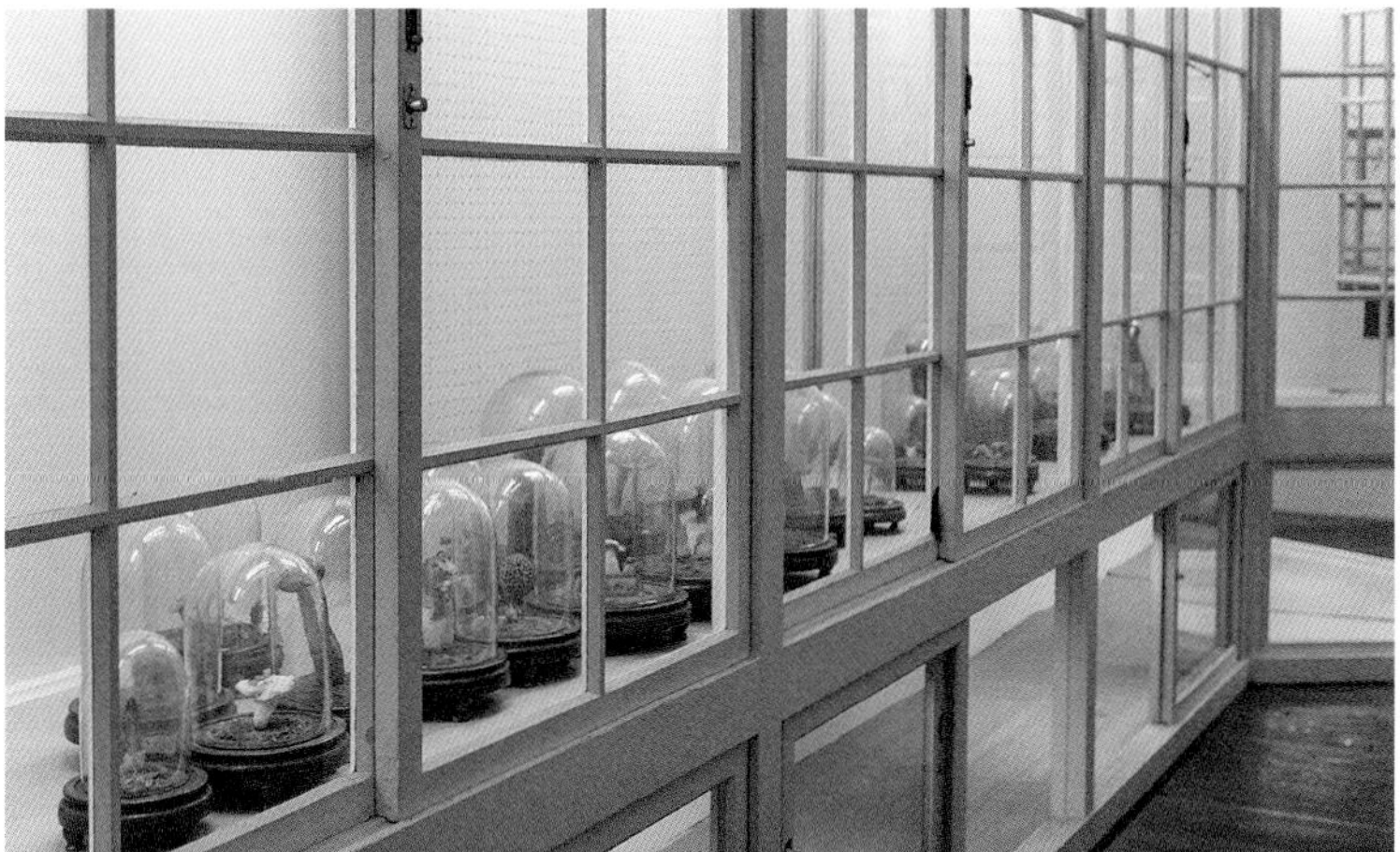

写真9　白い木製展示棚にあるキノコのムラージュ

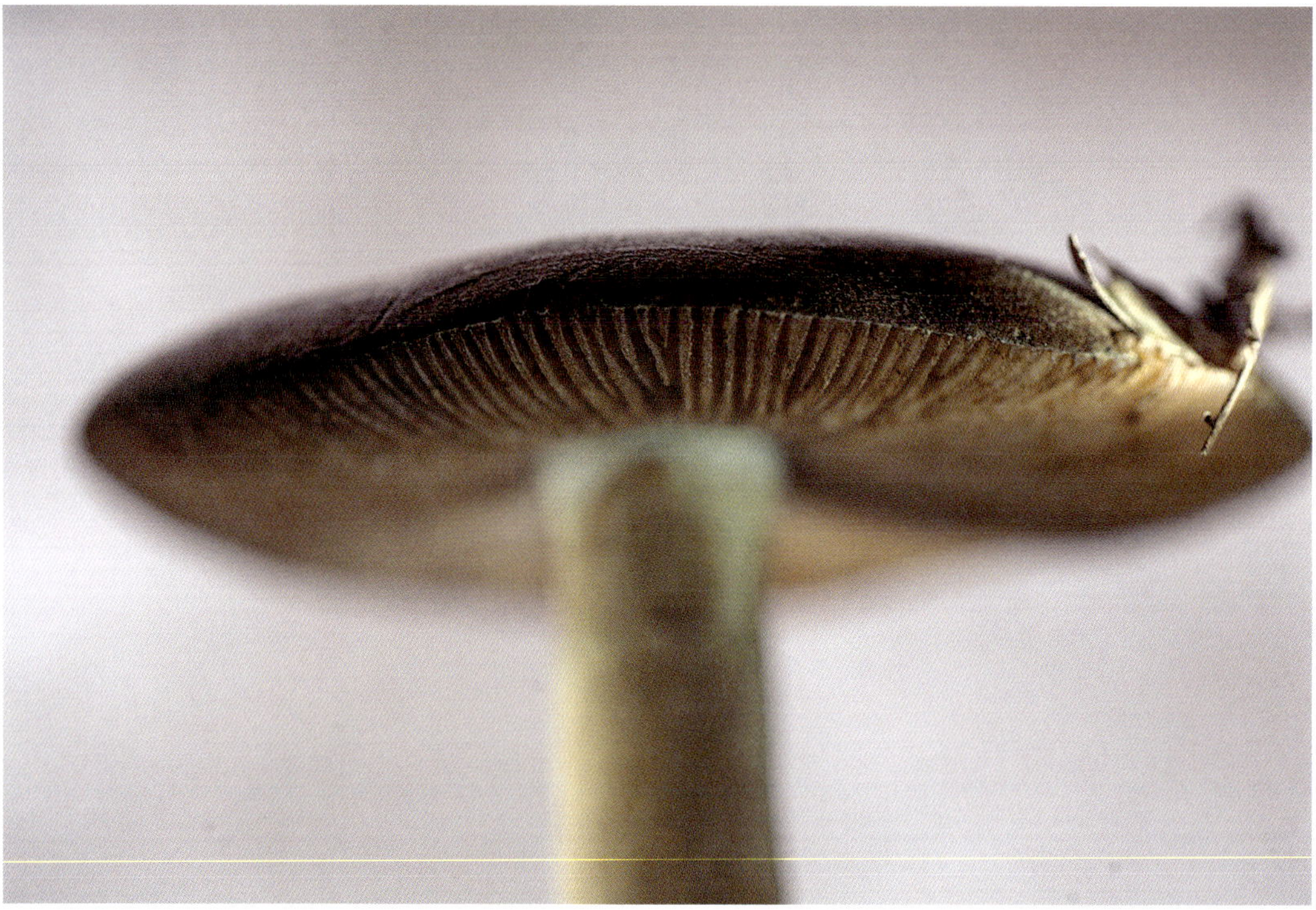
写真 10 《イッポンシメジ》

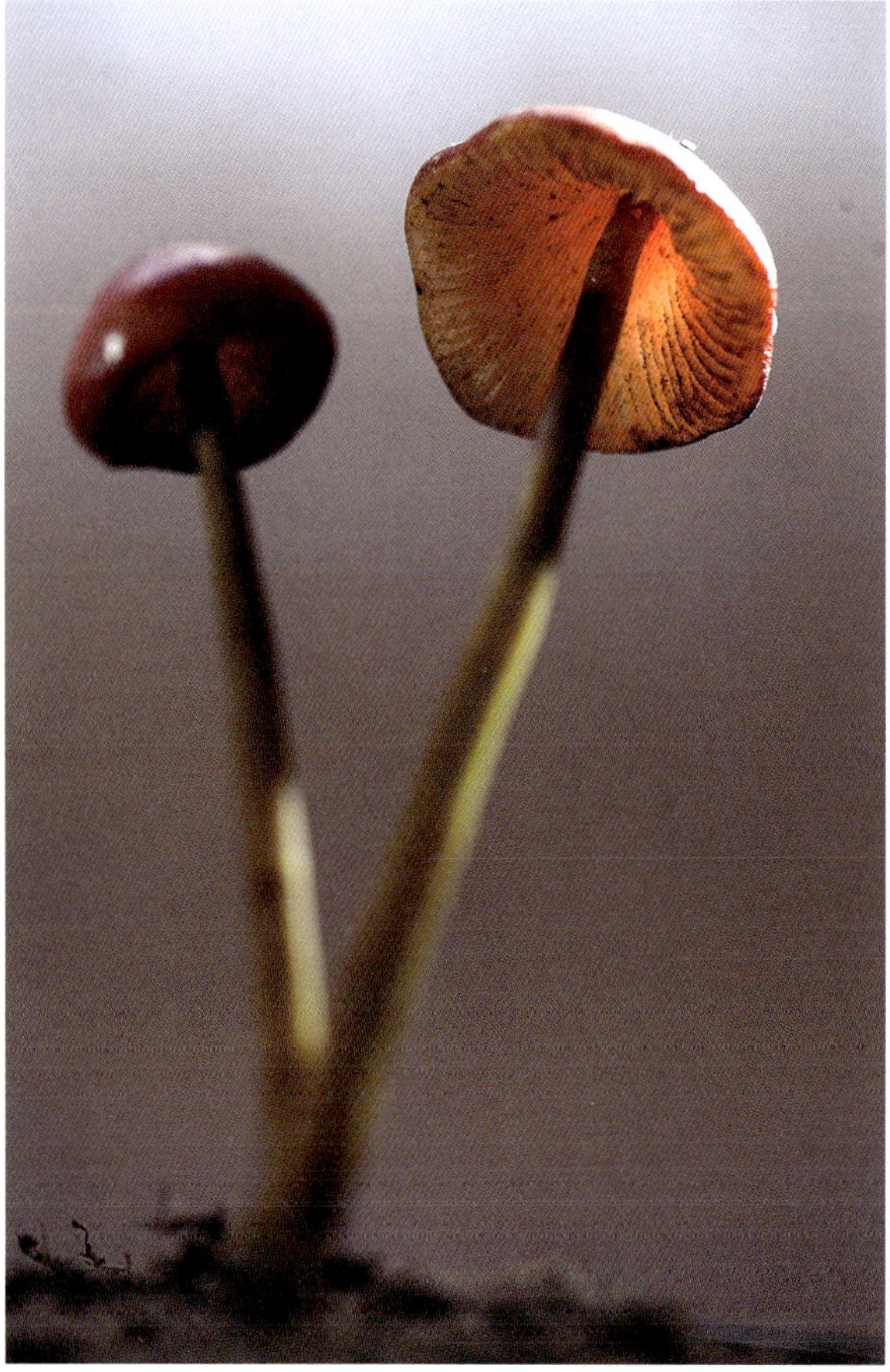
写真 11 《アカヤマタケ》

※すべて山越工作所製、北大植物園・博物館所蔵

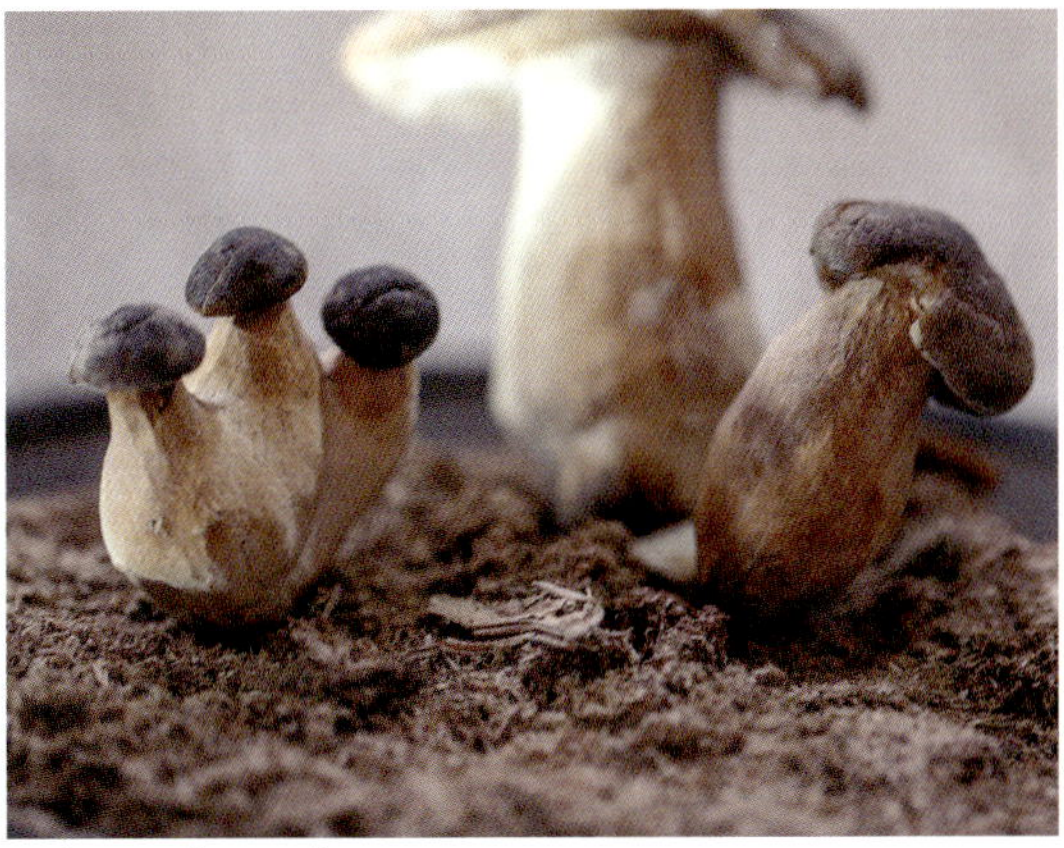

写真 12 《シメジ》

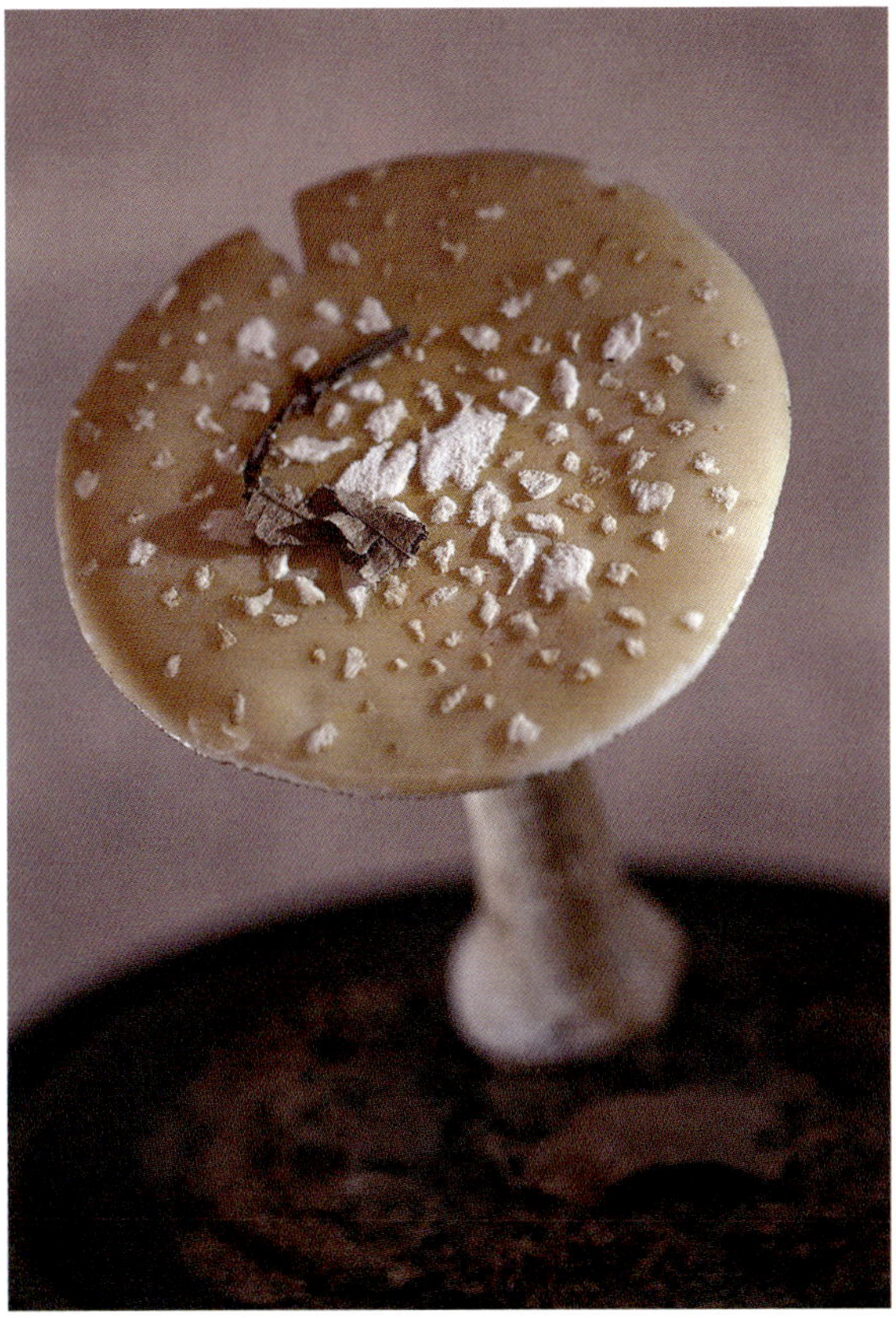

写真 13 《テングタケ》

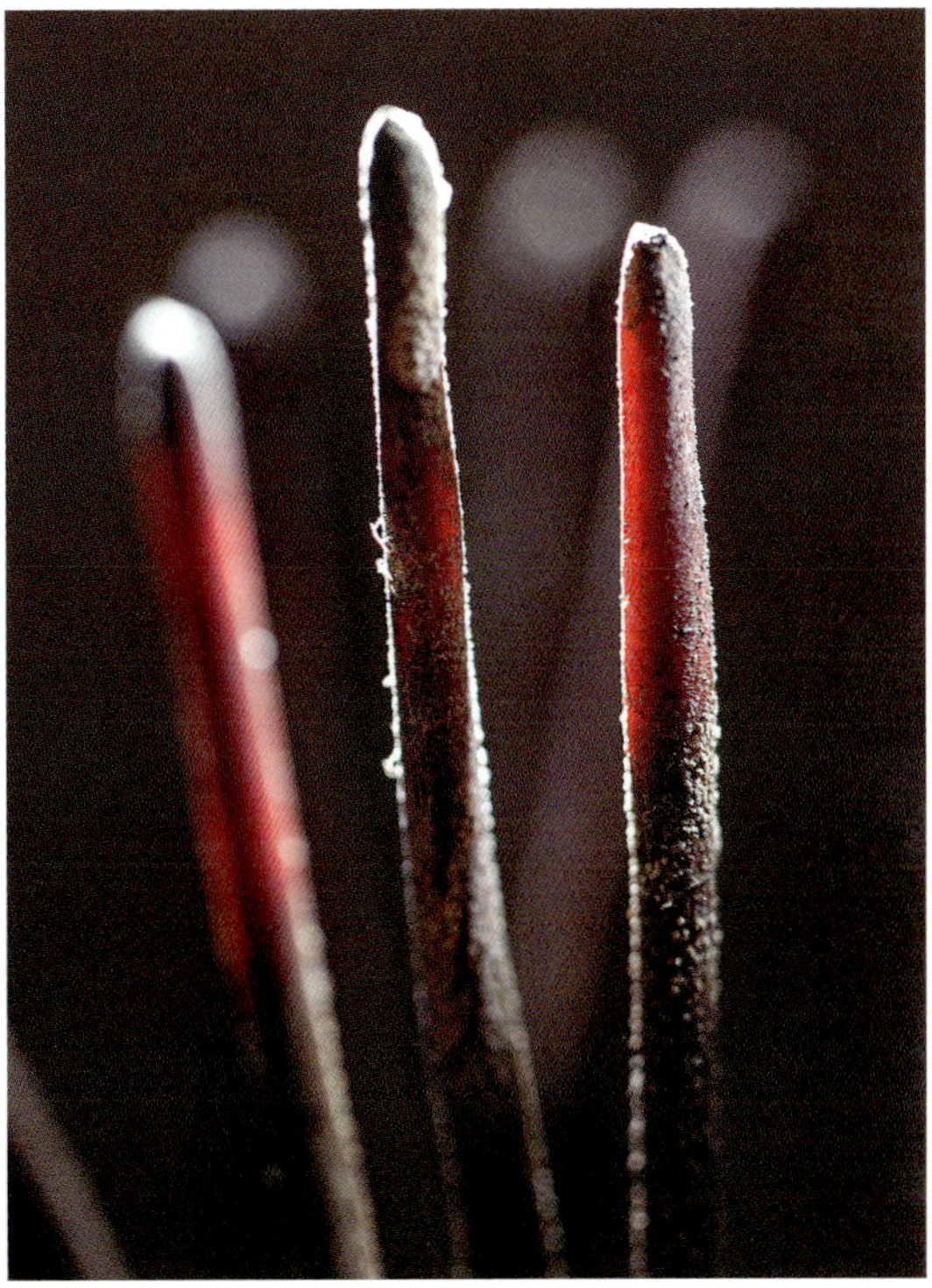

写真 14 《ベニソウメンタケ》

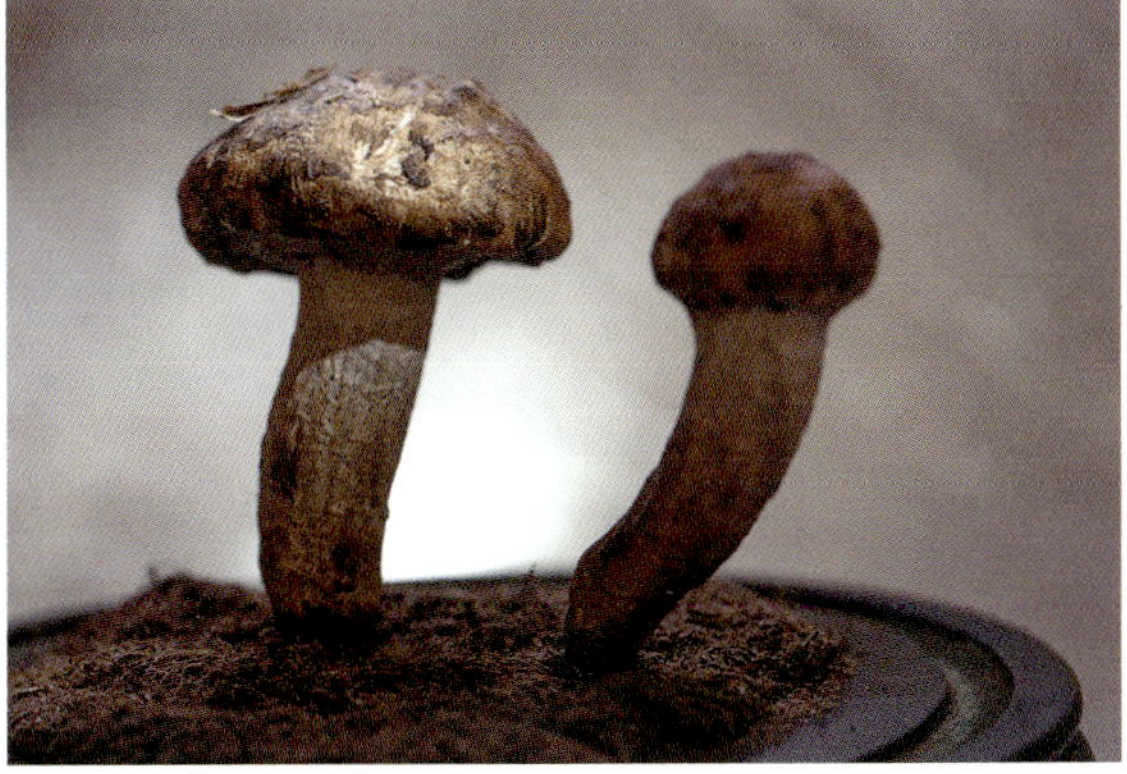

写真 15 《マツタケ》
アカマツと共生する、日本の最高級食用キノコ

医学部（法医学教室）、金沢大学資料館そして北大植物園の三カ所だけ、そして製作は、いずれも金沢の眼科模型のところで説明した山越工作所による。[15] その山越工作所製の金大資料館所蔵キノコ・ムラージュは、すでに同大バーチャル・ミュージアムで全容が公開されている。[16] 見比べていただくとわかるが、金沢大学のキノコ・ムラージュは再発見時の収蔵状態が影響し――おそらく湿気が原因となり――、残念ながら褪色とカビ被害が著しい。あろうことか本物のカビが生えてしまい、変色したものもあった（**写真16**）。対して比較的湿度の低い札幌、しかも直射日光が当たらない涼しい場所にガラスカプセル付きで保存されていた北海道大学のそれは、まだ艶やかでピカピカだ。もっとも多少の経年変化は免れず、蝋の重さでたわんだり、継ぎ目の針金が見えたりしているものもあったが、総じて元気である。それゆえ「猛毒」などと書かれた標本には、ついムラージュとわかっていても、触るのに躊躇してしまったほどだ。なお、台座に水苔のように敷き詰められているのは糸瓜《へちま》らしい。落ち葉を添えた演出もあり、なかなか可憐で粋な風情だった。

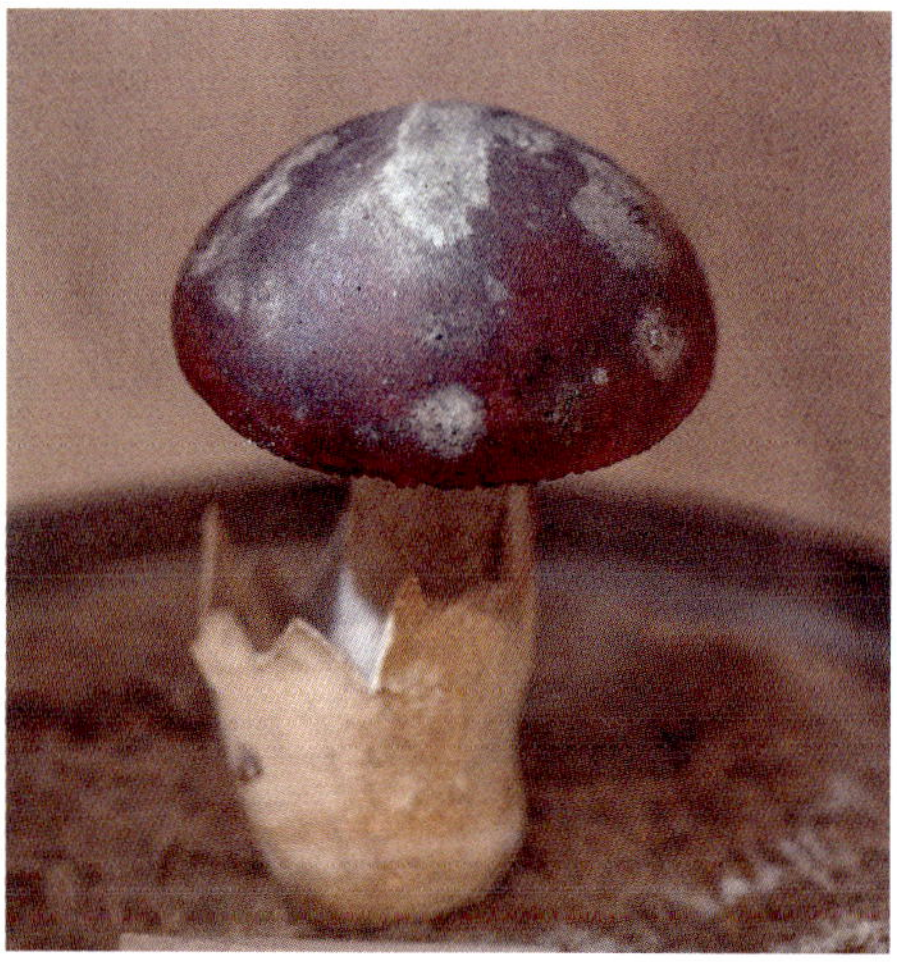

写真16　同じく山越製だが金沢大学資料館所蔵の《タマゴタケ》（名大企画展出展中の2013年10月撮影）。猛毒のテングタケ属のなかで例外的に食べられるキノコ

◉注

(1) *Katalog der von der Kaiserlich Japan. Regierung ausgestellten Gegenstände. Internationale Hygiene-Ausstellung Dresden 1911.*（鷗外文庫）

(2) なお、ムラージュ師・伊藤の名の読み方だが、このドイツ語カタログや土肥門下のドイツ語著作では彼のフルネームは常に「Tamotsu Ito」とローマ字表記されている（前注の書籍に綴じられたGruppe DカタログのS. 44ほか参照）ので、本書ではそれに倣った。もっとも、金大のムラージュには「Y. Ito」とイニシャルが入ったものもあり、音読み・訓読みに本人はあまりこだわらなかったのかもしれない。

(3) 中村克哉／安井広／浜口隆『明治殖産業の民間先駆者 田中長嶺の研究』風間書房、一九六七年もあわせて参照されたい。

(4) 母斑とは、俗にいう痣のことで、皮膚に異常な色が現れるものをさす。生まれたばかりの東洋人の赤ちゃんに見られる「蒙古斑」も太田母斑と同じ分類に入っている。

(5) 太田の後年書いたエッセー「ゲエテと医学」には、「僕は高等学校の時に少しくゲエテに炙し、之を専らにする為めに、学校を退かうと思ったことがある。舎兄が諭して曰ふにはゲエテは生物学を修めたからあの大をなしたのである。爾も其課程を続けなければならぬと」とある。『木下杢太郎全集』第十五巻、岩波書店、一九八二年。初出は一九三五年十月号の『文藝』四一六ページ参照。ゲーテと太田については、拙論「ゲーテと木下杢太郎 皮膚科学との関わりを中心に」、一―一二ページもあわせて参照されたい。

(6) 以下、太田のエッセー『森鷗外先生に就いて』による。

(7) 山口英世『真菌万華鏡』南山堂、二〇〇四年、二三四ページ以降を特に参照。

(8) 先頃、奇跡的に、オランダの研究機関で保管され、大切に植え継がれていた太田の原株を取り寄せ、約八十年後の里帰りと培養に成功した経緯は山口英世の著作に詳しい。たとえば山口「わが国医真菌学の祖」、同氏監修のVTR「医真菌学の歴史を訪ねて 太田正雄と真菌研究」（一九九六年）、および『真菌万華鏡』などを参考にした。

(9) 『朝日ジャーナル』第二巻四十号（一九五九年三月二十日）のインタビュー記事「ここに生きる三二　ムラージュ（医療模型）づくり 長谷川兼太郎さん」、六二ページ参照。

(10) 小野友道「図譜とムラージュ②　残ったムラージュ、消えたムラージュ」、『Visual Dermatology――目で見る皮膚科学』二〇〇八年二月号、一九二ページ。

(11) 進藤晋一「医界・文壇希有の超人 木下杢太郎・太田正雄博士」、一一ページ参照。

(12) 山口「わが国医真菌学の祖」、一四ページ参照。

(13) 作品成立については高輪沙羅『「ぞうのババール」ものがたり』日本放送出版協会、二〇〇三年参照。

(14) 吹春俊光「キノコ研究の古今東西」、佐久間大輔監修『考えるキノコ――摩訶不思議ワールド』所収、LIXIL出版、二〇〇八年、四九ページ以降参照。

(15) 一九一一年のドレスデン衛生博覧会の蝋製標本も、金大や北大所蔵のキノコ・ムラージュと似ているため、山越が関わった可能性も高い。しかし残念ながら、キノコ部門担当執筆者・製作者は不明である。

(16) 河原栄／佐久間大輔／加藤克／赤石大輔／古畑徹「四高のきのこムラージュ第二報――皮膚ムラージュの祖土肥慶蔵ときのこムラージュの達人山越長七郎」、『金沢大学資料館紀要』第七号（二〇一二年）、および金沢大学資料館アーカイブメニュー「きのこムラージュ標本」（三十一件）参照。

第6章

南へ 九州での挑戦

九州大学医学部皮膚科学教室

Moulagen gehen nach Süden:
Der kühne Versuch in Fukuoka
(Universität Kyûshû/Fukuoka)

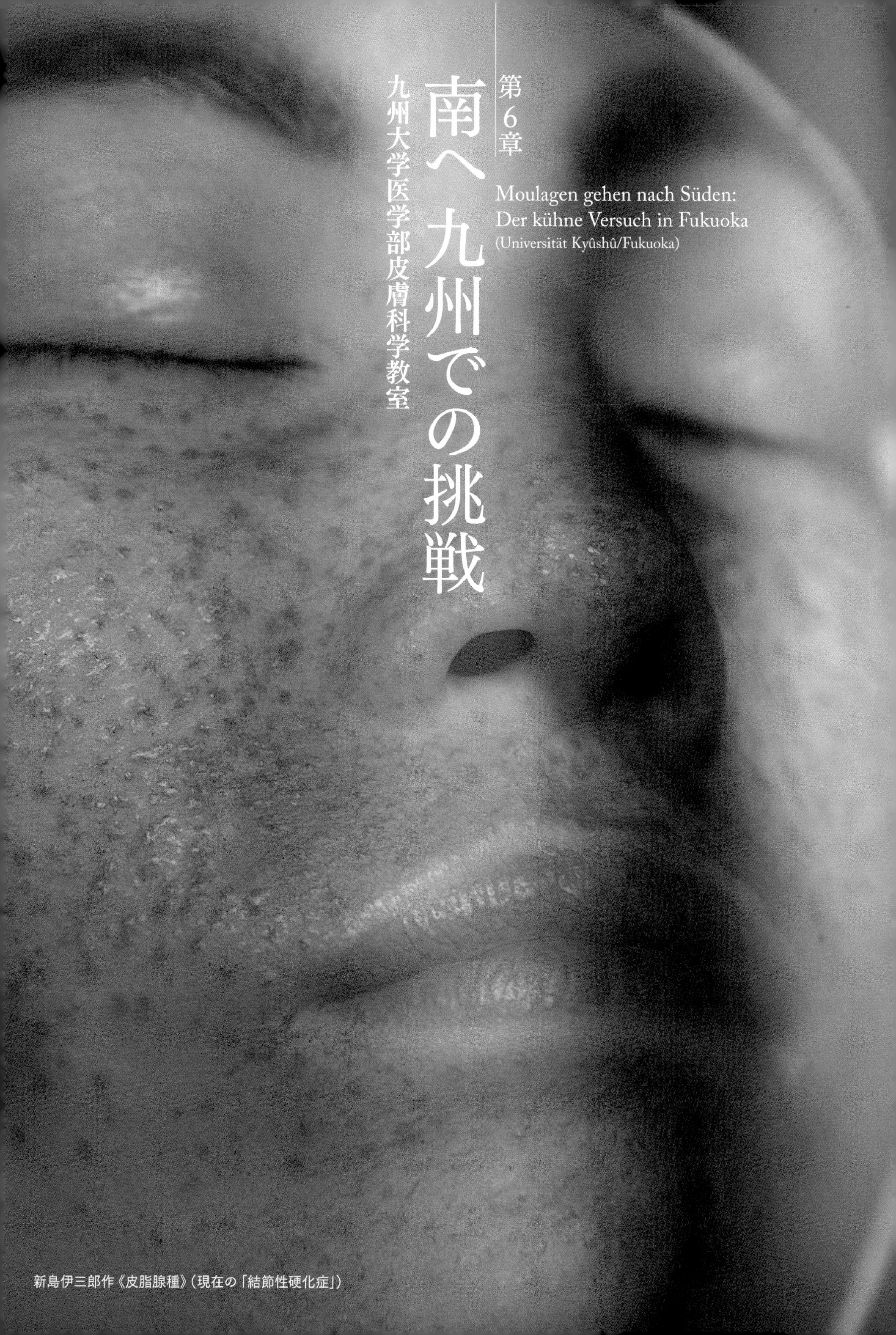

新島伊三郎作《皮脂腺種》(現在の「結節性硬化症」)

1　まずは九大ムラージュ師の師匠から　元寇画家・矢田一嘯

「ムラージュを追いかける旅」も半ばを過ぎた。関東・北海道・北陸を経て、今回は南へ、九州に飛ぶ。いま振り返ってみると、本務校の授業や学内外のさまざまな仕事も抱えながら五年間、ムラージュの調査と撮影によくぞ走り回ったものだと思う。タイトなスケジュールをかいくぐってやり抜けたのは、（天上におわしますのならば）きっと「ムラージュの神様」の粋なお計らいがあったのだろう。おそらくそのお計らいの一つ、二〇一三年の秋口、本業であるドイツ文学（ゲーテ研究）の集中講義を依頼され、著者は福岡で一週間余を過ごすことになった。箱崎キャンパスに向かう途中には、日本三大八幡宮の一つに数えられる筥崎宮がある。鎌倉中期、蒙古襲来すなわち元寇の折、神風が吹いて国難を克服できたことから、勝運の神様としても有名で、楼門には「敵国降伏」の額が掲げられている（資料1）。

この元寇を題材に、幅三メートル近い《元寇大油絵》（靖国神社遊就館所蔵）や《蒙古襲来絵図》などを書いた矢田一嘯《いっしょう》（本名・虎吉、一八五八―一九一三）という大衆画家がいる。特に後者の十四枚のパノラマ画は、福岡県浮羽町の日蓮宗本佛寺が所蔵する県の指定文化財になっているが、もともとは見世物興業用、つまり「使い捨て」の芸術作品だった。[1] パノラマ画とは、一七九四年にロンドンで生まれ、ヨーロッパではゲーテが生きていた時代、すなわち十九世紀初頭から流行した大衆芸術の一つで、三六〇度全周を一望できる特殊な娯楽用風景画をさす。[2] 見物人は、円筒形の建物「パノラマ館」内部にめぐらせた迫真の大画面を、中央に据えられた物見櫓に登ったり、壁面に添って歩いたりしながら鑑賞する。日本初のパノラマ館は、一八九〇年に上野で開業、まもなく浅草、続いて大阪、京都、熊本など全国に普及した。横浜生まれの矢田は、十五歳で上京し、最初は日本画家・菊池容斎（一七八八―一八七八）に入門するも、八二年頃から数年、アメリカ・サンフランシスコに滞在し、現地で流行していたパノラマ画や写実画を修得した。帰国早々、彼が手がけた仕事が「上野パノラマ館」での戊辰戦争を題材にした《奥州白川大戦争図》、続いて九州初の「九州パノラマ館」（熊本）での《西南戦争図》だった。[3] 見学者の視点を計算して描かれた、大スケールの迫力ある壁画は、しかし次の興業のために塗りつぶされるか、剥がされてしまう。置き場所もないから、通常は残らない。現存する彼のパノラマ画は、元寇記念碑建設功労者であり、本佛寺の住職でもあった佐野前励が矢田に依頼して制作させた作品群である。劇画風との批判もあるが、確かなデッサン力、躍動する戦闘場面を切り取るイメージの豊かさと遠近法を生かした構成力には圧倒される。

そんな時代の寵児、流行パノラマ画家の矢田が福岡に引っ越してきたのは一八九六年頃らしい。博多櫛田神社で彼が描いた元

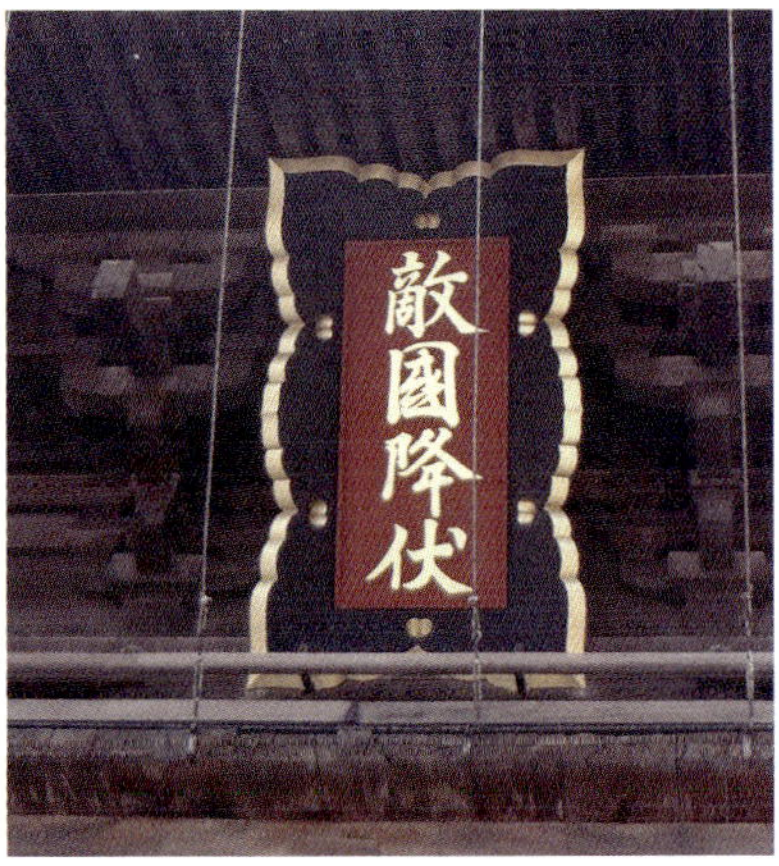

資料1　「敵国降伏」の額（著者撮影）

寇大油絵の公開も始まっていた。ちょうど博多人形師たちの研究会「温故会」が発足した時期とも重なって、矢田は請われるまま、彼らに解剖学に基づく人体表現や構成、着色技術などを伝授した。また有毒色素による中毒事件を受け、博多人形制作に適した無害の着色顔料を発明している（一九〇五年）[4]。実業家にはアメリカ仕込みの英語を教え[5]、九大教授たちとも交流があった矢田は、医学部から解剖図の発注を受けたのを機に、博多人形師たちのために、京都帝国大学福岡医科大学（九州大学医学部の前身）の外科学教授・桜井恒次郎（一八七二―一九二八）による解剖実習を伴う講義もアレンジした。その講習会には名人・白水《しろうず》六三郎（生没年不明）や小島與一（一八八六―一九七〇）[6]の若き日の姿があった。そんな立体の人形、いわば造形芸術にも関心と理解があり、日本画家にも洋画の指導をいとわなかった矢田に、後の九大専属ムラージュ師になる新嶋 嘯風《しょうふう》こと本名・新島伊三郎（一八八九―没年不明）が絵を習い始めたのは、一九〇一年頃のことだった。

2　初代教授・旭憲吉　西日本皮膚科の祖

とはいえムラージュ師の活躍の場は、皮膚科なしには始まらない。新島の仕事場となる九大皮膚科教室は、一九〇九年に初代教授・旭憲吉（一八七四―一九三〇）が、京都帝大福岡医科大学に着任したのを始まりとする（資料2）。旭は土肥の最初の門下生で、東大医学部卒業後、助手（いまの助教）を務めていた。新進気鋭の教授・土肥の気難しさ絶頂の時期だったらしいが、どんなに小言を言われ、叱られても気にせず、癇癪も起こさず、毎日土肥の眉間の皺を目安に「教授の天気予報」なぞ出しながら、飄々と務め上げた伝説の助手だった。もっとも彼が鼻歌を歌いながら、教材を抱えて午後の教室に足を踏み入れた途端、その日に限って早く到着し、何もない講堂で手持無沙汰で待たされていた土肥に「馬鹿ッ！」と一喝され、後ろに飛び下がりクルクル回ったという「旭の三間跳び」は、長く教室の語り草となった。「一陣の突風に地上の木の葉が舞ひ上がると云ふ風に、旭は無言、気抜けの様な顔で、足も床に附かぬ様にふらふらと周り右して、廊下の方に出て行った」[7]そうな。旭が医局長になっても、医局でウイスキーを傾けているときに土肥が入ってきたので全員起立、その瞬間に旭がボトルを慌てて指で挟んで机の下に隠したのを、旭の後継者として九大二代目教授になる皆見省吾（一八九三―一九七五）が目撃し、「実に愉快な先生だった」[8]と回想している。〇三年から三年間、ドイツ語圏（主に当時オーストリア＝ハンガリー

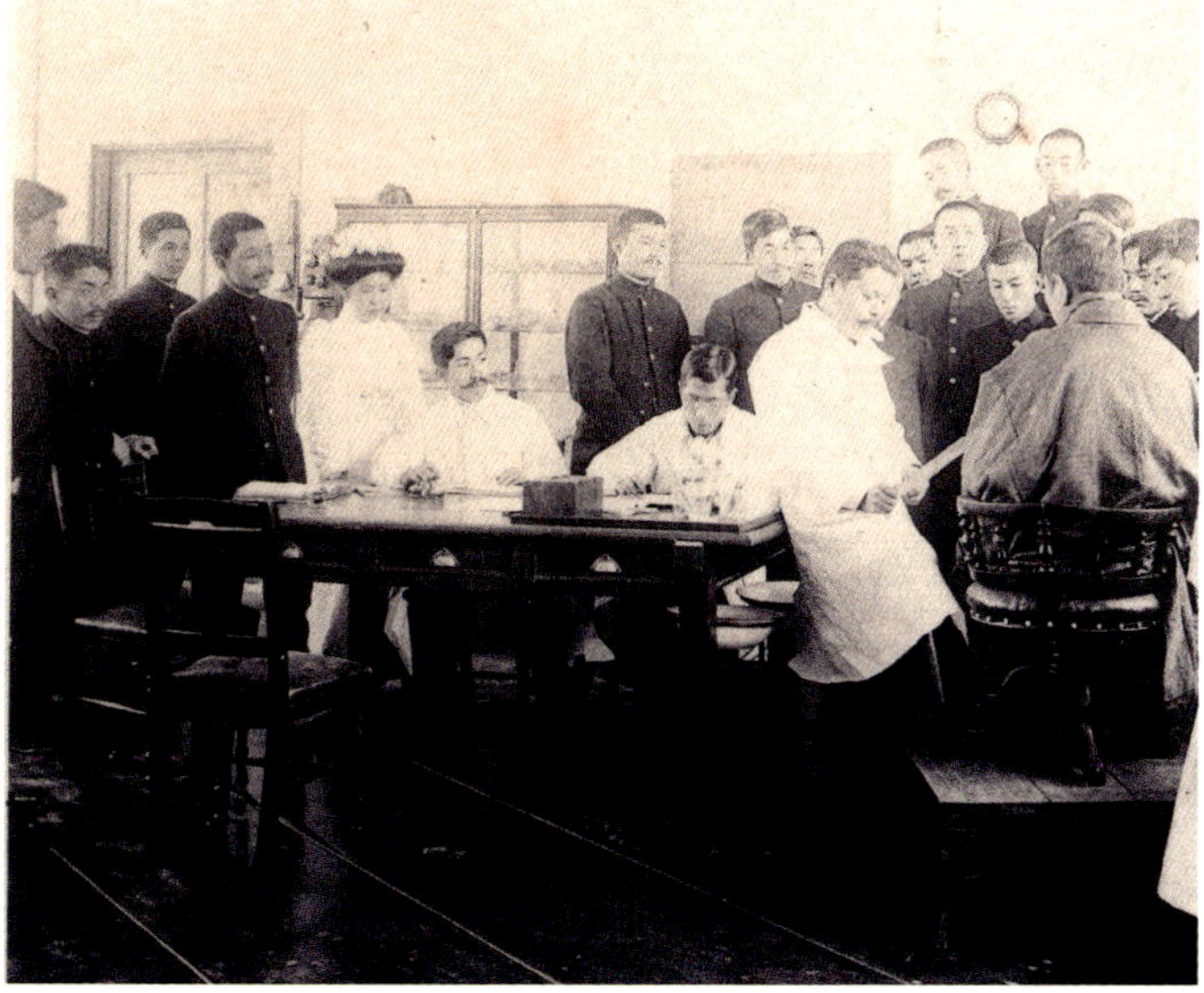

資料２　皮膚科外来臨床風景
机に軽く腰かけ、診察しているのが旭教授
（九大文書館所蔵）

領だった現チェコのプラハ大学を拠点）に遊学し、帰国後すぐに福岡に赴任した。西日本で皮膚科を専門とする最初の教室であり、ゆえに旭は「西日本皮膚科の祖」といえる。開室前の状況を、当時『西日本新聞』編集長だった亀頭鎮雄（一九〇一―九〇）が、名調子で語っているので、彼の『九大風雪記』からそのまま引用しよう。

ミナト長崎を始め門司、下関は外国航路の巨船が頻繁に出入りしていた時代、そして船乗と花柳病はつき物に決つていた時代には、西日本に花柳病は猖けつして梅毒第三期裏天鼻の男女は多かつたものだが、医専にも皮膚科はないし、まして開業医に皮膚科専門があろうはずがない。花柳病患者で金のないのは放つたらかし、金のあるのは京都、東京の医科大学までかけて治療を受けたものである。(9)

いまでこそペニシリンなど抗生物質があるので見なくなったが、梅毒第三期といえば、感染後三年から十年を経ており、皮膚・筋肉・骨にゴムのような腫瘍《ゴム腫》ができたり（写真1）、獅子鼻の反対の「裏天鼻」、すなわち鼻が欠けたりする症状が出る。殺到する患者を一人ではとてもさばききれないと悟った旭は、各地を飛び回り、開業医への講習会を開いて、皮膚科学の知識を伝授した。これも新聞記者・亀頭の言葉だが、「皮膚科の患者は病院のうちでも上客とは言えない。梅毒、淋病だって綺麗ではないがレプラ〔ハンセン病〕となるといっそ悲惨だ」。そんな患者たちに日々親切に向き合えた理由として、旭が敬虔な仏教徒だったことを亀頭は指摘する。旭は医科大学のスタッフおよび学生で組織される九州大学仏教青年会（仏青、一九〇七年発足）の初代会長を務め、博多承天寺内祥勝院に設置された施療院では、率先して診療をおこなった。日蓮宗とも縁の深い画家・矢田とはこのあたりで接点があったのかもしれない。

旭が手を差し伸べた貧困者層が、どれほど困窮していたかを示す例として、九大には珍しい《水癌》（Noma）の少女のムラージュがある（写真2）。栄養状態が非常に悪い子どもの歯肉や口角から進行性の壊疽を引き起こす深刻な口内炎で、本当の「癌」ではない。ひどい栄養失調によっておこる激烈な細菌感染を起こしたこの少女は、おそらく余命数日だったろう。かつては死病と恐れられたこの難病は、一九五五年以降激減し、いまの教科書には載っていない。すなわち現在ではムラージュでだけ観察できる古典的疾患の一つである。

また衆生済度を念願した旭は、毛のない人への同情から、育毛薬「玄華（のち旭華と改名）」を発明した。彼の主要研究業績は脱毛症の治療、そして線状皮膚炎の研究などが挙げられるが、美容の専門家としても知られた。もっとも皮膚科を美顔科と誤解して受診してきた美白願望の強い女性患者を前に、「僕の顔をご覧、顔の色が白くなるものなら僕が真っ先に白くなりますよ」(10)と鷹揚に答えた旭の顔を、彼女はじっと見て、肩を落として帰ったという。

3 新島伊三郎のムラージュ

さて、九大皮膚科のムラージュ師・新島については、ほかのムラージュ師同様、詳しい経歴は不明である。現在の福岡市赤坂に生まれ、福岡市商業学校を中退。それと前後して、十代前半から矢田に油彩画を師事した。彼がまだ若い頃に描いた肖像画《貝原益軒》（一九一三年作）は、師匠・矢田の晩年の作品《野村望東尼》と対で、同校が掲げる実在の男性・女性の理想像として福岡中央高等学校同窓会が所蔵する（写真4・5）。ちなみに新島は福岡美術会（活動期間・一九二一―四三年）の創設者の一人でもあった。ところで同校は、博多人形との関わりで、貴重なコレクションをお持ちである。ここでお目にかけるのは、小島たちの同僚[11]で、博多人形の「革新児」と呼ばれた井上清助（一八六七―一九二二）創業の「井上式地歴標本製作所」による最初期の学校用教材、「日本や世界の風俗・服飾標本」（一九一〇年）のうち《日本の女性と男性》。第9章のドレスデンで再度言及するが、この二体の佇まいを覚えておいてほしい。

そんな新島が京都帝大福岡医科大学すなわち現在の九大医学部皮膚科でムラージュ製作を開始するのは、大学設置とほぼ同時、一九〇九年あたりからだ。記録では七百点ほど製作したとあり、九大皮膚科学教室には彼のムラージュが百二十

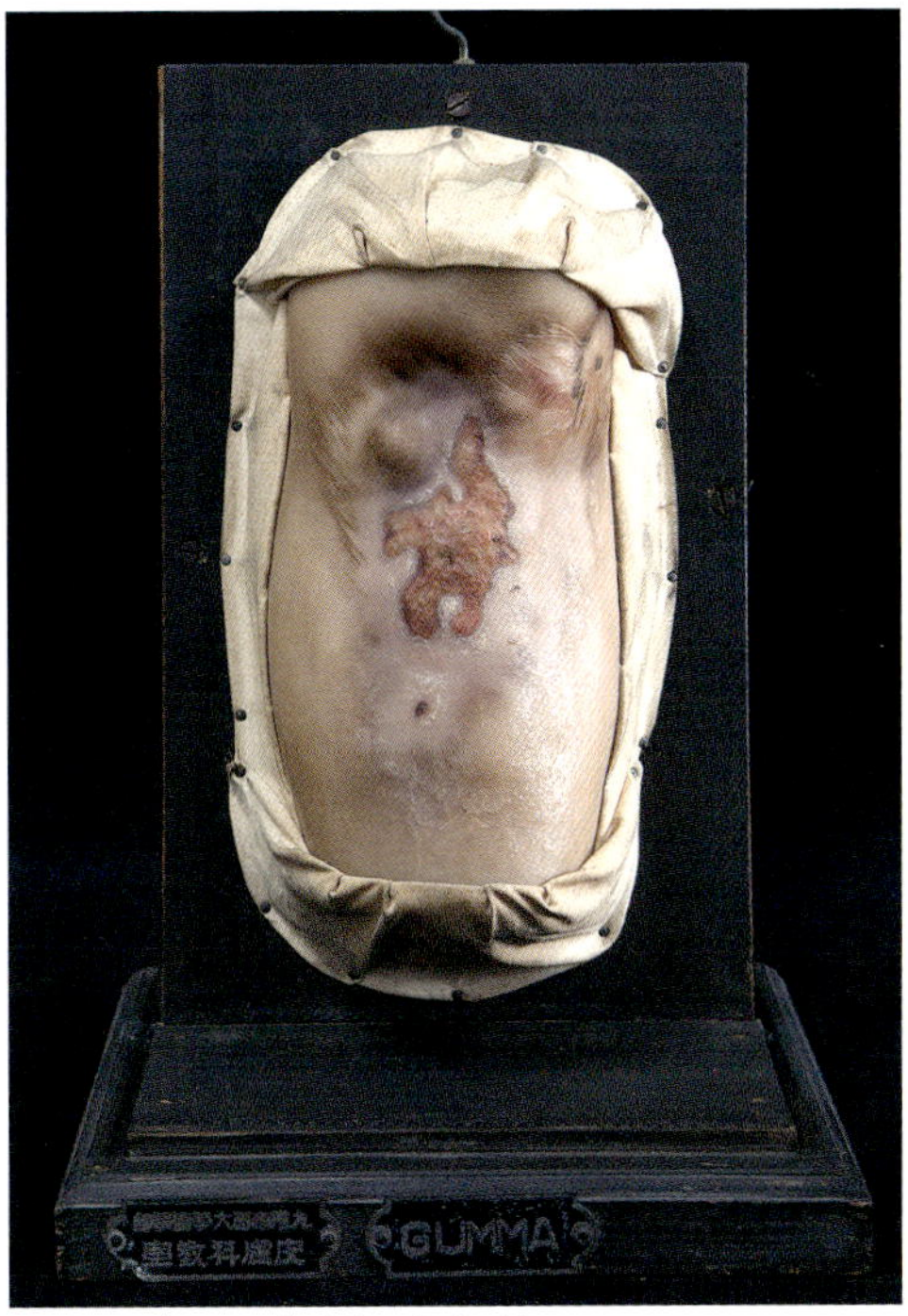

写真１《ゴム腫》（第三期梅毒）

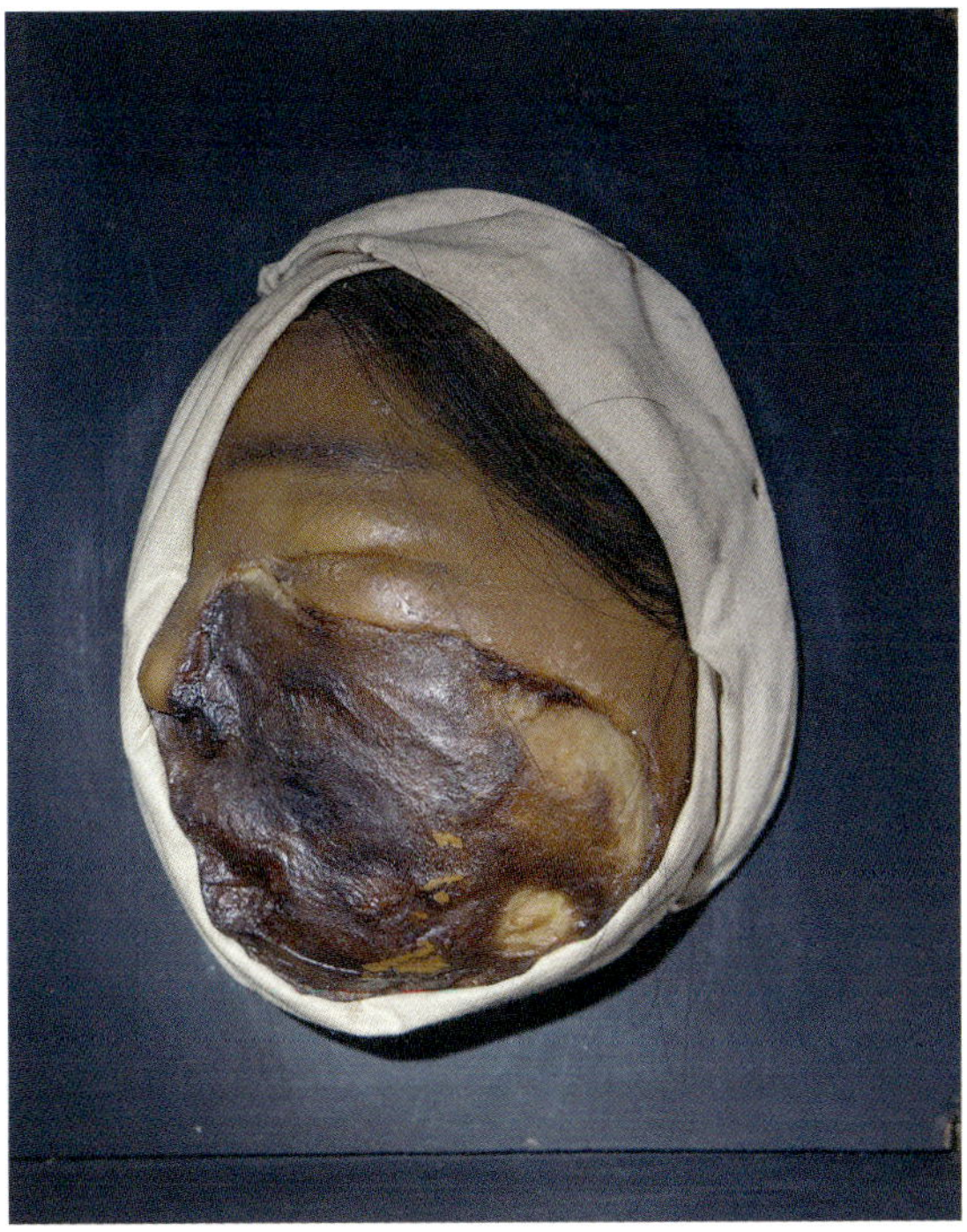
写真2-①《水癌》の少女

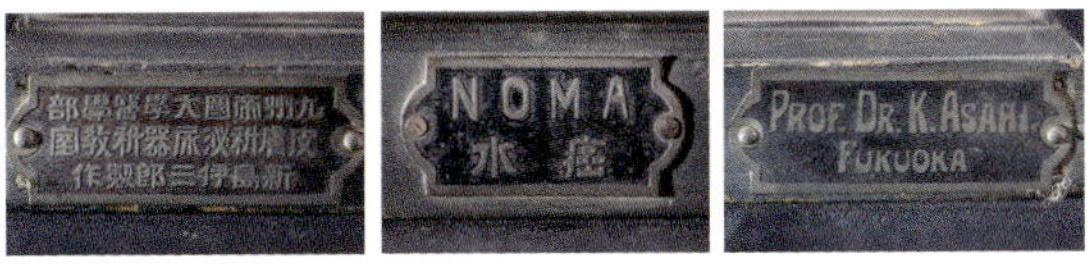

写真2-②《水癌》のプレート

※本章のムラージュはすべて九州大学専属ムラージュ師・新島伊三郎作、写真６を除き、九大皮膚科学教室所蔵

点ほど（保存状態の悪いものを含めると二百点ほど）が現存する。なお、新島は例外的に伊藤に師事していない。かつて土肥がウィーン仕込みの基礎技法を伊藤に伝えたように、旭が東大で見よう見まねで覚えた伊藤のムラージュ製作法を新島に伝え、またムラージュ同様、石膏型を導入した博多人形制作なども参考にしながら、試行錯誤を重ねていたようだ[12]。保存状態のいいムラージュは、正面にガラスがはめ込まれた黒塗りの木箱に入っている。ガラスの下枠には、通常三つの小さなプレートが打ち付けられている。右に発注者である旭の名がドイツ式で Prof. Dr. K. Asahi と、左には「九州帝国大学医学部皮膚科泌尿器科教室」のムラージュ師である新島伊三郎の名が日本語で、そして中央は症例がドイツ語（またはラテン語）と日本語の二カ国語併記で示されている。

その新島の傑作に数えられる一つが、《表皮癌》こと基底細胞癌患者の表情だ（写真7）。現在の九大皮膚科教室第六代教授・古江増隆氏によれば、「右鼻翼に黒色調の病変があり、中央に潰瘍がある。右の鼻翼は破壊されている。中央の潰瘍を黒色調の結節が取り囲む臨床像は基底細胞癌に特徴的な所見である」[13]。五十代、いや還暦前後だろうか、病状に困っているというより、ムラージュの石膏取りがいやで逃げ出したいような表情の立体造形は、リアルすぎて、不謹慎ながらユーモラスに見えてしまう。しかしこの傑作に近づき、目を凝らすと、白い被布と蝋模型の間の留め具が外れている部分があり、このまま重力がかかり続けると、いつか自然に分離し、落下する危険が高い。頭頂付近の蝋表面には崩壊の予兆である、小さな亀裂も入っている。実は二〇

※写真 3-5 は福岡中央高等学校同窓会所蔵

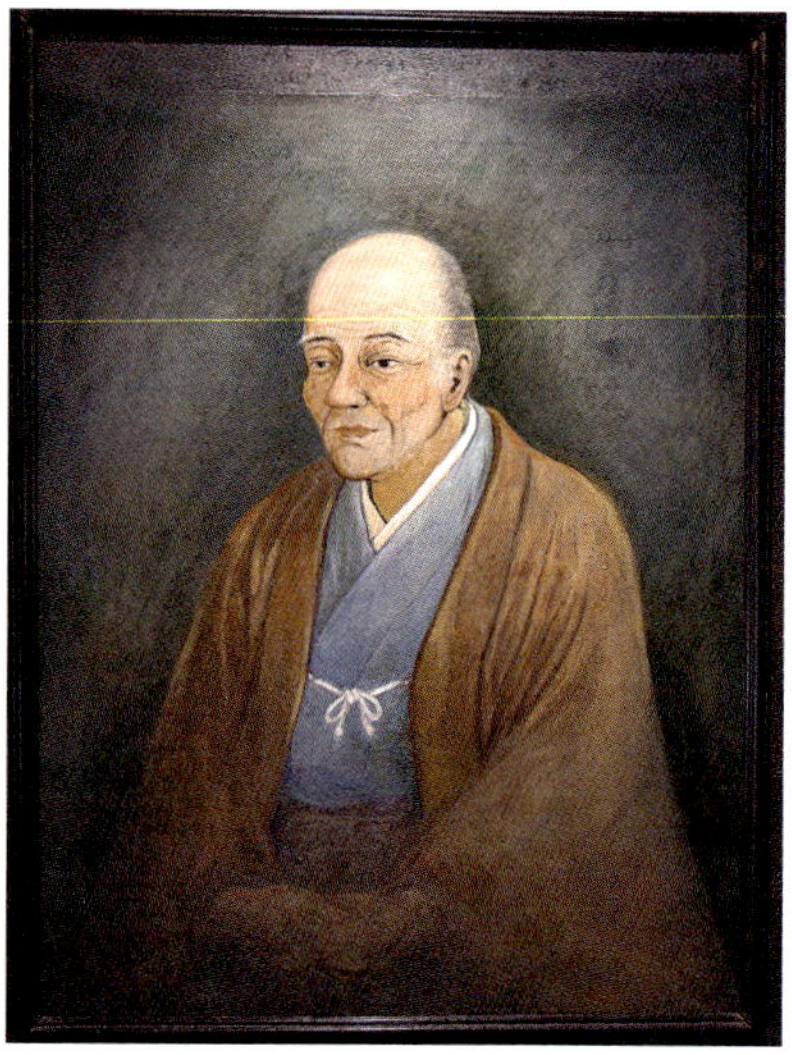

写真 3　新島嘯風画《貝原益軒》

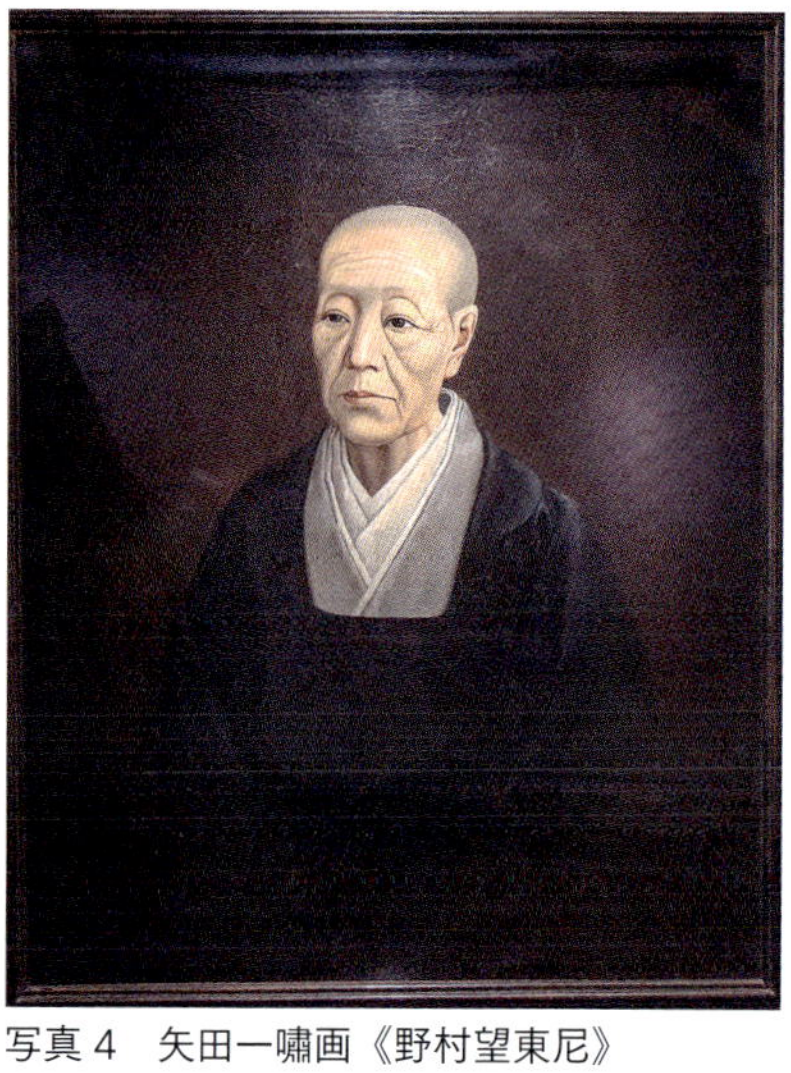

写真 4　矢田一嘯画《野村望東尼》

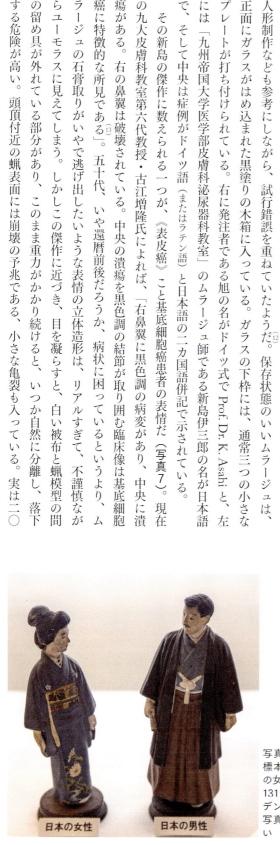

写真 5　井上式地歴標本製作所製《日本の女性と男性》
131 ページのドレスデン衛生博覧会展示写真と比較してほしい

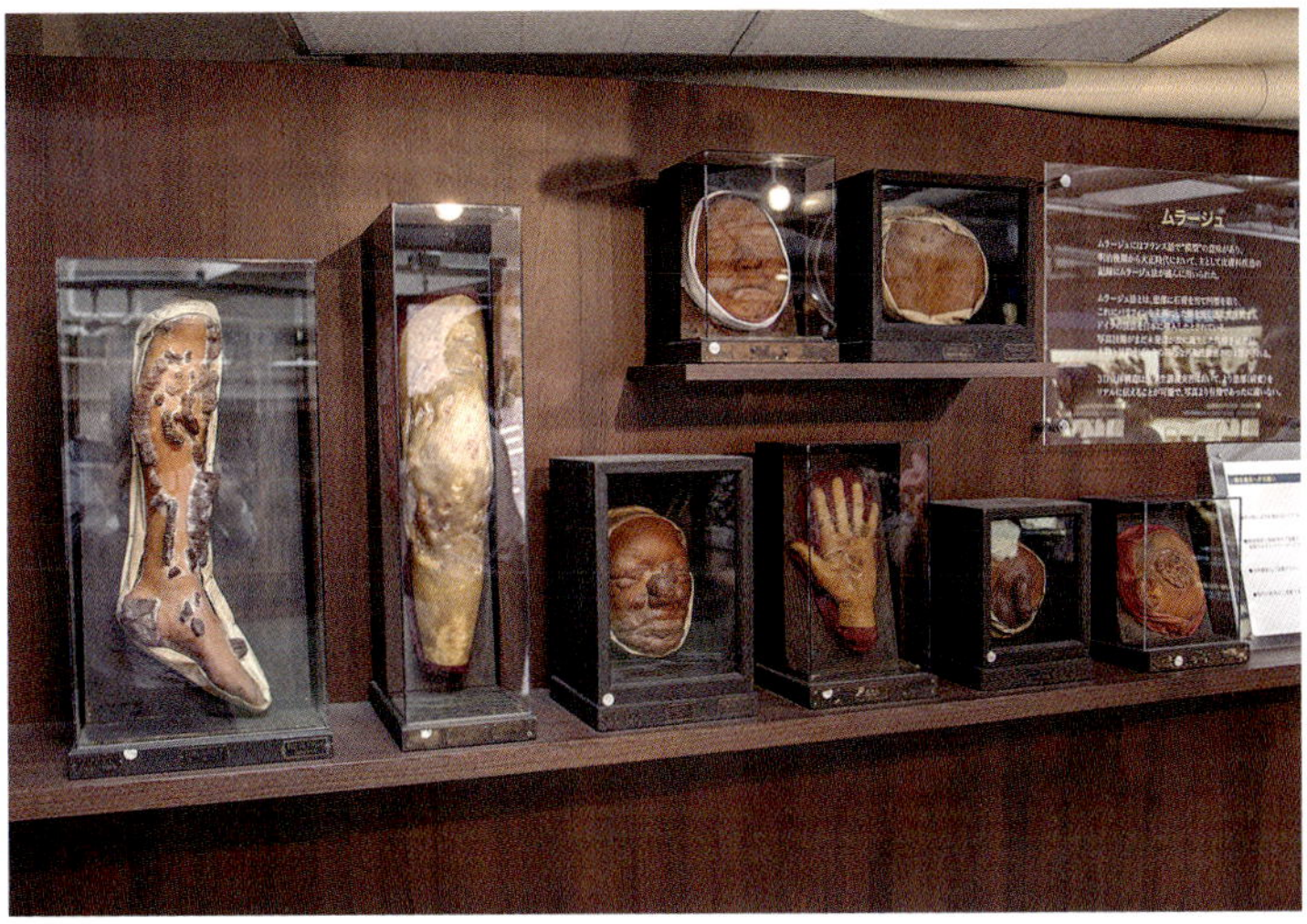

写真６　九大「人体病理ミュージアム」（一般非公開）
入り口付近に新島の作った初期ムラージュが複数展示されている。通常の白布ではなく、有色（紫や茜色）の布も使用しているのが珍しい（九大病理学教室所蔵）

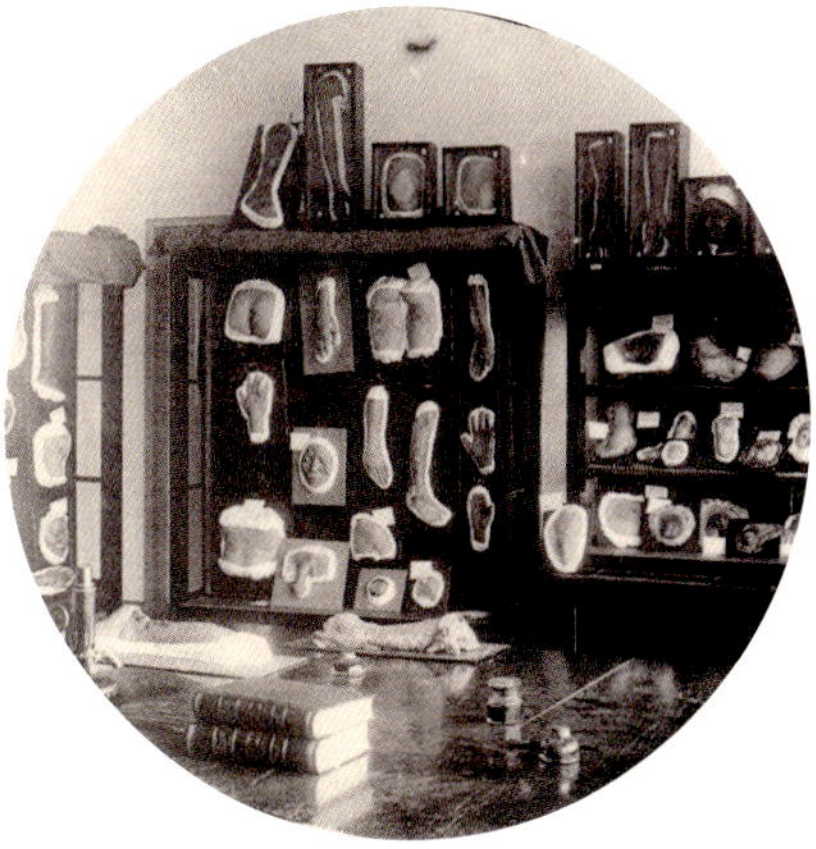

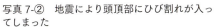

資料３　蝋模型室写真（九大文書館所蔵）

写真 7-①　新島の代表作《表皮癌》
（現在の「基底細胞癌」）

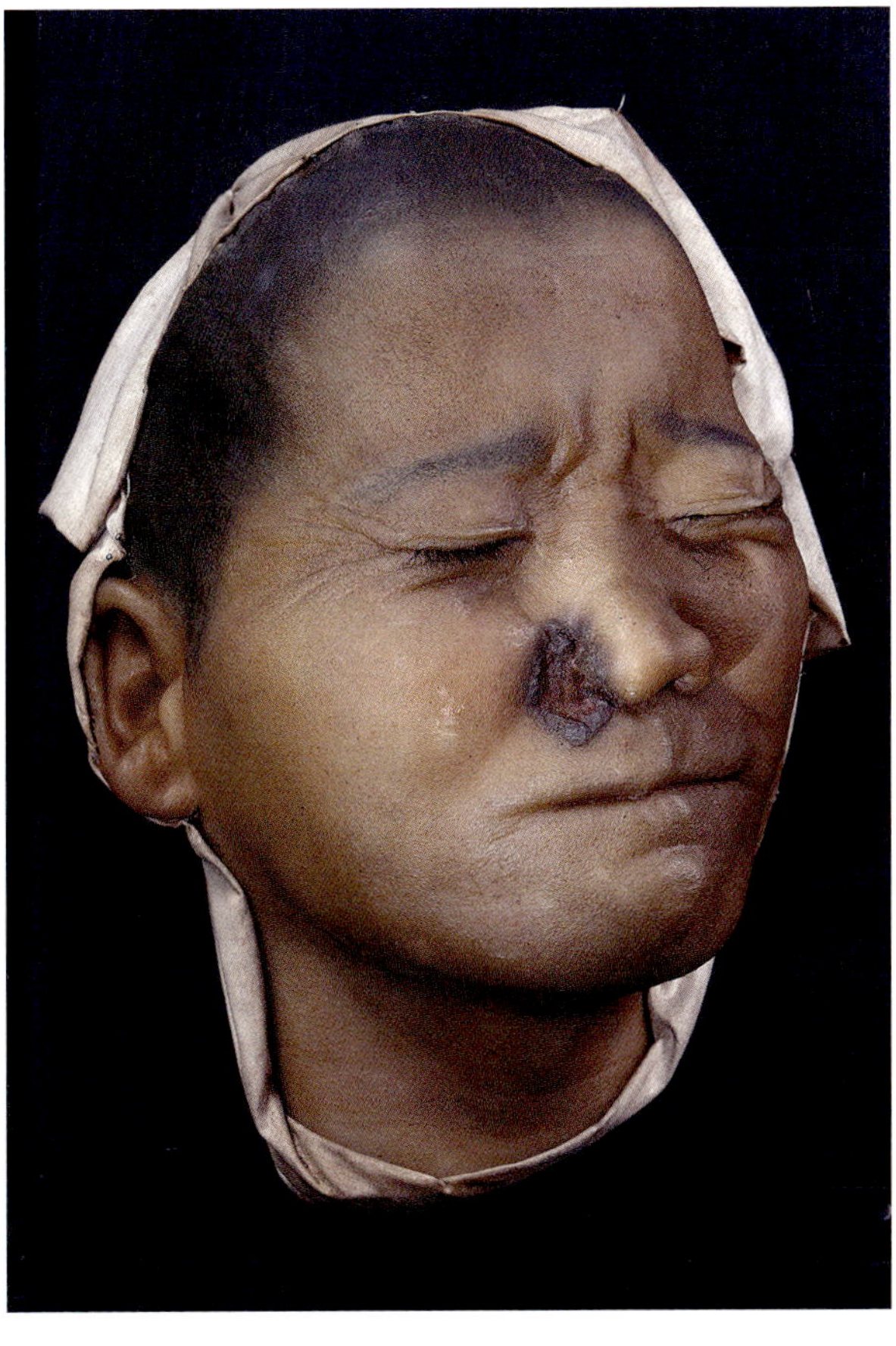

写真 7-②　地震により頭頂部にひび割れが入ってしまった

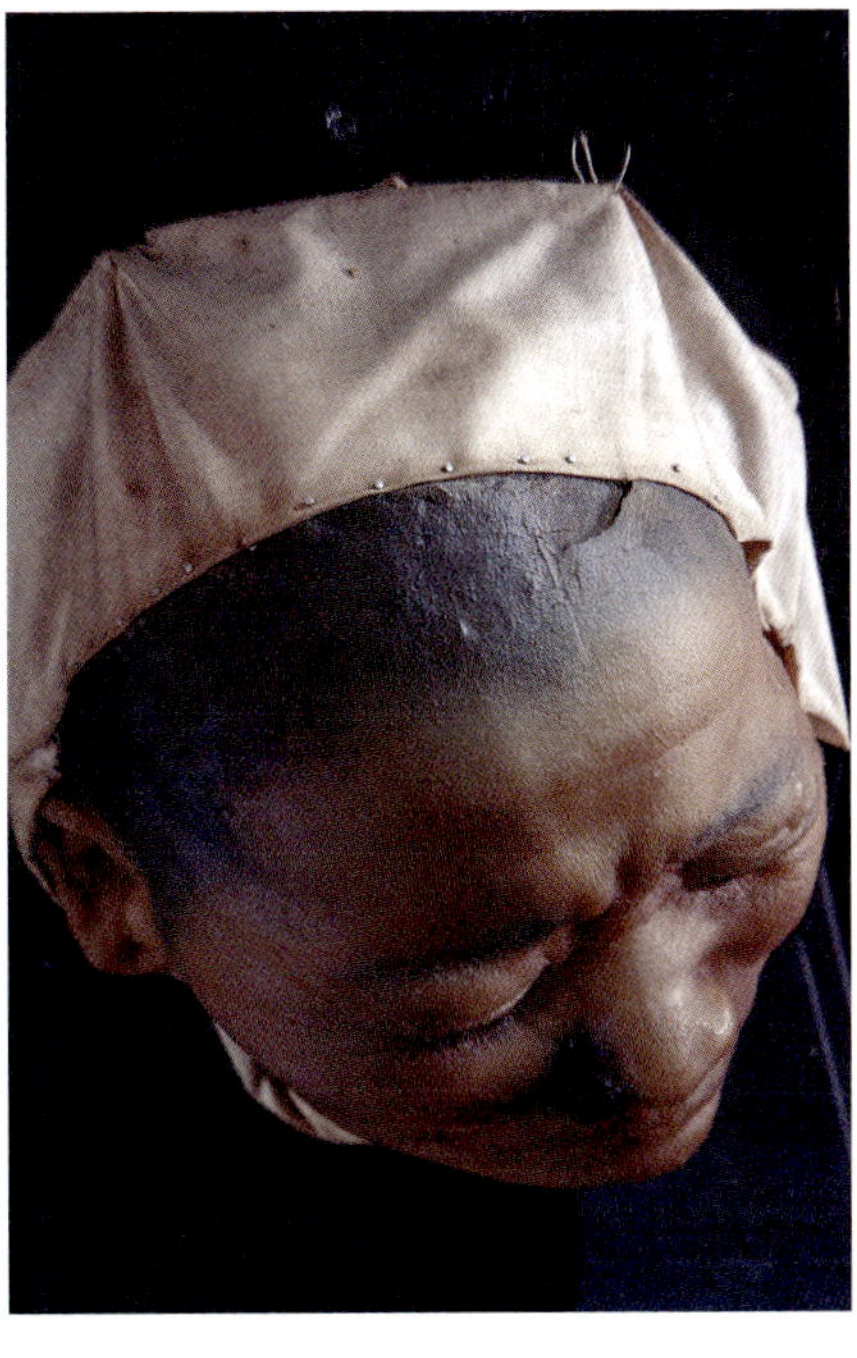

○五年、福岡県西方沖地震に見舞われた際、九大ムラージュの一部は、収納棚から落ちたり倒れたりしたという。この損傷もそのときのものらしい。蝋は加工しやすいだけに、ほんのちょっとの摩擦でも色が剝げ、傷つく。大きな衝撃や摩擦があればひとたまりもない。これは、めったに地震が起きないヨーロッパのムラージュ管理者には予想できない日本特有の問題といえる。二〇一六年夏の訪問時、この逸品は、《天然痘》（表面にやや劣化が認められる）とともに、正門入り口脇、かつての皮膚科学教室跡地に新たにオープンした九大医学歴史館に常設展示されていた（写真8）。

4　二代教授・皆見省吾　土肥の『世界黴毒史』ドイツ語訳と先天性梅毒児

現役で亡くなった旭の後を継いだのは、同じく土肥研究室の出身で岡山医大教授を勤めていた皆見省吾だった。なお、皆見は中学時代を土肥や伊藤の故郷・武生で過ごしている。旭より約十歳年下だが、彼も土肥の講義係を務め、ムラージュや図譜などの教材をそろえるために昼食を抜いたり、臨床講義用患者を逃がして大目玉を喰らったりした一人だった。[14]

だが何より土肥の弟子としての皆見の貢献は、師の画期的著作『世界黴毒史』のドイツ語翻訳にある。[15] 渡独が決まり、出発の挨拶に出向いた皆見は、土肥から自著の独訳をし、共著者としてドイツで出版してくれないか、という難題を持ちかけられた。おそらく皆見は語学力に秀でていたにちがいない。だが、当人にとっては迷惑千万、師の依頼はすなわち命令で断れず、留学計画は暗澹たるものとなった。神戸からマルセイユまでの一カ月半、船内で翻訳に従事し、ベルリン到着後は毎週二回、二時間あまり信頼できるドイツ人医師に校閲を手伝ってもらい、三カ月かけて漢文も多いあの大著を単独で全訳した。本文中の中国人名表記のために中国人医師の協力も得てやっと完成、出版社も老舗シュプリンガーに決め、土肥に報告したところ、一度見たいとの希望で、日本に原稿を送付した。余談ながら、土肥は校正魔で、校了まで五、六校に及ぶため出版社にとって迷惑千万だが、校正ゲラを与えておけば、たちまち機嫌が直るので弟子たちはありがたかったらしい。すると翻訳者にとってはあるまじきことに、知らぬうちにそのまま土肥の単著 *Beiträge zur Geschichte des Syphilis, insbesondere über ihren Ursprung und ihre Pathologie in Ostasien*（一九二三年）として南江堂から出版されてしまった。土肥は事実上の翻訳者である皆見に自署入りの一冊を恵与したというが、渡された皆

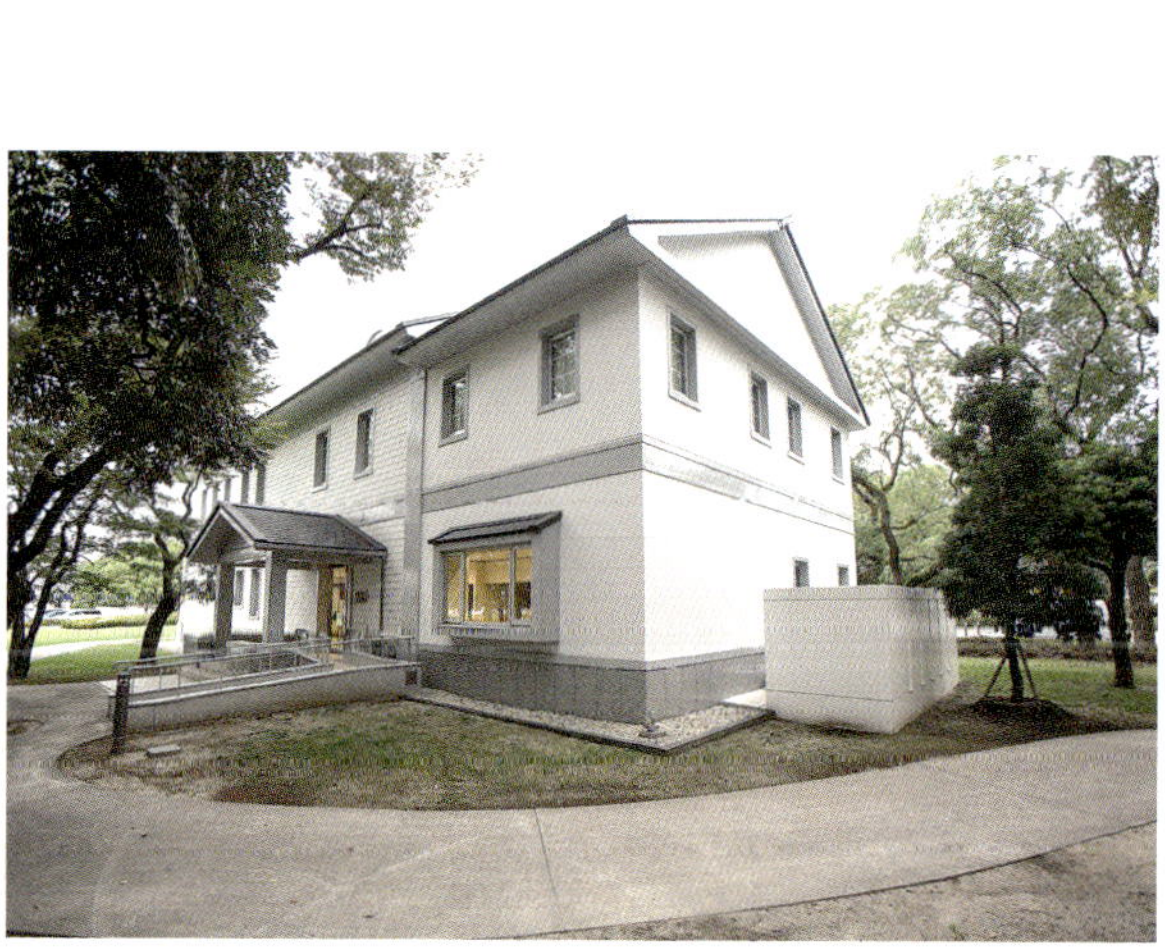

写真８　九大医学歴史館。かつてこの場所には皮膚科学教室の建物があった

見の心境はいかばかりだったろう、想像するだけでもこちらの胸が苦しくなる。専門分野で語彙が十分あったとしても、母国語である日本語とまったく思考体系が異なるドイツ語で一冊を書き上げるのに、どんなに時間と体力を消耗したことだろう！　土肥逝去後かなりたってからの座談会でも、皆見が「誰がこのドイツ語版の最終校閲を行ったか」を気にする発言をしているのも――結局誰がやったのか不明らしいが――むべなるかなとうなずける。[16]

船内での翻訳を含めれば半年弱の貴重な時間とエネルギーを師の命令に費やし、ドイツでの出版のお膳立てまでしながら、その努力が報われない形になった皆見だったが、その遅れを取り返すような独自のすばらしい業績を留学先のベルリンであげている。といっても専門の皮膚科よりも麻酔分野での評価が高いのだが、第一次世界大戦時に戦傷で死亡したドイツ兵の腎不全を研究し、筋肉の壊死による自己中毒、すなわちクラッシュ・シンドローム（Crush syndrome）を世界で最初に報告したのである。彼のドイツ語論文「生き埋め〔救出〕後の腎臓の変化について」は、現存するドイツの老舗学術雑誌『フィルヒョウ・アルヒーフ』（一九二三年）に掲載された。[17]二十一ページに及ぶ、三点図版も入った論文は読みやすく、表現の拙さや語彙不足はみじんも感じさせない整然としたもので、半年の強制的翻訳で鍛えられ、磨かれた皆見のドイツ語力が発揮されている。クラッシュ・シンドロームは、別名「挫滅症候群」とも呼ばれるが、これまた地震と無縁でなく、日本では一九九五年の阪神・淡路大震災の折、がれきの下に埋まった状態から救助されたものの数時間後に容体が急変して多数の死亡者も出たことから、国内でも周知され始めた。第二次世界大戦中、ロンドン大空襲でがれきの下敷きとなり、救出された人々が発症したことで知られるようになったが、皆見の論文はそれに先んじること二十年近い報告で、近年再び注目され、評価が高まっている。[18]

戦後、大学紛争にうんざりし、インフレで大学教授の薄給では生きていけないと見切りをつけた皆見は定年を待たずに退官、直ちに福岡市内で開業、皆見梅毒血清研究所を併設した。一九五四年には自らの寄付金で、日本における性病に関して優秀な業績を上げた若手研究者に授与される「皆見賞[19]」を創設した。この賞は、その後、性病外にも対象を拡大し、現在も存続する。

現役教官時代の皆見にもう一度戻ろう。「花柳病十字軍の戦士」と評された皆見は、砒素を含むサルヴァルサンの副作用や過敏症に関する研究にも熱心で、さらに先天性梅毒児の研究もおこなっていた。[20]長い間、皮膚科学の定番教科書として使用された彼の著書『皮膚病黴毒学』の皮膚梅毒項目冒頭には、先天性梅毒児について以下のような記述がある。

「死産或ハ生後間モナク死亡スル。（略）症状ヲ有シテ生レタ重症ノ者ニハ栄養不良ノ　タメ脂肪欠損ヲ来シ皺襞ガ多クテ萎縮シ老人様外観ヲ示ス[21]」。

このページには当該乳児の全身ムラージュの小さなモノクロ写真が添えられている。実物はガラスケースなし、背板に打ち付けただけの裸の状態で現存する。その意味で医学史的価値がなくはないが、本書への写真所収は「却下」した。そもそもガラスケースがないため、保存状態が極端に悪く、蝋の混合物の一部が分離して、標本の表面に浮き上がって全身を覆い、変色している。よって疾病症状か劣化か判断がつかず、ムラージュ本来の意味・目的を果たさない。義眼の片方も失われている。乳児の石膏取りなど、健康であれば暴れて身体を縮め、全身で拒否するはずだが、やせ細り、衰弱した体に抵抗は認められず、足はだらりと伸び（ないしは硬直し）、手は胸の上で合掌する形をとる。これに一種の神々しさと祈りの姿を認める撮影者との間で議論があったが、著者が国内外で調査した大量のムラージュと比較しても、この標本には何か形容しがたい違和感があった。本書準備中の二〇一六年夏、スイス・チューリッヒ大学附属ムラージュ博物館で、世界でもまれな現役ムラージュ師の一人——私の知るかぎり世界で二人、もう一人はドイツ・ベルリンのシャリテ病院内医学史博物館勤務——カラーロ氏と話す機会に恵まれ、この標本の乳児は、石膏取りの際には絶命していたと結論づけられた。たとえ予備知識があっても、医学標本の役割を失った破損品でもあるだけに余計エモーショナルな部分にだけ、誤った形で強く訴える危険が予想され、「封印」を決断した。

ついでにいうと、ほかの研究機関調査時には、ガラスケース表面に繁茂したカビを、ケース内の女性の横顔ムラージュに降り積む雪のように写し込んだ幻想的な写真が撮れた。撮影者の自信作、雪女を連想させるまことにはかなく美しい一葉ではあったが、ムラージュを脅かす「カビ」を肯定し美化するのは、本書の内容に適さないし（むろん現在、カビは拭き取られているが）、快く調査にご協力くださった管理担当者の責任を万が一にも追及されたら本末転倒である。よってこれも「不可」とした。このように本書の写真はすべて、著者・撮影者以外にも編集者はもちろん、学芸員や医学の専門家を含む複数の人間の眼を通し、「かつて近代日本の医学を支え、いまや失われた専門技術」という視点から、厳格かつ客観的にチェックし、議論を繰り返し、ガイドラインを整備しながら慎重に選んだことを、この機会に言い添えておく。

というのも次章で扱う名古屋大学のムラージュは、日本における皮膚科ムラージュの「トリ」を務めるにふさわしい逸品ぞろいだが、ムラージュ好きの皮膚科医の寵愛と庇護を受けたがゆえ、いわゆる「マニアック」なものが多い。どれも写真家に興奮してシャッターを切らせずにはおかない魅力を湛えていたが、帰宅後に大画面で見直したときの迫力と衝撃は予想以上だったのだろう、さしもの撮影者・大西さんもデータ整理作業がなかなかはかどらなかったようだ。

◉注

（1）予約が必要でしかも週末に限定されるが、一般でも見学しやすい矢田の《元寇》シリーズ作品としては、絹本着色の大判《元寇戦闘絵図》を九大病院近くの日蓮聖人銅像護持教会（東公園）敷地内元寇史料館が所蔵している。ちなみに同教会の、マンションを背にそそり立つ日蓮聖人銅像立像台座のレリーフ七枚の原画も矢田の作品である。

（2）詳しいヨーロッパパノラマ成立史については Stefan Oettermann: *Das Panorama: die Geschichte eines Massenmediums*. Frankfurt a.M. 1980 を参照した。日本のパノラマ館については木下直之『美術という見世物——油絵茶屋の時代』講談社学術文庫、二〇一〇年をあわせて参照、矢田についても言及がある。

（3）福岡県立美術館図録『よみがえる明治絵画——修復された矢田一嘯「蒙古襲来絵図」』福岡県立美術館、二〇〇五年（二〇〇五年二月五日—三月十三日開催）参照。あわせて木下『美術という見世物』二〇八ページ以降参照。なお、脱線を避けるため言及しないが、見世物興業という点では、張りぼてで作ったリアルな等身大の人形「生人形《いきにんぎょう》」の技術もまた日本近代医学の裏方として興味深い役割を果たした。こちらも木下の『美術という見世物』、および拙論「近代医学と人形——ドレスデン国際衛生博覧会（一九一一）に出展された日本の生人形と節句人形」、『言語・情報・テクスト』第二十一号（二〇一四年）、二九—四二ページを参照されたい。なお本書の撮影者による名人・松本喜三郎作・生人形の写真は、佐々木幹郎（写真・大西成明）『人形記——日本人の遠い夢』淡交社、二〇〇九年で見ることができる。

（4）図録参照。矢田の功績は、近年、彼の同僚だった「生人形師」とともに再発見されているが、他方ドイツでは、パノラマ館自体がリバイバルしている。こちら建築家で芸術家でもあるアシジ（Yadegar Asisi, 1955-）が一九九三年にボンで開催された十九世紀パノラマに関する展覧会をきっかけに、現代にパノラマを復活させた。昔のガス塔（ガスタンク）を使った彼の「パノメーター Panometer」は、現在、ドレスデン、ベルリン、ライプツィヒなどの主要都市で、定期的にテーマを変えながら、大スケールのパノラマ画で多くの観客を魅了している。

（5）これに加えて、福岡地方裁判所嘱託として、福岡監獄に収監されている外国人犯罪者の英語通訳も務め、おそらくアメリカで覚えた写真撮影や現像焼き付けもこなしていた。

（6）一九〇〇年のパリ万国博覧会に博多人形を出品し、国際的に広めた名人。なお注(1)の元寇史料館には小島のすばらしい『元寇歴史人形』（一九三五年頃制作）や彼の師匠・白水の作品も展示されている。

（7）山田弘倫「先生は豪いぞ！」、太田編『鶚軒先生追懐文集』一三ページの「先生の一喝、旭君三間飛び」から。また一九六六年におこなわれた座談会「土肥慶蔵先生御生誕壱百年を記念して」、『土肥慶蔵先生生誕百年記念会誌』所収、五七ページなどにも同様の回想がある。

（8）同座談会での皆見の回想、六〇ページ参照。

（9）鬼頭鎭雄、九州大学大学史料室編集校訂『九大風雪記』九州大学大学史料室、二〇〇三年、五五ページ以降から引用。

（10）同五六ページから引用。

（11）博多人形の名人になる以前、小島は井上の工房で原型師として働いていたことがあった。また井上は東京帝国大学の初代人類学教授・坪井正五郎（一八六三—一九一三）から通信教育を受けており、本標本の監修は坪井がおこなっている。

（12）九大は皮膚科教室以外に、病理学教室など複数の教室が個々に歴史的ムラージュを所蔵している（現在、その所蔵状況はまだ明らかではない）。病理学教室所蔵ムラージュ（特定公開日を除いて、一般非公開）には、プレートの校名から判断するに、最初期の作品がいくつか含まれるが、ムラージュをくるむ布地が白ではなく、風呂敷を連想させる赤紫など有色のものがあるのが目を引く。なお、新島の後輩は、二代目教授・皆見の時代に東大の伊藤のもとに研究派遣されている。

（13）九大医学部皮膚科学教室ウェブサイト、同教室保存ムラージュのデジタルアーカイブ、病名索引の所見から。一般にも公開されているが、専門家向けで激烈な症状もかなり多いため（本書のような一般読者への閲覧配慮などはなし）、閲覧については各自でご判断ください。

（14）注(7)の座談会「土肥慶蔵先生御生誕壱百年を記念して」、五七ページ参照。

（15）皆見省吾「土肥慶蔵先生著『世界黴毒史』について」、太田編『鶚軒先生追懐文集』所収、二四—三〇ページ。

（16）ちなみに土肥の卒業二十五年記念論文集・欧文編のドイツ語最終校正をおこなったのは皆見だった。

（17）Minami, Seigo: Über Nierenveränderungen nach Verschüttung. *Virchows Archiv*. Bd.245 (1923), S. 247-267.

（18）松木明知「麻酔科学史の新研究12 crush syndrome を世界で最初に報告した皆見省吾」、『麻酔』第五十五巻二冊（二〇〇六年）、二二二—二二八ページほか参照。

（19）占部治邦「皆見省吾記念賞」、『日本皮膚科学会雑誌』第百十一巻四号（二〇〇一年）、六三七―六四〇ページ参照。

(20) 皆見省吾『妊婦黴毒竝に先天黴毒の療法』（「皮膚科泌尿器科学大系」第三十一巻）、南江堂、一九三八年ほか参照。ちなみに開講以来続いた九大の梅毒研究は一九八〇年をもって幕を閉じ、「魔法の弾丸」と呼ばれたサルヴァルサンの製造を第一製薬は一九七三年に中止、ペニシリンにその役割を譲った。

(21) 皆見省吾『皮膚病黴毒学』南山堂、一九四二年（増刷第三版）、三九二ページから引用。

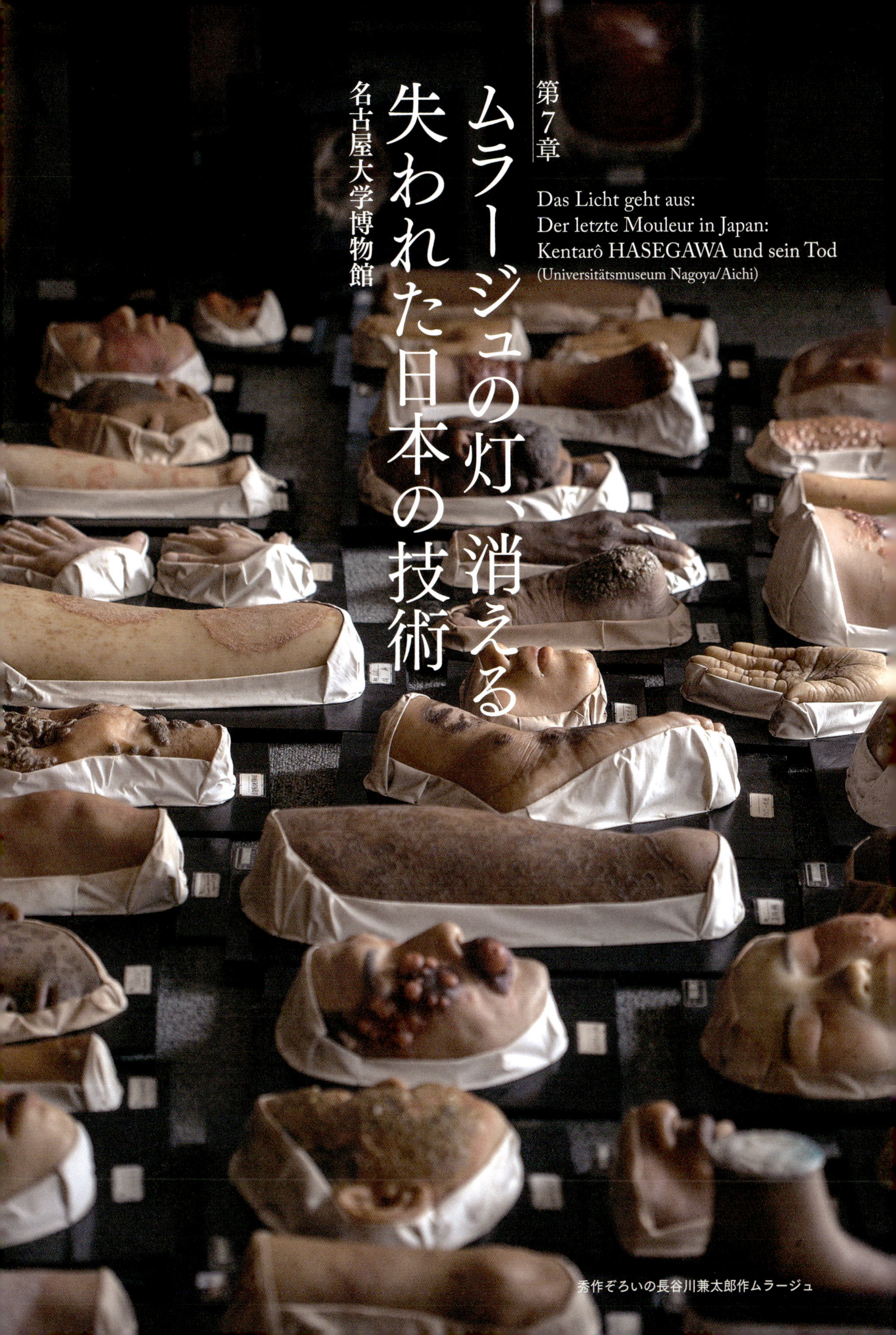
第7章
ムラージュの灯、消える
失われた日本の技術
名古屋大学博物館
Das Licht geht aus:
Der letzte Mouleur in Japan:
Kentarô HASEGAWA und sein Tod
(Universitätsmuseum Nagoya/Aichi)
秀作ぞろいの長谷川兼太郎作ムラージュ

1　最後の直系ムラージュ師　孤高の人・長谷川兼太郎

撮影のため、会議室フロアにずらりと並べられた名古屋大学のムラージュ。事前調査で確認していたが、こうしてみるとやはり壮観だ。製作者は伊藤有の直弟子にして、日本最後のムラージュ師・長谷川兼太郎[1]（一八九一―一九八一）である。

直弟子といっても、全国の皮膚科学教室から使命を帯びて送り込まれたほかの弟子たちとは違って、伊藤＝長谷川の関係は、ともに東京・下谷（現在の台東区）の長屋暮らし、すなわちご近所付き合いの延長で師弟になったようなもの。江戸から十代以上続く左官屋の親方の長男なのに、蒲柳の質かつ芸術家肌で、鯉の塑像なんぞ作っては見せにきていた十五歳の長谷川に「おまえ、それじゃあ飯は食っていけないよ、ムラージュでもやってみるか」と伊藤が誘いをかけたのだった。したがって長谷川は、「ムラージュ作りに惚れ込んだのでも、天職を感じて発奮したわけでもない[2]」。だが、読者はご存じのように、彼の近所のおじさん・伊藤はただ者ではなかった。何の心構えもしていなかった長谷川は、いきなり壮絶な皮膚科症例に向き合わされ、食欲をなくした。工房から何度も逃げ出し、もうこんな仕事は辞めようと思った。それでも結局は師匠のもとへ舞い戻り、また伊藤も何事もなかったように長谷川を受け入れたのだった。

急な脱線に聞こえるかもしれないが、読者のなかには皮膚科ムラージュが使う蝋という素材から、また先のキノコ・ムラージュの例からも、まったく別の日本独特の食文化との関わり、いわゆる「食品サンプル」を連想した方がおられるのではなかろうか。もっとも一九七〇年代あたりからは蝋ではなく樹脂が使われているのだが、鮨、パスタ、定食はもとより、お節の注文用お重まで、デパートの食品陳列ケースやレストランの入り口などに飾られている、あの販促用の食品模型である。誕生には同時にいくつかの起源・元祖となる人物数人が指摘されているが、そのうちの一人、須藤勉（一八九八―一九六五）の経歴を長谷川と比較するのも興味深い[3]。というのもこちらも生粋の江戸っ子、東京・日本橋に生まれた須藤は、父親が事業に失敗したため、中学卒業後すぐに人体模型蝋細工の手伝いを始めた。昼間は蝋製標本技術の修得に努め、夜は好きな日本画を習っていたが、一人前に注文を受けるようになると、皮膚病ムラージュや内臓標本ばかりを扱うのがいやになった。そんなとき、都内の百貨店（白木屋、のちに東急百貨店となったが閉店）の食堂混雑緩和策として、料理見本を展示し、食券を買わせるシステムが導入される。その黎明期の食品サンプルを蝋で作った一人が須藤だった。

だが、皮膚科ムラージュに一般的な石膏型を使ったのでは、食品の繊細な表現は難しい。そこで石膏でなく、寒天で型を取る専門技術をもつ人物が重用された。須藤と並び、料理模型の祖の一人に挙げられる西尾惣次郎[4]（一八九七―一九九四）は、当初、入谷の学校用標本・模型製作会社「土田製作所」で働いていたが、優れた技術を見込まれ、京都の理科教育用人体および生物模型の老舗である島津製作所標本部に、一九一七年に社長の土田兎四郎とともども招聘され、衛生試験所などで使う保健食料理模型などを作ったという。二五年に独立、京都にジオラマ・レプリカ会社「西尾製作所」（本社を山科に移転して現存）を創始した。

キノコ・ムラージュを扱った第5章では、皮膚科ムラージュと同様の石膏取りを前提として話を進めたが、ずっと疑問に思っていることがあった。先行研究[5]では石膏取りが当然の前提条件と考えられているようだが、石膏で本当にこんなに繊細にキノコの傘は表現できるのだろうか。筆者は、最終章で紹介するドイツ・ドレスデンの衛生博物館で、ムラージュ製法による蝋で作られた古い食品標本、特にキノコを見せてもらったことがある。芽キャベツや玉葱、栗などは割合よくできているが、キノコは何となく大味な感じがした（資料1）。北海道大学や金沢大学が所蔵するキノコ標本が一九一〇年代以降に発注されたものだとしたら、繊細な笠の部分などには、石膏ではなく、寒天型が使われた可能性は高いと思われる。

いずれにせよ、長谷川よりほんの少し若い世代になると、凄惨で不気味な皮膚科ムラージュを嫌悪し、その技術をもって新しい商業ニーズに応える人物が出てきたことに注目したい。本書では写真を併用して読者の視覚には強く訴えてきたが、長谷川がいみじくも語っているように「ガンと梅毒はくさい」[6]のだ。鼻が削げ落ちたり、皮膚が膿んだり爛れたりしている患者が、無臭なわけがない。どんな悪臭が漂っても、正視し、病に立ち向かうのは医師と同じだが、治療して尊敬のまなざしを得られるわけでもない、完全に黒衣に徹する職人芸。晩年、決して弟子をとらなかった長谷川は、「いくら器用な奴でも、わしの半分くらいしかできない」とか、「弟子の作品を見て、師匠の腕を判断されたらたまらない。左甚五郎[7]も二代目はいなかった」など、不遜とも聞こえる理由をよく口にした。しかしその背後には、このつらい仕事を自分一人で引き受け、自分の代で終える覚悟があったのではなかろうか。本章では、そんな日本最後のムラージュ名工の生涯をたどる。

2　田村春吉と名古屋へ、そして太田正雄に請われて奉天へ

一九二〇年代からの食品サンプル普及に貢献した須藤・西尾よりも長谷川は七つほど年長だった。

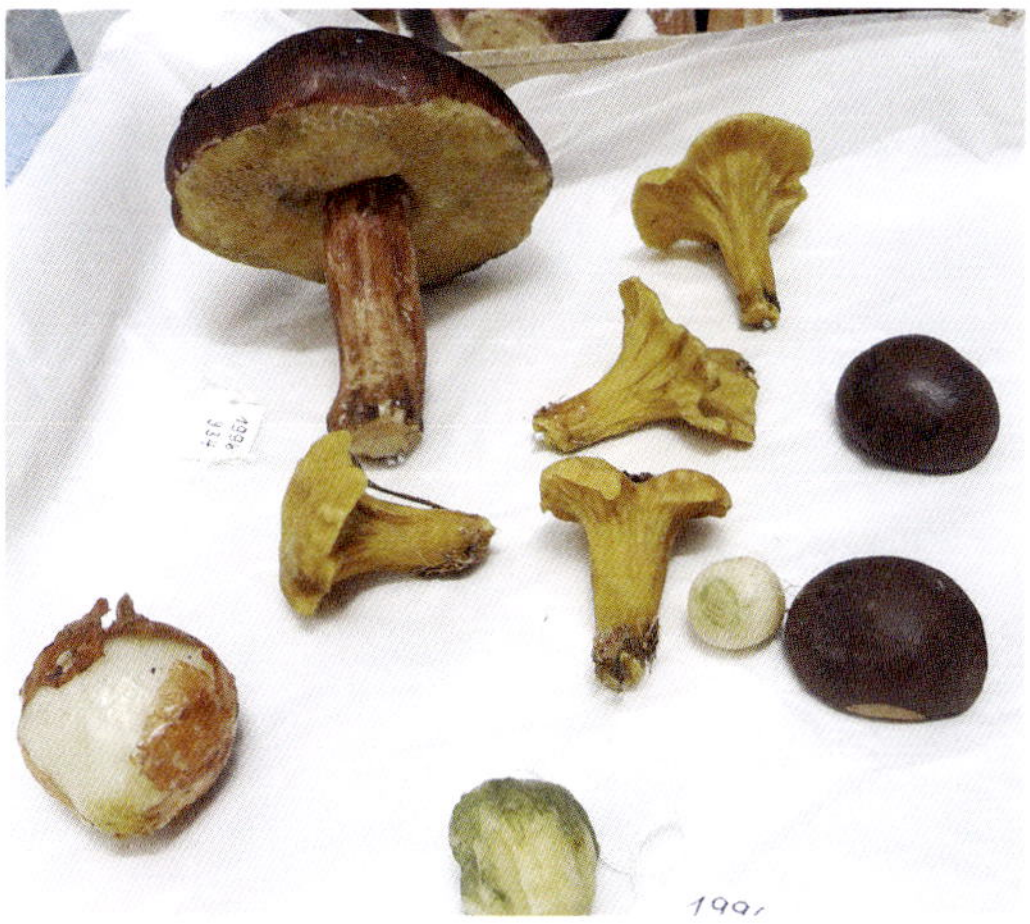

資料1　ドイツ・ドレスデンの衛生博物館所蔵の古い蝋製食品見本（著者撮影）

わずかな差だが、百貨店と時代の波に乗るには、やや薹が立っていた。

一人前の技術を身につけた長谷川に、師匠・伊藤を通じて、京都帝国大学への就職話が舞い込む。乞われたのか売り込まれたのか不明だが、京都出身の辻亮吉（後の名古屋鉄道病院皮膚科医長）と口約束ができていた。[8] ところが思わぬ雷が落ちた。浮世離れしたところがある伊藤は、気難し屋の土肥に根回ししておくのを忘れたらしい。同郷の幼なじみのよしみがあるとはいえ、部外者にされた皮膚科教授・土肥にとっては面白からぬ話で、すっかりヘソを曲げた上司の機嫌は一向に直らない。見かねた同門の田村春吉（一八八三―一九四九）が誰の顔もつぶさないよう、一九一六年、彼の愛知県立医学専門学校（その後、愛知医科大学、名古屋など名称を変えた現在の名古屋大学医学部の前身）着任に長谷川を伴ったのだった。

すでに第5章で触れたように、それから五年後、長谷川は詩人・木下杢太郎こと皮膚科医・太田正雄に誘われ、一九二〇年に満州奉天（現在の瀋陽）の南満医学堂（満州医科大学を経て、現在は中国医科大学）に移籍した。恩人・田村は、一九年から二二年は自費でヨーロッパ長期出張に出ており、彼が帰国するまでの約束、つまり当初二年間の予定での満州赴任だった。しかし日本では十五円たらずだった月給が突如、「財布に札束が入らない」百円の高給取りになり、ムラージュ技術者として重宝された。

満州に誘った詩の師匠でもある太田は数年で予定どおり帰国、これも田村の仲介により、一九二四年に愛知医科大学に教授職を得たが、長谷川はよほど満州の風土が性にあったのか、終戦まで二十七年間も居ついてしまった。戦争がなければ帰国しなかったかもしれない。師の伊藤に負けず劣らず、長谷川もまた相当な変わり者で、仕事場の扉に「蝿よりほか、入るべからず」と貼り紙をし、朝から黙々と作業を続けていた。ふらりと立ち寄ろうとした医学校長もその貼り紙を前に苦笑し、自室に戻って電話をかけ直した、という逸話も残る。そんな一目置かれる職人にふさわしく、長谷川は二五年の大連勧業博覧会および四一年の哈爾賓《ハルビン》大博覧会でいずれも名誉大賞牌を受領、技術改良にも余念なく、四六年には蝋模型内部色彩法・同裏打法・蝋質固定繃帯の発明で計三つの特許を申請したらしき記録がある。[9] ちなみに彼が満州で製作したムラージュは――やや古い二〇〇八年の記録だが――中国医科大学に約九百点の現存が確認されている。[10]

加えて一九四三年には蒙古巡回施療の功績により満鉄総裁から金牌を受領している。満州医科大学職員の肩書以外にも、哈爾賓総領事館嘱託として蒙古事情調査にも出かけており、たとえば三七年十二月から翌年二月まで、医学雑誌『日本医事新報』に山西省大同縣の「武州塞石窟」[11] なる連載を開始、雲崗洞窟について、自分で撮影した仏像写真を添えた詳細な芸術コラムを書き続けた。ちなみに同誌の執筆者紹介欄には、「愛知医専の出身者で、同校高調期に於ける一異彩」とあり、その身分を何らかの理由で曖昧にしていたらしく、「二十年近く奉天にあり満州医大にも関係があるやうであるが、兎に角満州北支に足跡至らざるなきの通人」と記されている。[12]

実際、長谷川は酒もタバコもたしなまず、賭けごともスポーツも一切やらなかった一方、趣味の文学には非常に熱心だった。すでに第5章でもふれたが、『満州短歌』に投稿を続けながら、中国の民話奇談を収集し、子どもも大人も読める『満蒙鬼話』にまとめて出版した。特に満州で創刊された唯一の日本語総合文化雑誌『芸文』に発表した「瀋水鬼語」は、木下杢太郎（太田）や菊池寛にも好評だったという。また漢詩を発表する際は、満州で三人の娘を授かったので「三娘居」、あるいは太田に中国関係作品に漢名を使っては、と提案された際の即答、「宋士容《そうしよう》」をペンネームにするような、遊び心のある人だった。

調査旅行の途上、馬賊やラマ僧とも親しくなり、奇病をせっせとムラージュにした。[13] もっとも長谷川は満州に行ったきりではなく、毎年必ず帰国して、名古屋の田村のもとに顔を出し、「手伝ったり、遊んだり」していたという。生理学講座の後任教授を探していた田村に、かつて南満医学堂で一緒に勤務していた久野寧《やす》（一八八二―一九七七。発汗と体温調節の研究で有名、一九三七年に名古屋医科大学着任）を推薦し、京大からの割愛を成功させたのも、ちょうど里帰りしていた長谷川だった。

学長になった田村も二度ほど奉天を訪ね、その折に「名古屋に来るか、来ないか」と問い詰めたが、長谷川は石窟はじめ大陸の文化・事物に興味があって、そのたびに猶予を願ったようだ。代わりに長谷川は慧眼の田村一行に、名所旧跡は一切案内せず、もっぱら満州医大内の最新設備、水道にはじまり、図書館や電話交換室など、未来の名古屋大学の参考になるものを惜しみなく提示した。[14] どうやら両者の間には阿吽の呼吸があったらしい。

3　戦後、名古屋での活躍

一九四六年、骨を埋める気だった満州から引き揚げてきた長谷川一家五人は博多に上陸、郷里・東京を目指す途中、名古屋で田村への挨拶に立ち寄った。さて、こちらも生まれは日本橋、チャキチャキの江戸っ子で鰻と海老天をこよなく愛した田村は、辣腕大学政治家としての資質だけでなく、弱者を助ける義侠的親分性格を持ち合わせていた。リュックを背負い、着の身着のままの長谷川に、田村は心からの温かい言葉をかけた。

「君が成功して帰ってきたのなら、君の意志通り、何処へ参ろうと勝手だが、裸一貫で引き揚げて来たものを、他所へ行かれては、僕が君を構わなかったことになって、他の大学へ対し面目が立たぬ。ただ名大に職責を置くだけで好いから、居て貫いたい[15]」。

感激した長谷川は、「再びこの学林の粟を食む」ことを即決した。これが名古屋復職の経緯だが、田村の周囲が回想する彼の役割が、ムラージュ師ではなく、電報打電役というのも面白い。悪筆の田村――長谷川だけが、筋はいいと褒めていた――は無類の電報好きで、急用でなくても、たとえば「風呂を沸かしておいてくれ」「食事を用意してくれ」といったものまで、まさに電話感覚というべきか、話し言葉風の電報文を頻繁に依頼した。冗長なそれを要約・短縮して打電し、「タバコ銭ができた」と喜ぶ長谷川の姿が目撃されている。

その田村は、長谷川が復職した一九四六年に、初の公選で名大総長に選出され、皮膚科講座には新しく第五代教授・加納魁一郎（一九〇三―八七）が就任した。ベルリン大学（現在のフンボルト大学）留学経験をもち、色素異常症研究の第一人者で、尋常性白斑（通称・シロナマズ）の光線治療および皮膚移植法、黒皮症のビタミンC大量投与療法を開発したことで知られるこの加納が、無類のムラージュ好きだったのが幸いした。病院長も兼務した加納は、立派な院長室に行く前に、まずは雑然としたムラージュ室に上着と鞄を置き、時間に余裕ができると長谷川と雑談するのを常とした。可能なかぎりの皮膚疾患をムラージュ化する加納の方針ゆえ、名大博物館が現在所蔵する五百点を超すムラージュ＝コレクションは、梅毒・結核はもとより、さまざまな先天性・遺伝疾患や自己免疫疾患、さらに寄生虫病も取りそろえ、多岐にわたって充実している（写真1―8）。少し専門的だが、いくつか固有名詞を冠する疾病ムラージュを中心に解説しておこう。土肥の指導教授の名を冠した《カポシ肉腫》（写真1）は、比較的まれな病気だったが、一九七〇年代末にＨＩＶ（エイズウィルス）感染者に多く発症することで注目され、その治療方法の開発とともに治療方法も大きく進展した。写真2で耳の部分に出ている《ダリエー氏病》は、常染色体優先遺伝の一つで、腋の下・胸・鼠蹊部・陰部などの皮膚がざらざらになる。写真3の《ジ（チ）ベール氏薔薇色粃糠疹》は、何やら優雅で、宝塚歌劇をほうふつさせる呼び名だが、突如直径一センチから二センチの楕円形の紅斑が左右対称にでき、短期間で後遺症もなく自然治癒してしまう、ある意味、性質がいいけれど、原因不明の病。同じ紅斑でもその名のとおり《遠心性環状紅斑》（写真4）とも比べてみてください。

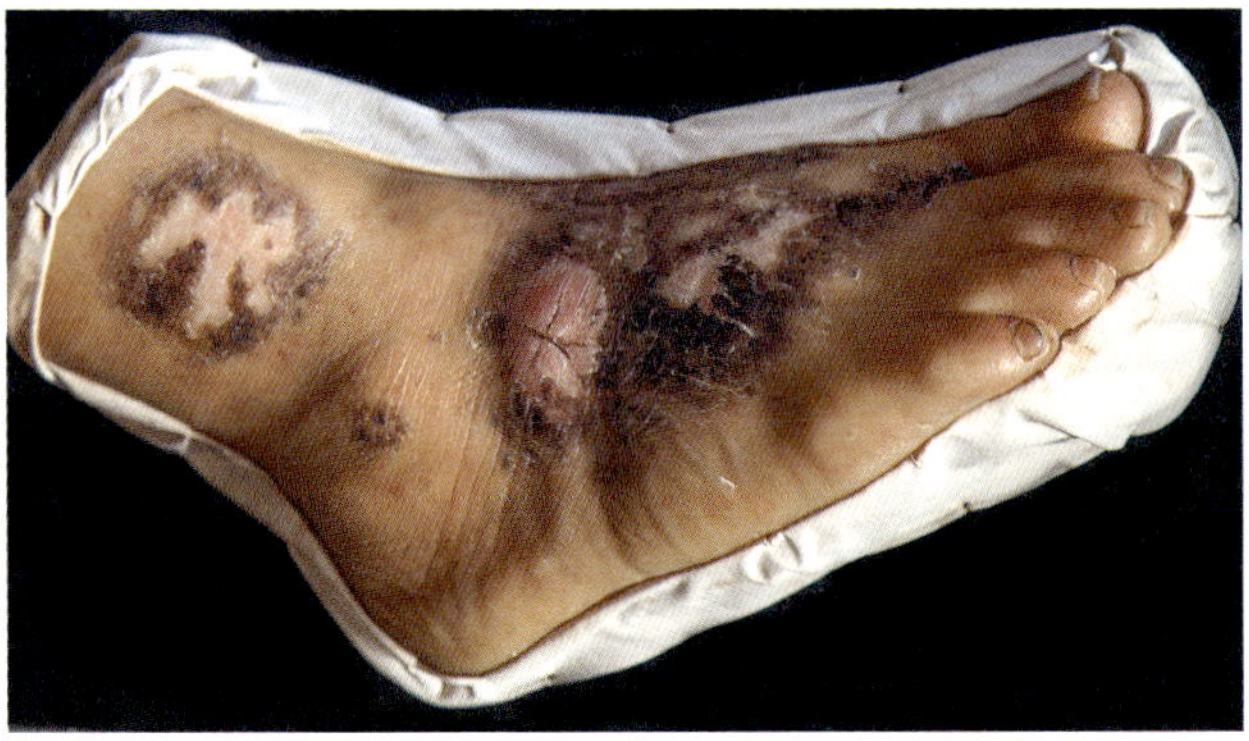

写真１　《カポシ肉腫》

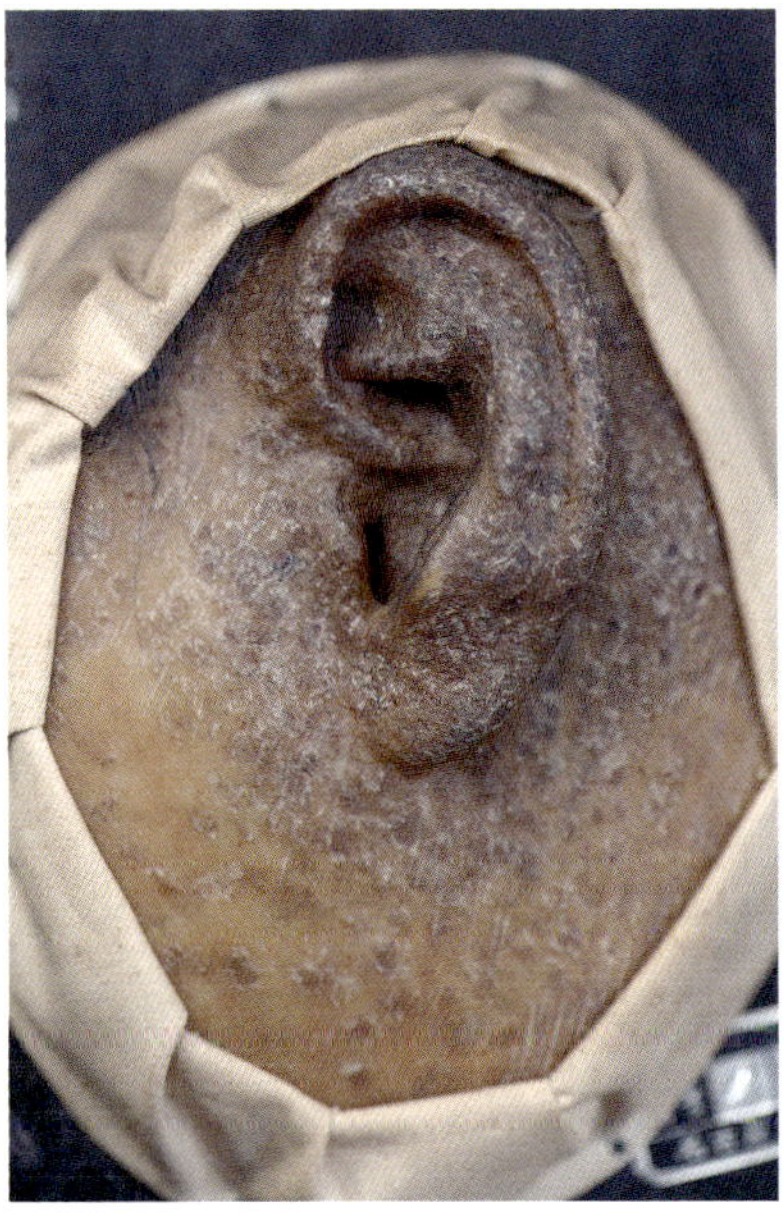

写真２　《ダリエー氏病》

※本章のムラージュはすべて長谷川の作品（名大博物館所蔵）

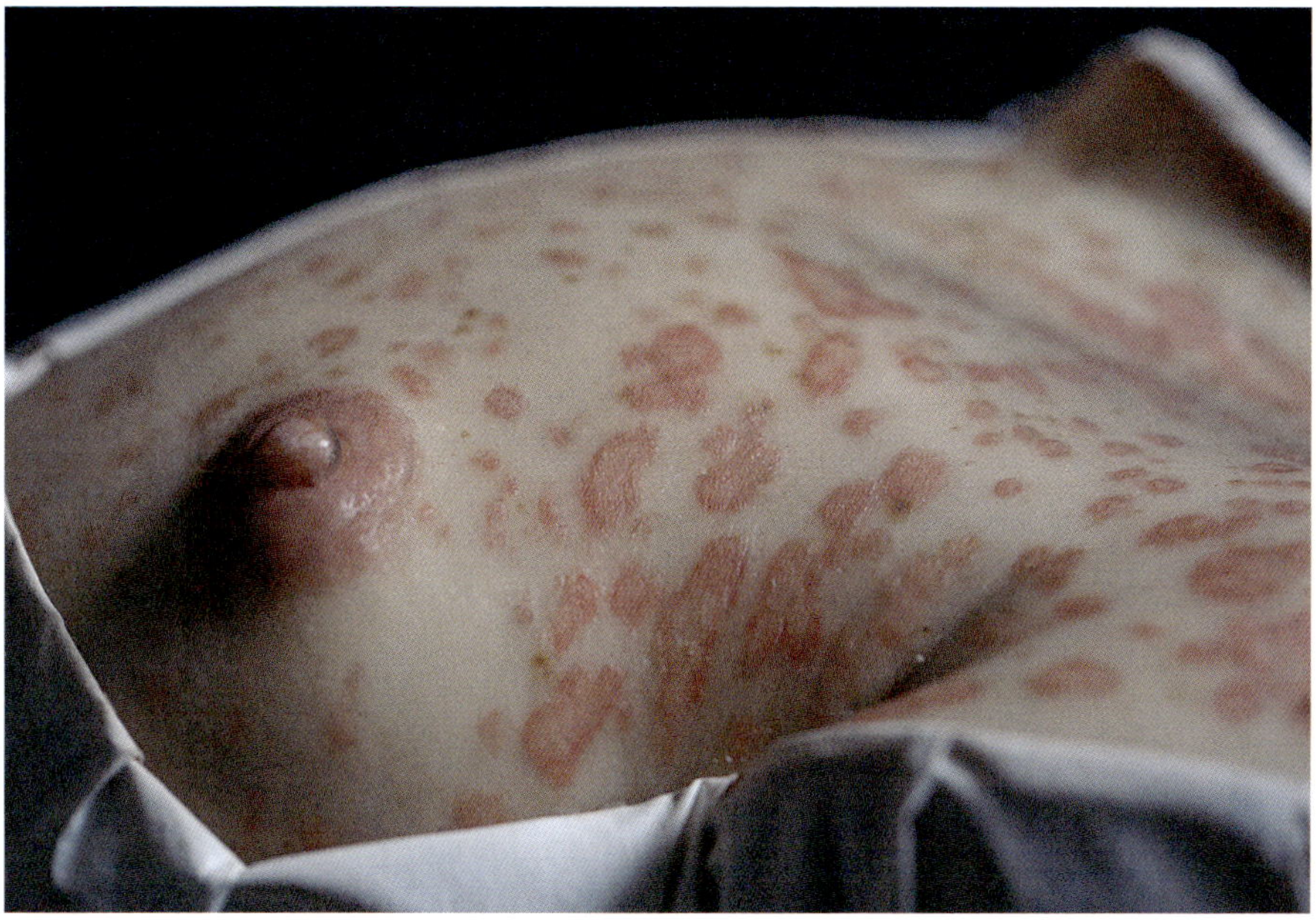

写真３《ジ（ヂ）ベール氏薔薇色粃糠疹》

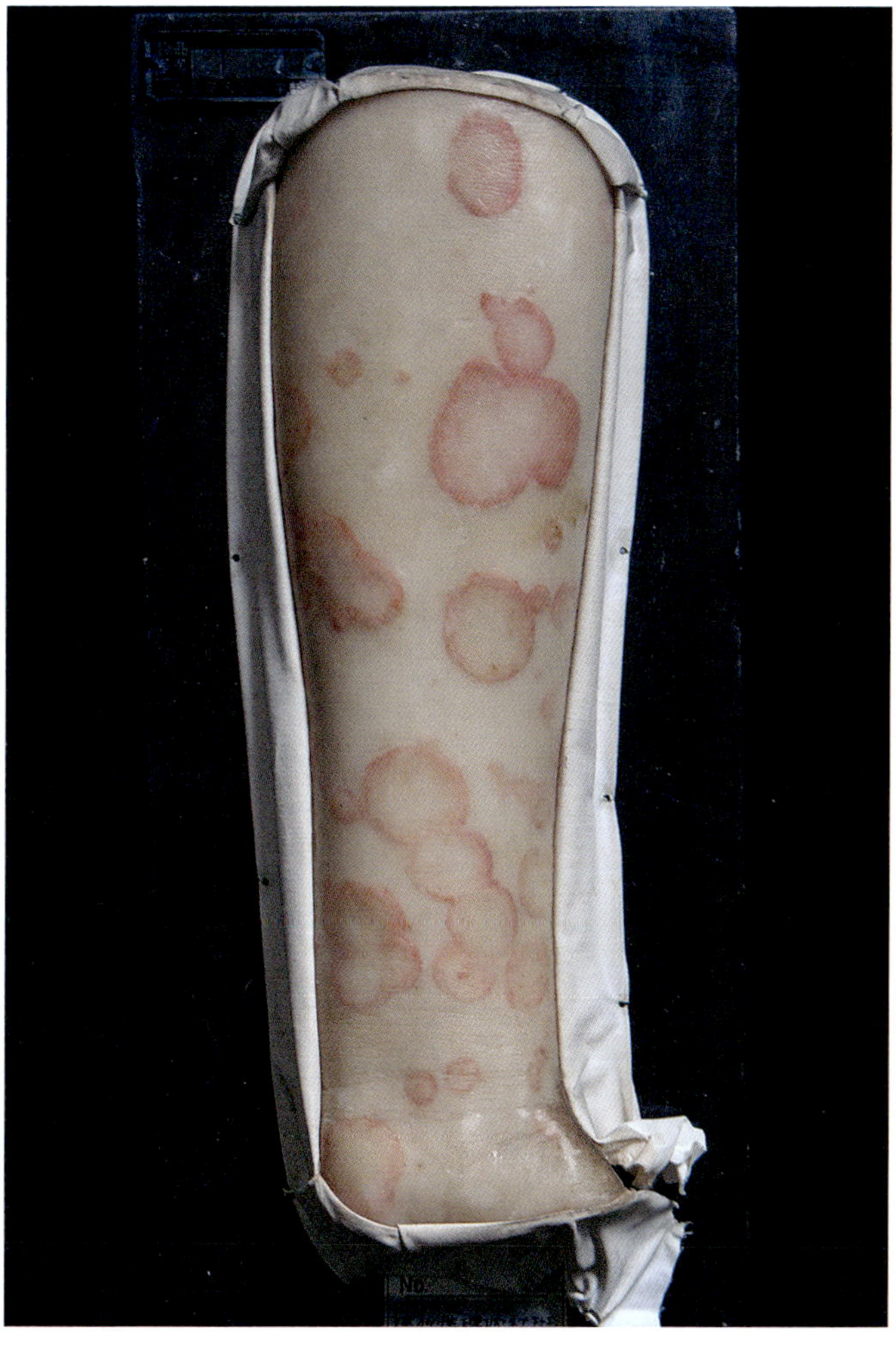

写真４《遠心性環状紅斑》

写真５　《壊疽性膿皮症》
じくじくした部分の描写が見事

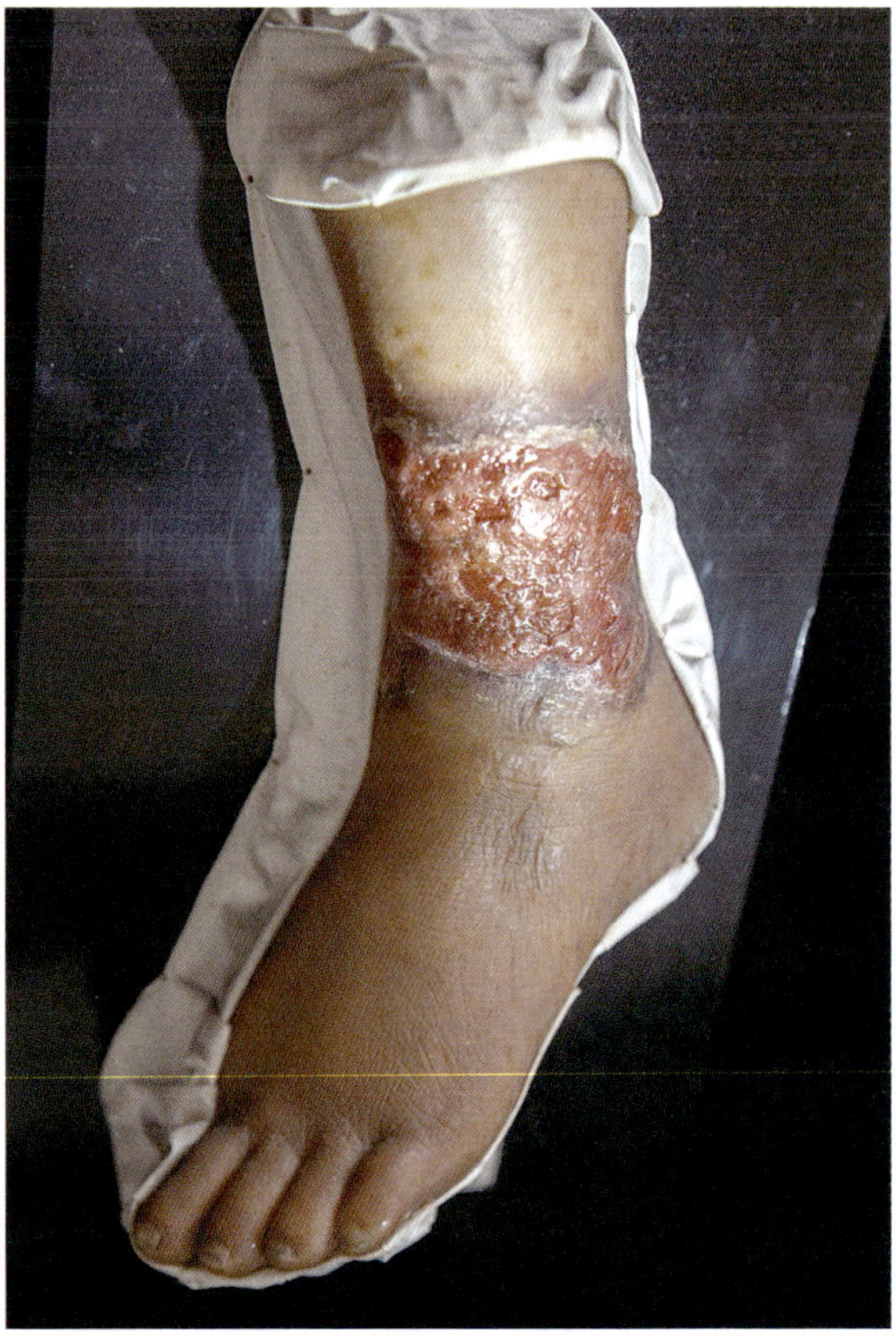

写真６　《汗孔角化症》

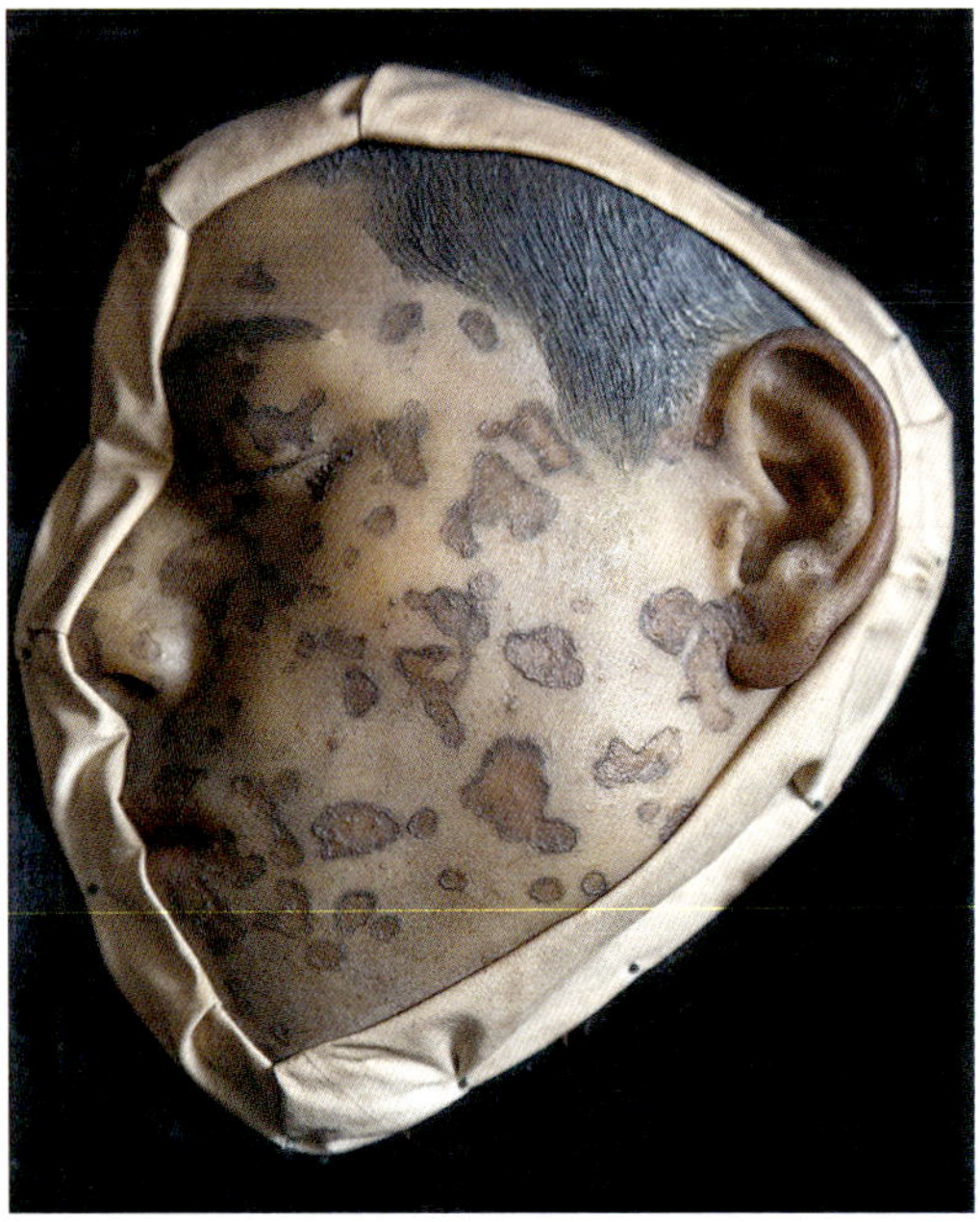

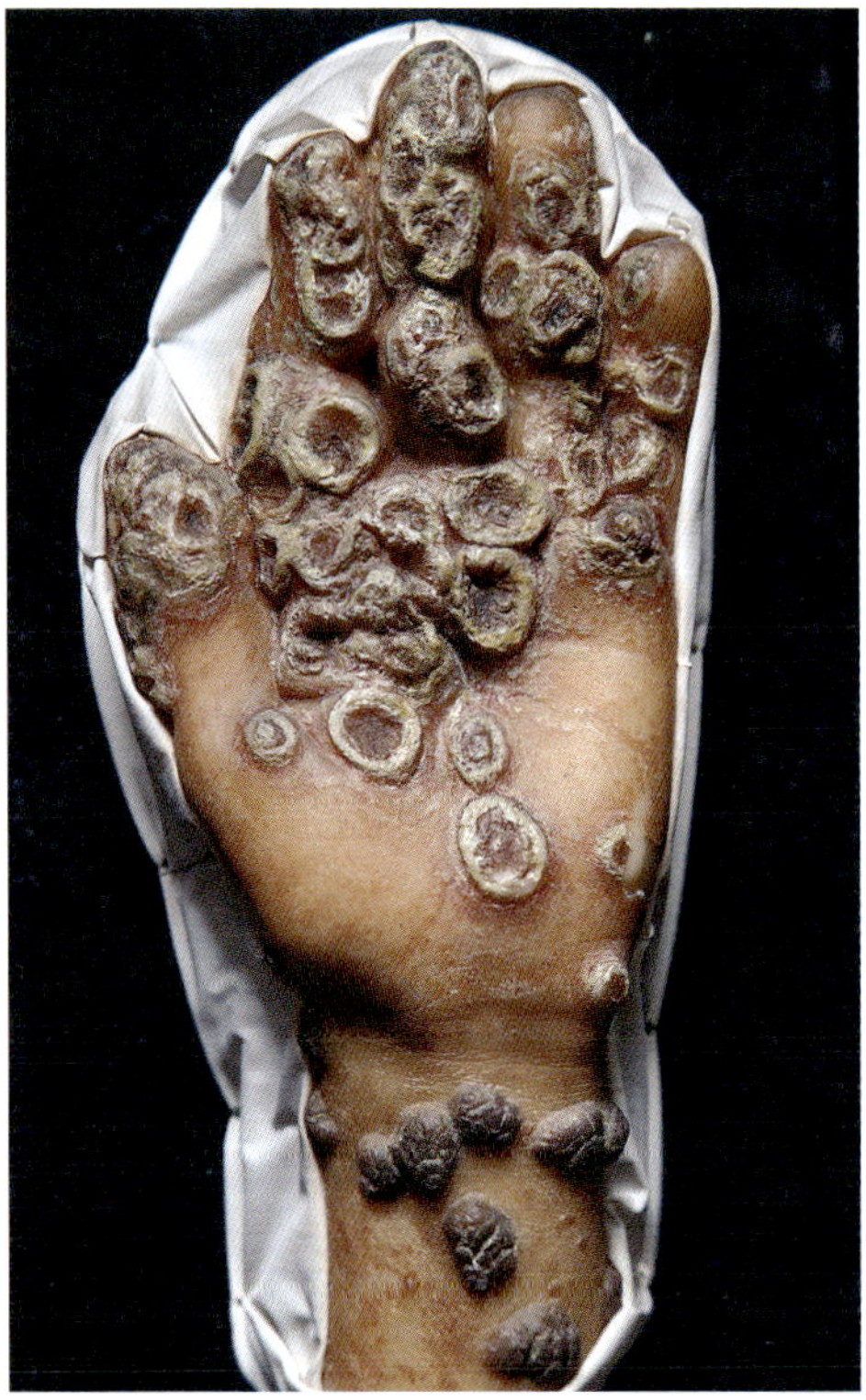

写真８　《表皮発育異常症》

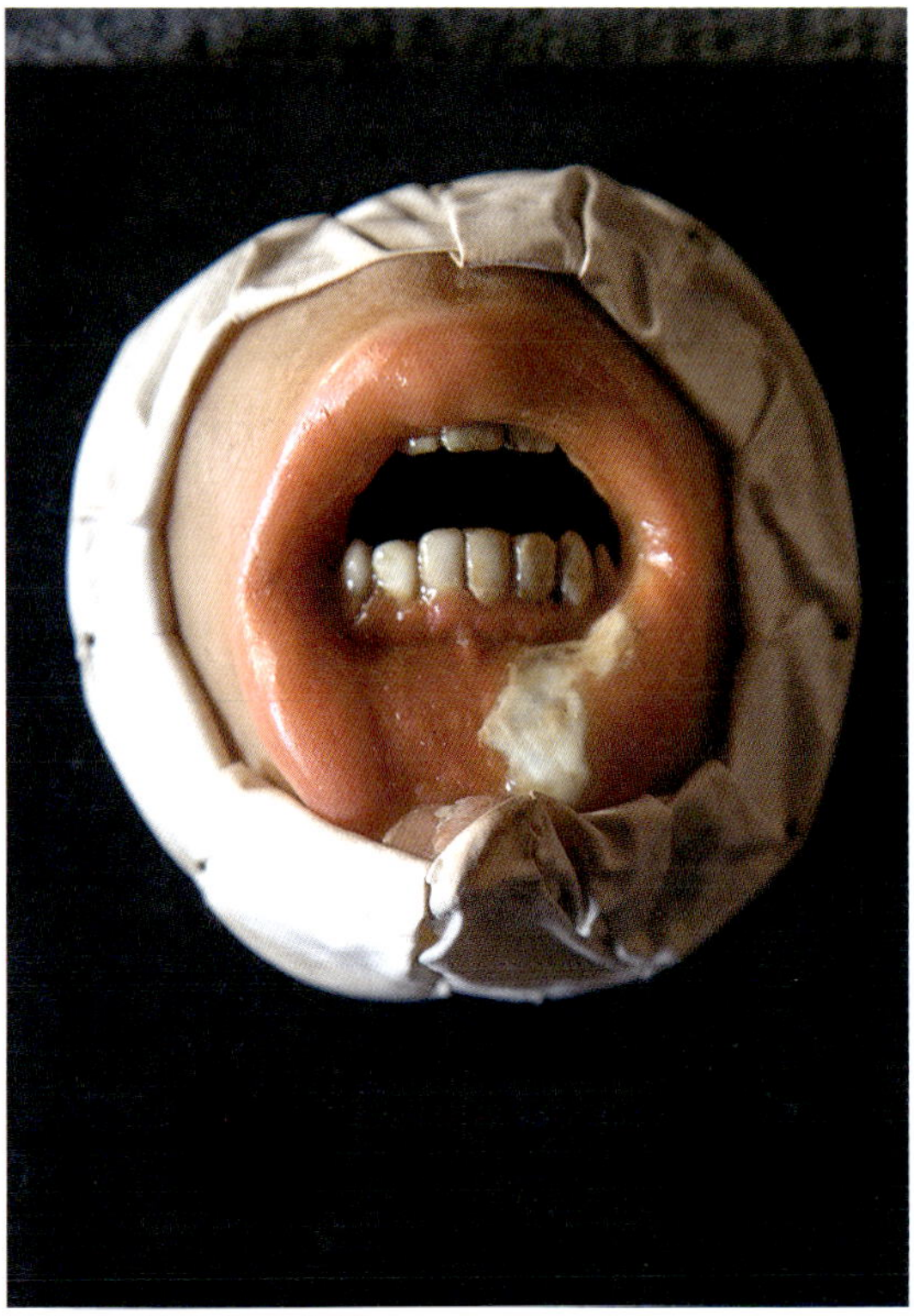

写真７　《梅毒性乳白斑》

なお、次章の伏線になるので、ここに紹介する写真9は、本来は野生動物に（ただしペットのイヌやネコにも）寄生する大型ダニのマダニ[16]がまさに吸血中、臨場感あふれるムラージュである。マダニは昆虫というより、蜘蛛に近い外部寄生虫で、茂みや草によじ登り、獲物が通りかかるのを辛抱強く待つ。そして温血動物の接近を匂いで嗅ぎつけると、足を細かく震わせて、通りがかった動物の身体にしがみつく。つまり人間の側からいうと、山林内を歩き回っている際に、知らず取りつかれることが多い。鋏に似た口器「鋏角《きょうかく》」で宿主の皮膚を切り裂き、鋸状の歯がついた突起物「口下片《こうかへん》」を挿入して、「飽血」すなわち満腹状態になるまで、血を吸い続ける。一度咬みついたら、皮膚にガッチリ喰らいつき、通常のピンセットなどでは離せない。最初咬まれたときは無自覚だが、数日から一カ月かけて吸血されるうち、目に見えないくらいだった身体はムラージュ写真のように丸々と肥えて、体重は百倍になる。満腹になると、吸血を止めて草むらに落ち、卵を産むというサイクルだ。人のほうが気づいたときにはもう遅く、同時に野兎病を筆頭に、ライム病・日本猩紅熱・ダニ脳炎など、ダニが媒介する高熱が出る感染症にかかる可能性も否めない。森の国ドイツでは、初夏にダニ被害が急増するため、薬局やドラッグストアに防ダニスプレーやダニ用ピンセットが並ぶ。自分で処置できなければ、医者に駆け込んで除去してもらう。運悪く咬み跡の周りに赤い環――ライム病の兆候――ができてしまったら、即刻抗生物質のお世話になるのも周知の話。このムラージュ写真を見せたドイツの友人や同僚は、一人残らず「うわっ、マダニ！」と声をあげ、顔をしかめながら子どもの頃の遭遇経験などを語ってくれた。子どものかかる病気という連想から――ワクチン接種で流行はまれになったが――ついでに《麻疹》も挙げておこう（写真10）。

ちなみに人の皮膚のなかに寄生するダニは、体長〇・四ミリほどの足の短いニキビダニとヒゼンダニがある。前者ニキビダニ[17]は人の睫毛や眉毛などの毛根に棲み、老化した皮膚や皮脂を好物とする塩粒より小さなダニ。高齢になるにつれて寄生確率は高まるが、こちらは無害なのでよしとして、いやらしいのは、後者ヒゼンダニ。これこそ病院、老人ホーム、養護施設などでときどき流行する疥癬の元凶である。柔らかな皮膚の下に寄生し、夜

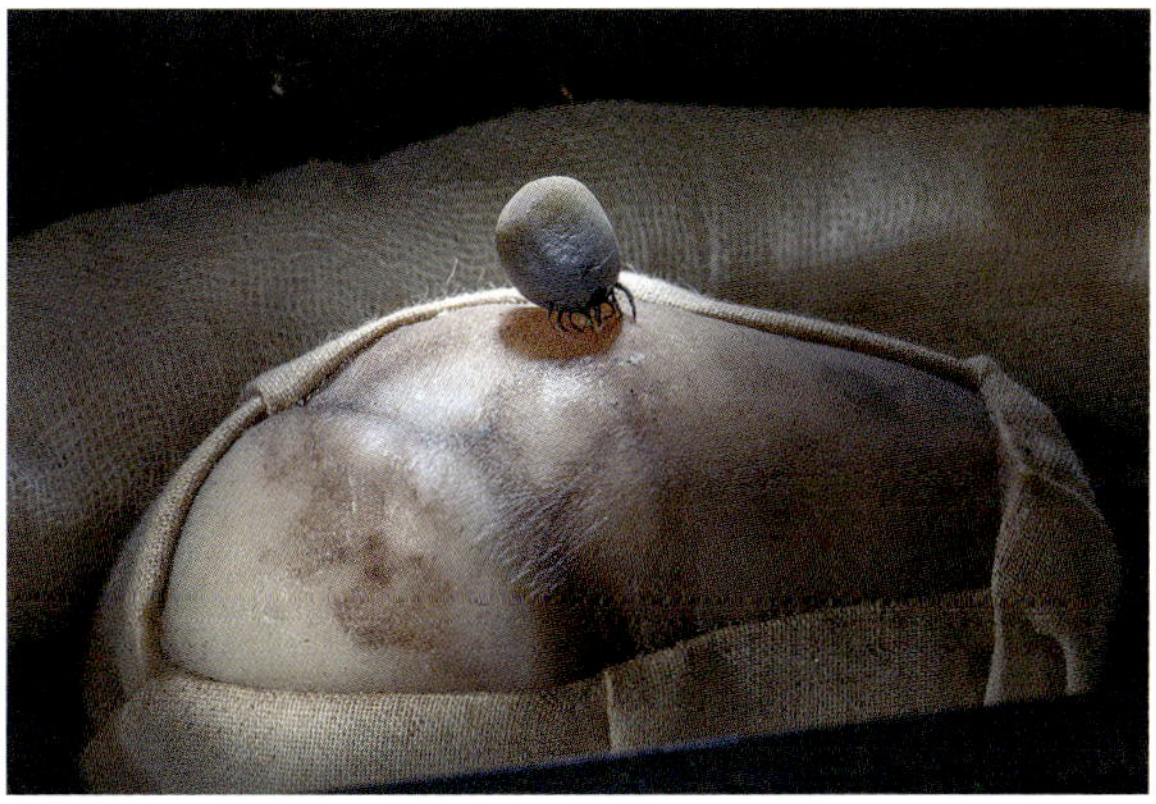

写真９　《犬ダニ［マダニ］咬着例》（陰部）

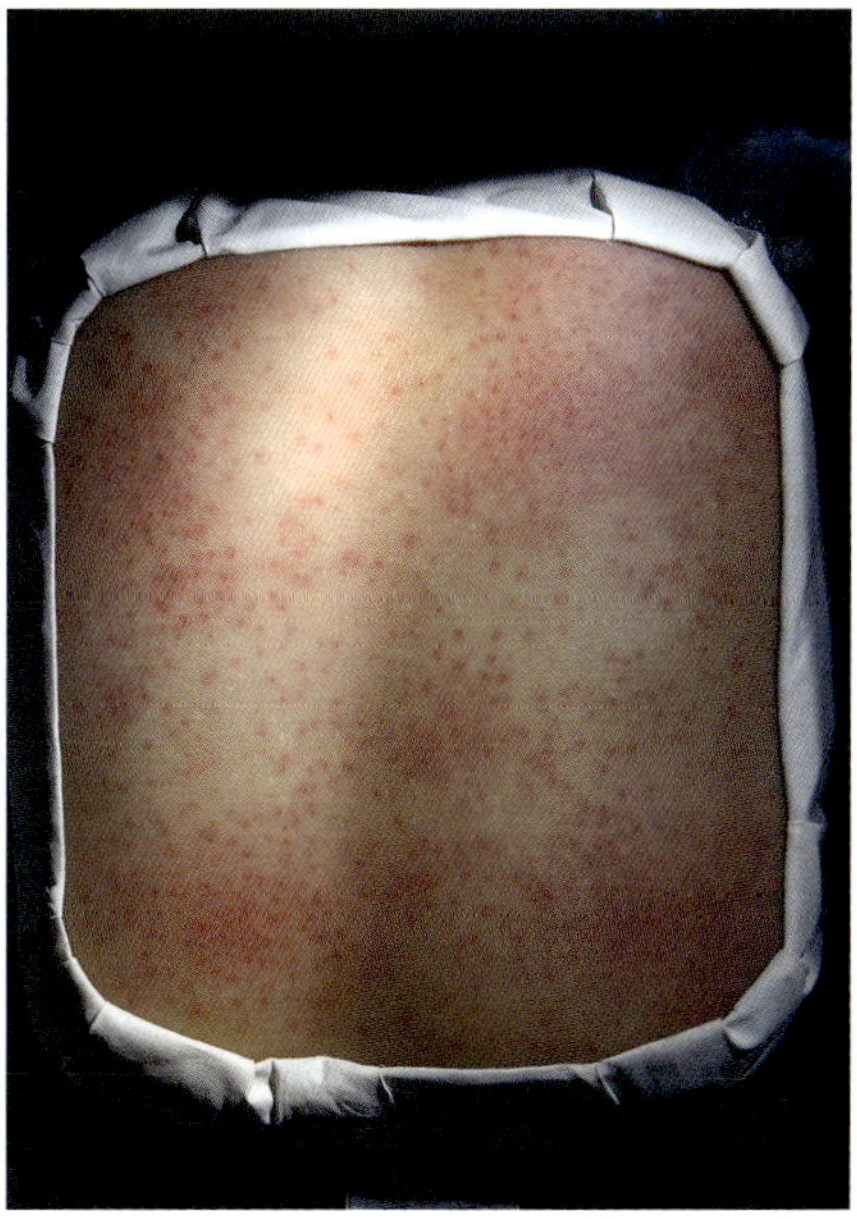

写真 10　《麻疹》

にトンネルを掘って卵を産むのだが、これがとにかく痒くて、痒くて、一睡もできない、とのこと。なお、この疥癬治療に保険が効く内服薬として、大村智氏がノーベル医学賞を受賞されたオンコセルカ症・河川盲目症の特効薬イベルメクチンが使われていることは、一般にはあまり知られていない[18]。

長谷川の経歴に戻ろう。帰国後一九五九年には第一回CBC（中日放送）文化賞を受賞、六二年には黄綬褒章を受章。当時名大医学部定年の最長は六十五歳だったが、文部省から毎年の退職勧告があっても、余人をもって代えがたき技術者として長谷川には延長が繰り返された。六四年に七十二歳で辞職するまで、朝六時起床、名古屋市内の自宅から約四キロメートルの道のりを徒歩で通勤、七時には到着。まだ外来患者の姿もなく、閑散とした名大附属病院外来病棟二階にある仕事部屋の掃除を始めた。いまならシルバー清掃業者と見間違われるかもしれない。退職後も非常勤としてときどきムラージュ修理に出てきていたようだ。もっとも多趣味な彼は、文学作品を書き、河童像――蛙は嫌いだが、河童は大好きで、文章も書いていた――を作り、絵も上手なうえ、歌舞伎にも通じていた。職人気質の頑固さを持つ半面、前述した田村や加納との絆から片鱗がうかがえるように、頼まれれば大学附属病院のスタッフに歌舞伎の入門案内をしたり、良縁を世話したり、果ては知人のデスマスクも作ったりしていた。短歌で親しくなった後妻・ふく代夫人に看取られて、八一年の早春、急性肺炎で逝去。享年八十九歳、祭壇には数点の傑作ムラージュが飾られた。弟子をとらないかわり、『ムラージュの技法』を書き残す、と言っていたが、ユーモラスな随筆や旅行奇譚は遺したのに、これだけは執筆することなく彼岸に渡ってしまった。そして彼の死とともに、土肥がウィーンから輸入し、伊藤以降継承された日本のムラージュ技術の灯が消滅した。

4 常設棚と企画展「ムラージュ」

戦後、アメリカの軍医が、「こんなものを作る職人が居ないから」と、名大から約百点の

資料 2-①　長谷川兼太郎（1959 年撮影）ムラージュ製作中のひとこま

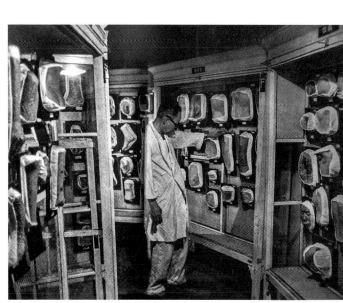

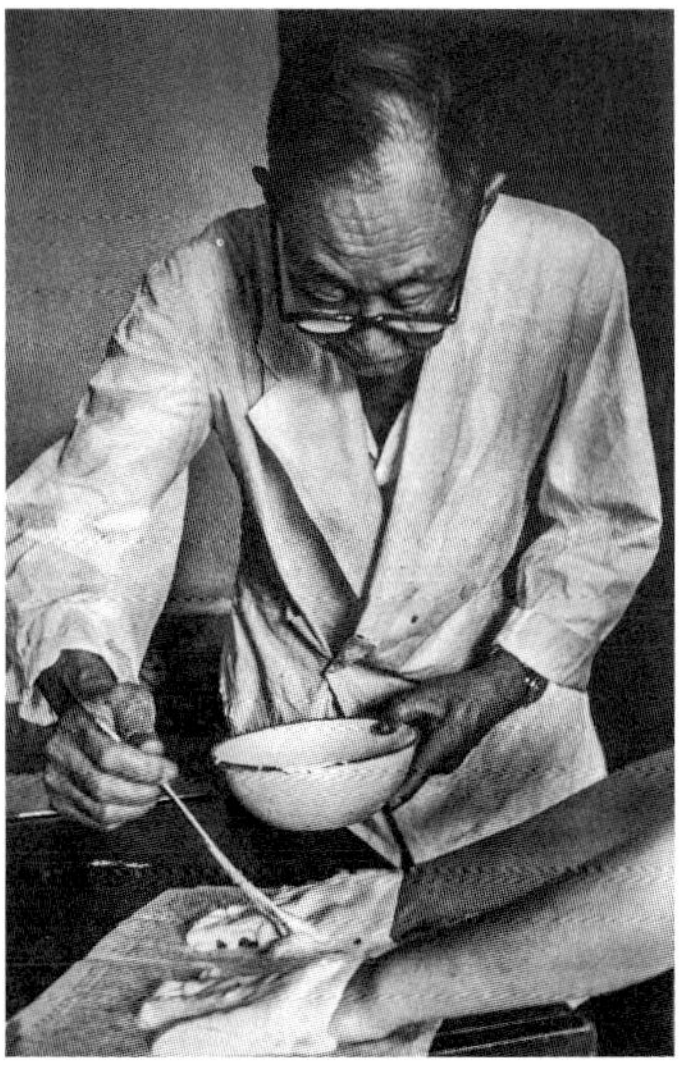

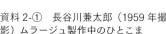

資料 2-②　当時の名大皮膚科階段教室のムラージュ陳列棚前で

ムラージュを接収したという。[19] 加納在任中の一九六〇年代半ばまで、名大皮膚科学講座ではムラージュが授業に使われていたが、加納の退職とカラースライド普及により、他校同様、教材使用の機会は激減した。途中、売り払って講座費にあてる案が出たこともあったらしい。売却は逃れたものの、医学部施設の新改築により保管場所が次々と変わり、移動や経年による劣化が急速に進んでいった。そうして誰の記憶からもなくなっていた名大ムラージュが、九五年、鶴舞キャンパス解剖学教室標本倉庫で再発見される。九九年からリスト化に着手、二〇〇一年に名大医学部から同大博物館（二〇〇〇年開館）に移管、翌年には同大図書館が保管していたムラージュもまとめて博物館に移された。[20]

現在、名大博物館では北大博物館と同様のコンセプトで、《天然痘》など医学史的に価値のあるもの、手や足などの穏やかな症例で一般見学者に理解しやすいものを十点ほどピックアップし、一階常設展の一角にあるガラス戸棚で公開している（資料3、写真11）。現存する計五百三十余点の大方はバックヤードに保管されており、この戸棚は文字どおり「氷山の一角」にすぎ

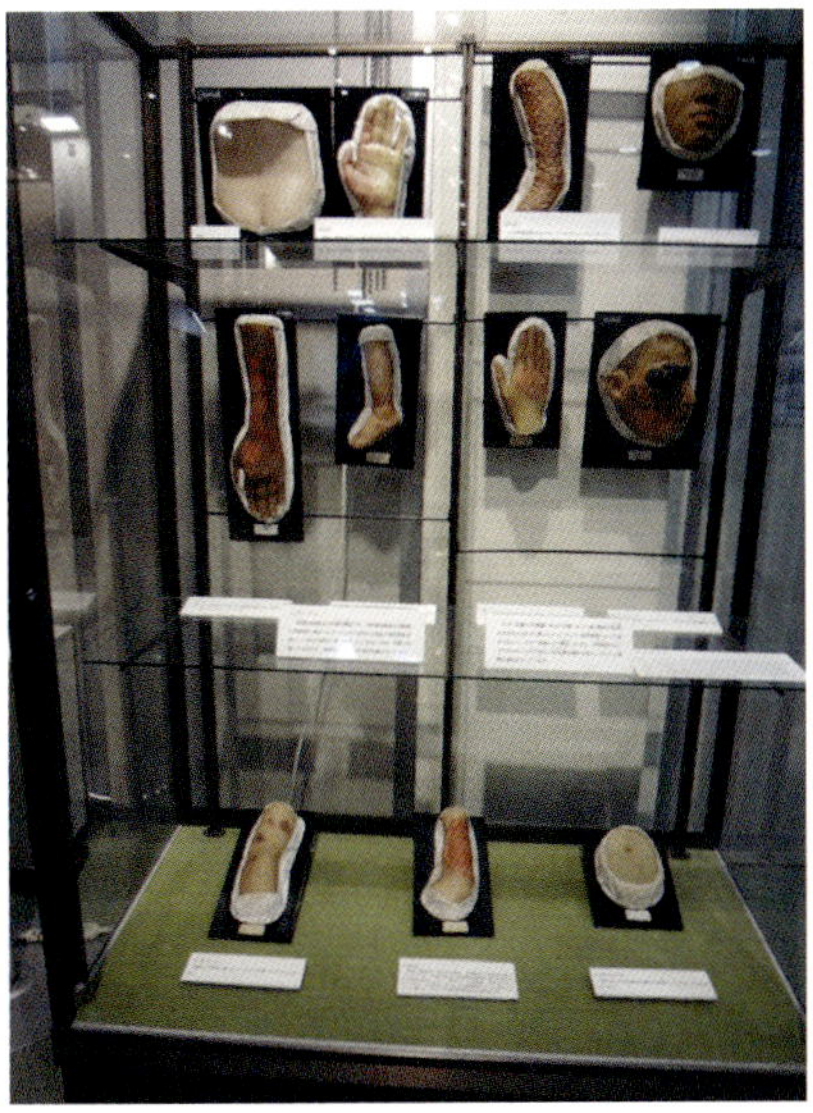
資料３　常設展示のガラス戸棚（企画展では、上段右から２番目の《天然痘》など会場に展示されたので、著者単独プレ調査時に撮影したもの）

写真 11　《天然痘》の一部（拡大）
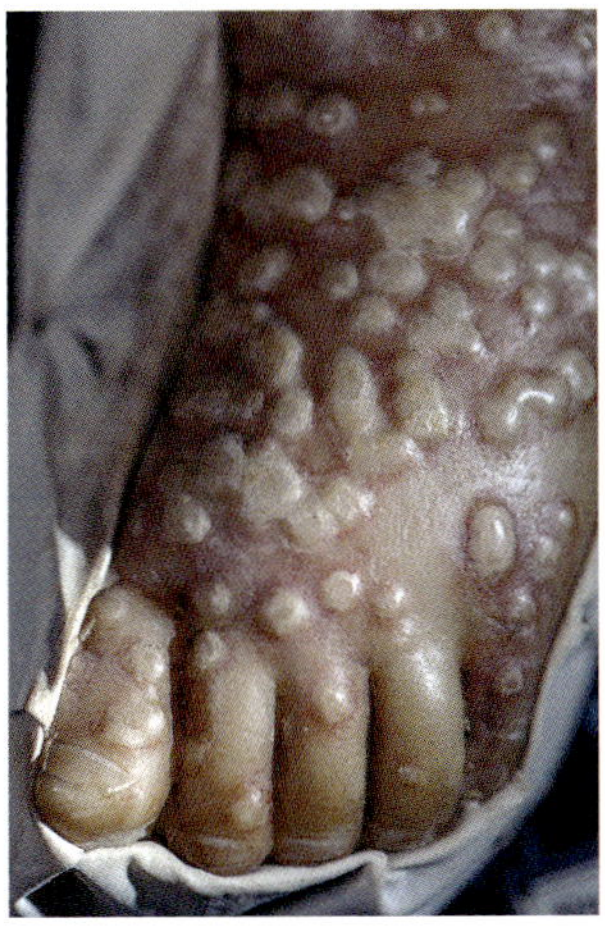

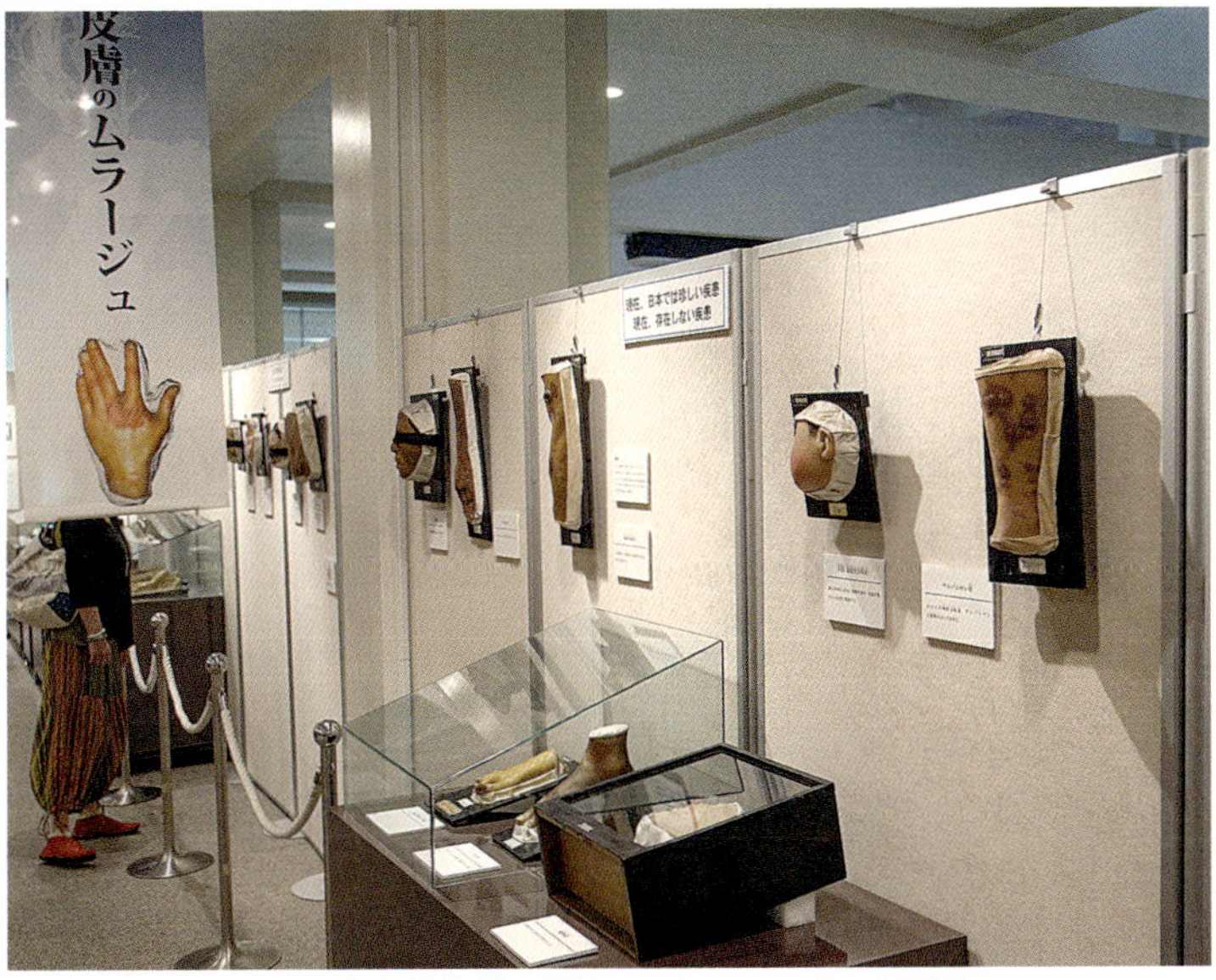

写真 12　2013 年夏に名大博物館で開催されたムラージュ企画展
学芸員の配慮により、標本の目元に黒布が巻かれていた

ない。(21)

移管後、干支が一巡した二〇一三年夏、名大博物館で「教育標本ムラージュ――本物?作り物?ロウ細工?」と銘打った企画展が開催された(資料12)。学芸員・野崎ますみ氏が中心となったこの企画展では、ふだん倉庫の奥でひっそり眠っている珍しい皮膚科ムラージュが、同大皮膚病態学分野の協力と説明つきで、多数公開された。非常に野心的な試みのため、金沢大学博物館のかわいらしいキノコ・ムラージュを拝借して並べたり、その関連で三河のシイタケ栽培のパイオニア・田中長嶺(第5章参照)を紹介したり、重い内容の病気の展示にならないための苦心の跡が随所にうかがえた。ただ著者としては、関係者が悩んだ末、顔のムラージュの目元に黒いビロードを巻いた展示方法には違和感を覚えた。ライフマスクと同じ手法で作られているので、ほとんどのムラージュは目をつぶっているから、個人特定はできないはずだ。医学標本を正視しろ、と全員の見学者に強制することはできないが、睫毛まで本物の毛を植え込み、緻密に再現された標本は、それで一つの完結した教材であり、芸術作品でもある。本書でこのムラージュが作られた経緯、学用患者の協力、ムラージュ師の細やかな対応などをきちんと伝えられれば、「気味が悪い」という嫌悪の感情だけもって眺められることはないのではないか、そうなれば今後、黒布は不要だと思うのだが――、いかがだろうか。

●注

(1) この関連で、名古屋大学博物館で長谷川氏のムラージュを中心とした企画展「教育標本ムラージュ――本物？作り物？ロウ細工？」が二〇一三年八月六日から十月十九日まで開催された。長谷川氏の経歴は、本企画展図録（野崎ますみ編著、名古屋大学博物館、二〇一三年）の一二―一三ページを参照したほか、学芸員・野崎ますみ氏から新聞・雑誌記事を含む参考資料をご提供いただいた。

(2) 「ここに生きる三九　ムラージュ（医療模型）づくり 長谷川兼太郎さん」、『朝日ジャーナル』第二巻四十号（一九五九年三月二十日）、六〇―六五ページ参照。

(3) 野瀬泰申『眼で食べる日本人――食品サンプルはこうして生まれた』旭屋出版、二〇〇二年、三七ページ以降参照。

(4) 同、二四ページ以降参照。

(5) 河原栄／佐久間大輔／赤石大輔「四高のキノコ・ムラージュの謎」、『金沢大学資料館紀要』第六号（二〇一一年）、九―一二ページ、および河原／佐久間／加藤／赤石／古畑「四高のきのこムラージュ第二報」、四一―五二ページ。カタログ照合などから、山越工作所の製品と結論づけられているが、特定化できるラベルや発注履歴などは確認できていない模様である。

(6) 注(2)の「ここに生きる三九　ムラージュ（医療模型）づくり 長谷川兼太郎さん」、六〇ページ。

(7) 江戸時代初期に活躍したとされる伝説の彫刻職人・日光東照宮の眠り猫などが彼の作品とされる。

(8) 長谷川兼太郎「プール開き」、『田村春吉』（非売品）所収、名古屋大学医学部皮泌科春光同門会、一九五四年、四九三ページ。

(9) 名古屋大学博物館所蔵の製作者不明の長谷川年表による。ただし該当時期の特許記録をあたってみたが、残念ながら確証できる記録は見つけ出せなかった。

(10) 小野「図譜とムラージュ②　残ったムラージュ、消えたムラージュ」、『日本皮膚科学会雑誌』第百十一巻四号（二〇〇一年）、一九二―一九三ページ参照。

(11) 太田正雄はこれ以前の一九二〇年秋に洋画家・木村荘八と同地を訪れ、自らの挿絵や図版を収めた「雲南日録」なる文章にまとめている。この「雲南日録」と木村の書いたものを合わせ、二人の共著として刊行されたのが『大同石仏寺』（木村による編集）、日本美術学院、一九二二年である。岩阪恵子『わたしの木下杢太郎』講談社、二〇一五年、六七ページ以降ほか参照。

(12) 『日本医事新報』第八百号（一九三八年一月八日発行）、一六五ページから引用。

(13) 東京大学医学標本室には、長谷川の師・伊藤有作と伝わる《角皮模式標本》なる、頭から角が生えたような、中国で発見された特異症例のムラージュ（大正時代製作）がある。しかし伊藤自身は中国に行った形跡がないので、弟子・長谷川経由で入手した可能性も考えられる。

(14) 細江謙三「随行記」、論文集『田村春吉』所収、四六三ページ参照。

(15) 長谷川「プール開き」、四九四ページから引用。

(16) 目黒寄生虫館監修、スタジオ大四畳半執筆・イラスト『寄生蟲図鑑――ふしぎな世界の住人たち』飛鳥新社、二〇一三年、六〇―六一ページ、ニコラ・デイビス文、ニール・レイトン絵、荒木潤監修『びっくりどっきり寄生虫――だれかが、きみを食べている』唐沢則幸訳、フレーベル館、二〇〇八年、一六―一七ページ参照。古典的学術書として、すでに登場した太田正雄の『動物寄生性皮膚疾患』（『皮膚科泌尿器科学大系』第二十九巻）、南江堂、一九三七年もあわせて参照した。

(17) 注(16)の『びっくりどっきり寄生虫』二二―二三ページ参照。

(18) 『寄生虫症薬物治療の手引き』改訂第6.0版、厚生労働科学研究費補助金・ヒューマンサイエンス振興財団政策創薬総合研究事業「熱帯病・寄生虫症に対する希少疾病治療薬の輸入・保管・治療体制の開発研究」班、二〇〇七年、七三―七六ページ参照。あわせて東大名誉教授（医科研ＯＢ）の田中寛先生からの情報提供にお礼申し上げます。

(19) 注(2)のインタビュー「ムラージュ（医療模型）づくり 長谷川兼太郎さん」、六〇ページ。

(20) 西田佐知子／小林身哉／安立あゆみ／伊藤裕司／市村卓也／尾坂知江子／金景子「名古屋大学医学部から博物館へ移管されたムラージュ標本の一覧」、『名古屋大学博物館報告』第十九号（二〇〇三年）、八七―一〇四ページ。

(21) いくつか外国製も含まれる。この存在については、長谷川の生前インタビュー時に記者も視認しているので、正確には「再発見」というべきだろうが、野崎ますみ／ツォグゾルマー・バトツェンゲル／西口幸子／三矢保永「新発見！明治時代のブレスラウ大学（旧ドイツ）製のムラージュが名古屋大学博物館所蔵皮膚科学のムラージュに存在した」、『名古屋大学博物館報告』第三十一号（二〇一六年）、九―二四ページでは、ブレスラウ大学製（現ポーランド、旧ドイツ領）ムラージュを八点確認したとの報告がある。また二〇一七年十月、筆者プレ調査時に京都大学医学部もブレスラウのクレーナー作ムラージュを所蔵することを確認した。なお、京大に現存する四百点以上のムラージュの大半は島津製作所標本部の製品である。なお、この逆パターン、ドイツ語圏の日本ムラージュについては、たとえば二〇一六年春、筆者自身がボン大学皮膚科学教室で大阪医科大学（現・大阪大学）の佐谷有吉教授寄贈とされるムラージュ一点を確認した。

第8章

異端の蝋模型師

沼田仁吉

北里研究所・東京大学医科学研究所・目黒寄生虫館

Ein seltener Modelleur:
Jin'kichi NUMATA
(Kitasato-Institut, The Institute of Medical Science an der Universität Tokio und Meguro-Parasiten-Museum/Tokio)

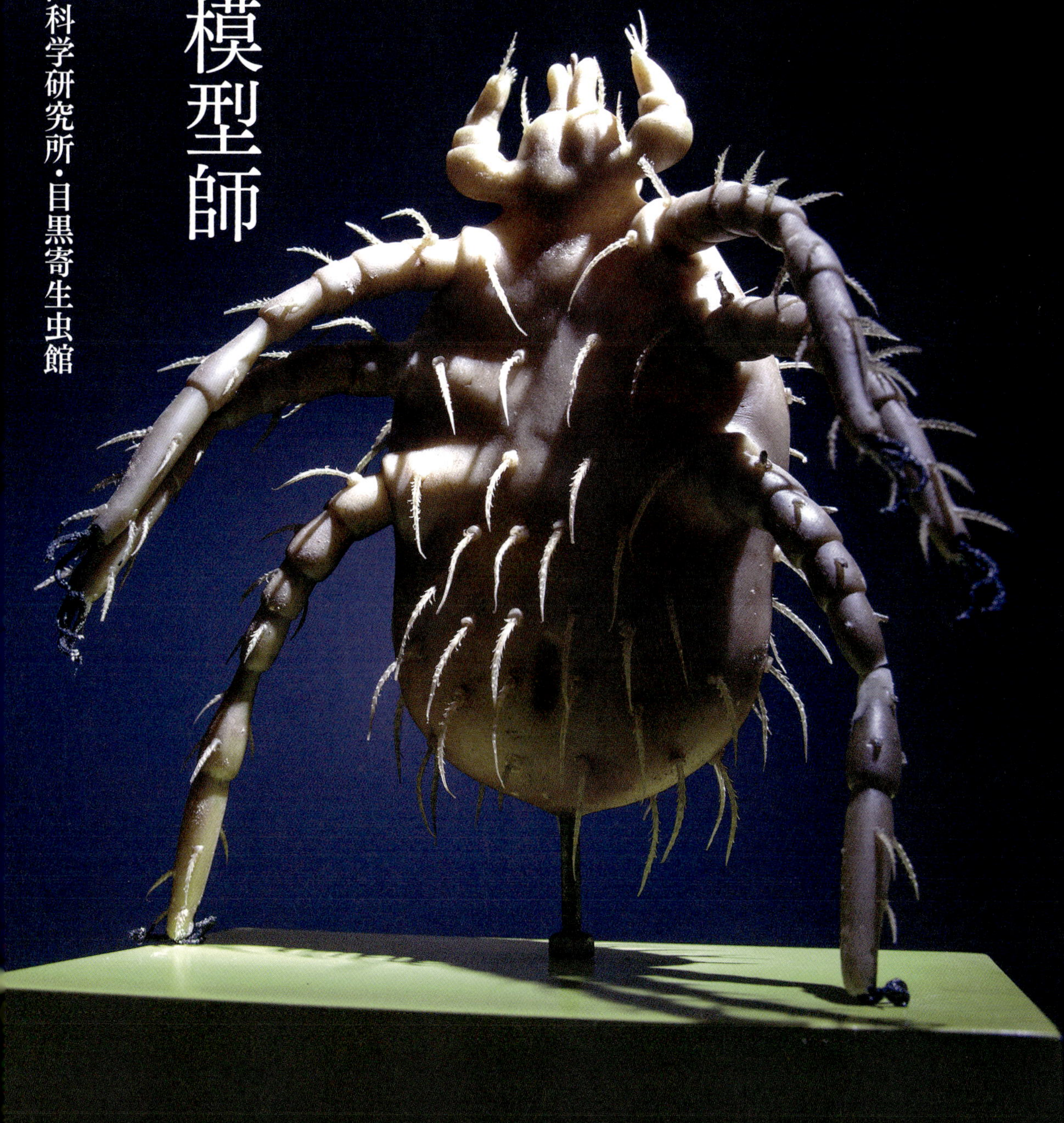

沼田仁吉作《ツツガムシ》
（目黒寄生虫館展示品）

1 沼田の上司・宮島幹之助とツツガムシ病

「御免仕る、我はダニ目、前気門亜目、ケダニ上団、ツツガムシ科に属する者。見よ、この迫力を、全身毛むくじゃらの雄姿を！」と名乗りをあげそうな、目黒寄生虫館のツツガムシ君。若虫と成虫は土壌内で暮らし、昆虫の卵などを餌にしているが、実際の体長は〇・三ミリ前後にすぎない。この幼虫だけが、野鼠やヒトの血を吸う。ヒトが刺されると激しい痒みを伴う皮疹を生じることがある。でも、それですめば幸い、もし幼虫が病原体リケッチアを持っていた場合、咬まれて十日あたりの潜伏期間を経て、運が悪いと命を落とす急逝発疹性熱性疾患「ツツガムシ病」にかかる。ツツガムシ病には、古典型と新型があり、前者は古くから知られている秋田県・山形県・新潟県下の河川流域で夏に発生するアカツツガムシを媒介として、「死の風土病」と恐れられていた。一説によると流行地では致死率が七割を超えたという。最初の科学的臨床報告は一八七九年、「日本洪水熱 Fluss- od. Überschwemmungsfieber」の名で、東大のお雇い外国人教師エルヴィン・フォン・ベルツ博士（Erwin von Baelz, 一八四九―一九一三）と彼の案内役を務めた学生・川上清哉（一八五四―九五）によりドイツの学術雑誌に掲載された。実はツツガムシ病は日本だけでなく、東南アジアから西南太平洋にかけて発生しており、第二次世界大戦中は当該地域で従軍した兵士（連合国だけでも一万人以上）が罹患し、一部は命を落とした。戦後ようやく効果のある抗生物質が見つかり、国内では一九六〇年代半ばにはほぼ撲滅できたので、昔話と思っている方も多いだろう。[1]しかしそれに代わって、今度はフトゲツツガムシ、タテツツガムシなどの媒介による新型が台頭、富山の黒部川流域などに患者が発生し、全国に拡大した。

もっとも一昔前は、ツツガムシ病が、細菌よりも小さな微生物リケッチアによって引き起こされることなどもまったくわかっていなかった。そこで北里の高弟たち、淺川範彦（一八六五―一九〇七）、北島多一（一八七〇―一九五六）、宮島幹之助（一八七二―一九四四）らが阿賀川のほとりで研究をおこなった。特に宮島は、野鼠の耳殻内に多数のツツガムシが吸着しているのを見て、これが人を襲って病毒を媒介すると仮説を立てた。そして昔からの「有毒地」――新潟県の信濃川・阿賀川、山形県の最上川、秋田県の雄物川が有名だった――でニホンザルを引き回し、ツツガムシを吸着・発病させる実験をおこなった[2]（資料1）。このとき、助手として同行したのが、冒頭の精巧で迫力満点、でもどことなくユーモラスなツツガムシ標本を作った人物・沼田仁吉（一八八四―一九七一）である。[3]

富山の生まれ、馬が好きで、騎兵を志願したが、身長不足で不合格となった。[4]二十二歳の沼田は、北海道に渡ると決め、その前に帝都を一目見ておこうと上京、実父と縁のある土筆ヶ岡養生園（渋谷区広尾に福澤諭吉が建て、運営を北里に任せていた結核専門病院）の受付係を訪ねたところ、廊下で北里に会う。この偶然の出会いが、沼田の人生を変えた。老受付係の口利きで、伝染病研究所

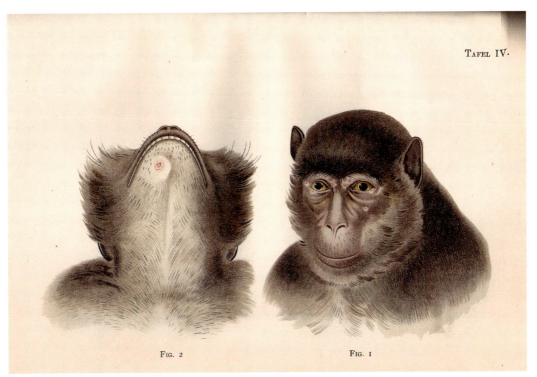

①

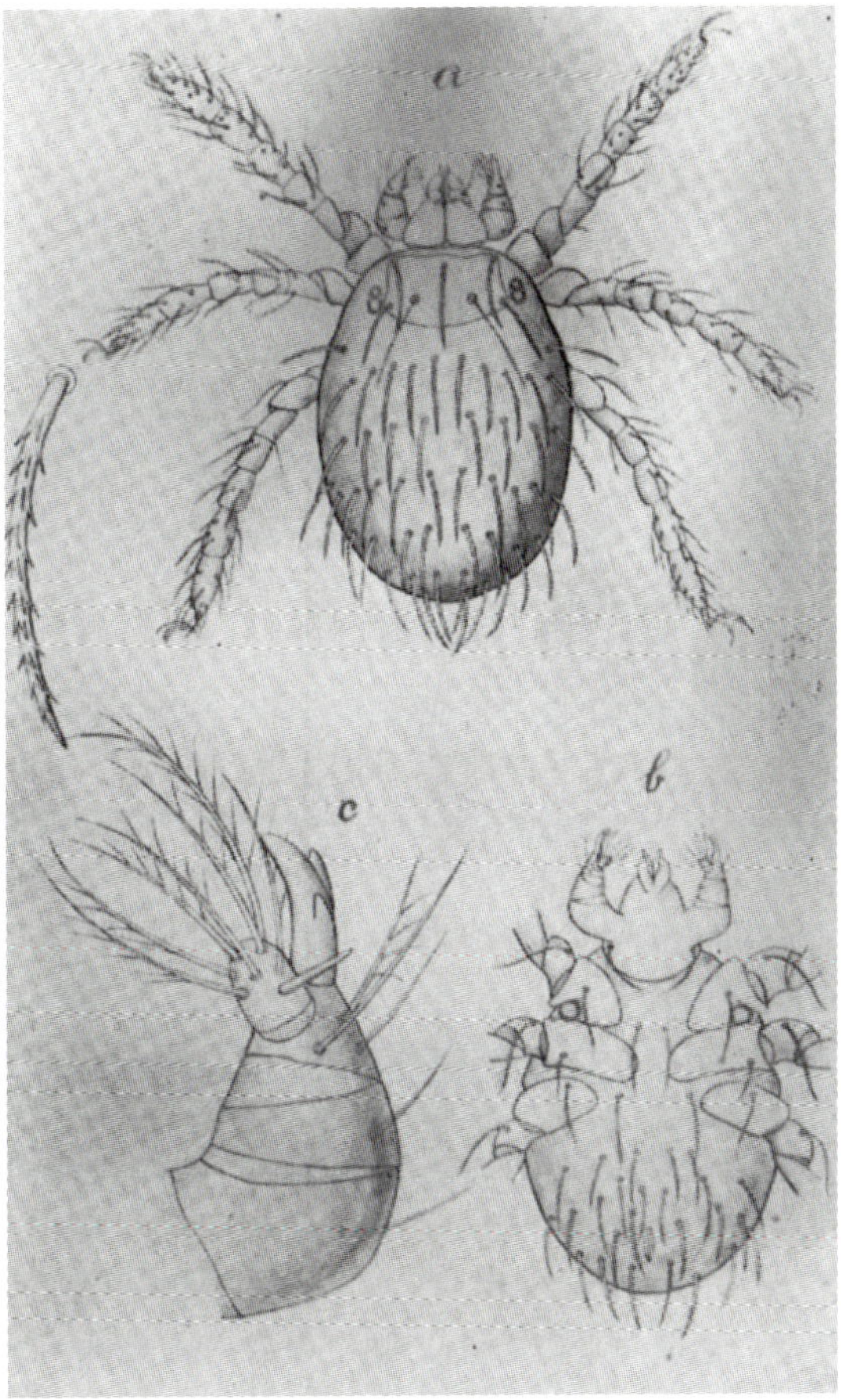

②

資料１　ともにドイツ語論文集 Kitashima & Miyajima: *Studien über die Tsutsugamushi-Krankheit*（1918）所収の図版を転載
①北島と宮島によるツツガムシ病調査の記録から、ツツガムシを吸着させた猿。おそらく沼田が尽力したのだろう
②顕微鏡で観察したツツガムシのスケッチ

の血清用に飼っていた馬三十頭の世話人に雇用されたのだ（写真1）。

かくして沼田は伝染病研究所——世間を騒がせた北里および門下の総辞職前——に入所、北里が熱帯から持ち帰ったショウジョウ十匹を預かって世話したこともあった。動物好きで、手先も器用な沼田は、まもなくすると宮島の目に留まり、昆虫採集や魚採りを命じられた。一九〇九年夏頃には、宮島・北島率いるツツガムシ研究調査班に同行、新潟におもむく。

宮島が阿賀野川中流で調査を進める一方、沼田は長岡・信濃川の川中島の葦に猿八匹をつなぎ、ツツガムシに吸血させようと奮闘していた。なにしろ原因不明の病気のための調査だから、猿は餌食にさせるべきだが、自分が刺されては一大事だ。日々、長靴に手術着、手首・足首・腹にはナフタリン入りの袋を巻き付け、さらに手指には四塩化炭素をつけての重装備で臨んだものの、ある晩、風呂で身体を確かめると、ヘソの下にツツガムシに刺された跡がある。切開・消毒して不安な夜を過ごしたが、運よく罹患せ

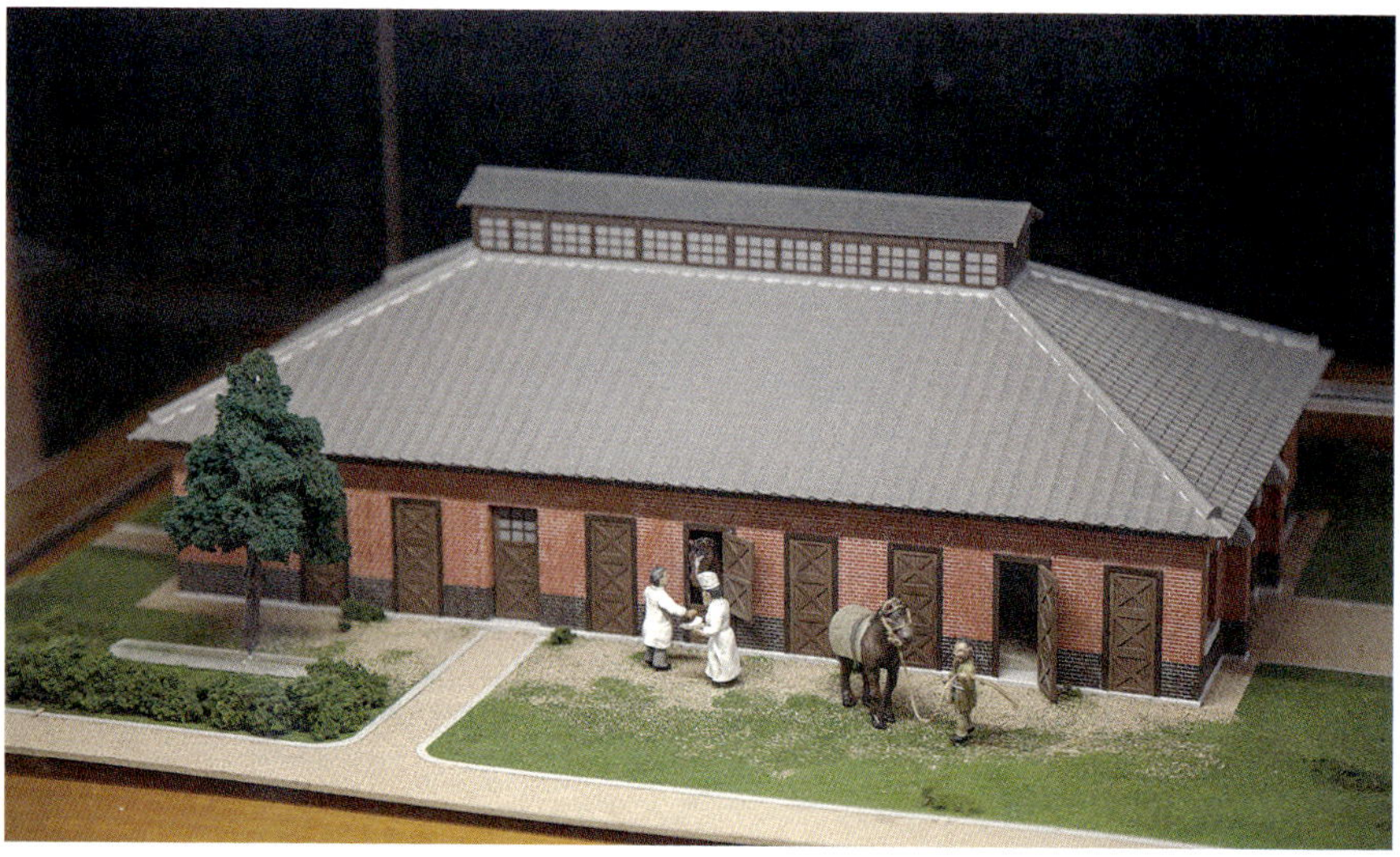

写真1《伝染病研究所時代の厩舎》模型（東大医科研・近代医科学記念館展示品）
馬の手綱を握っている人物は沼田がモデルか？

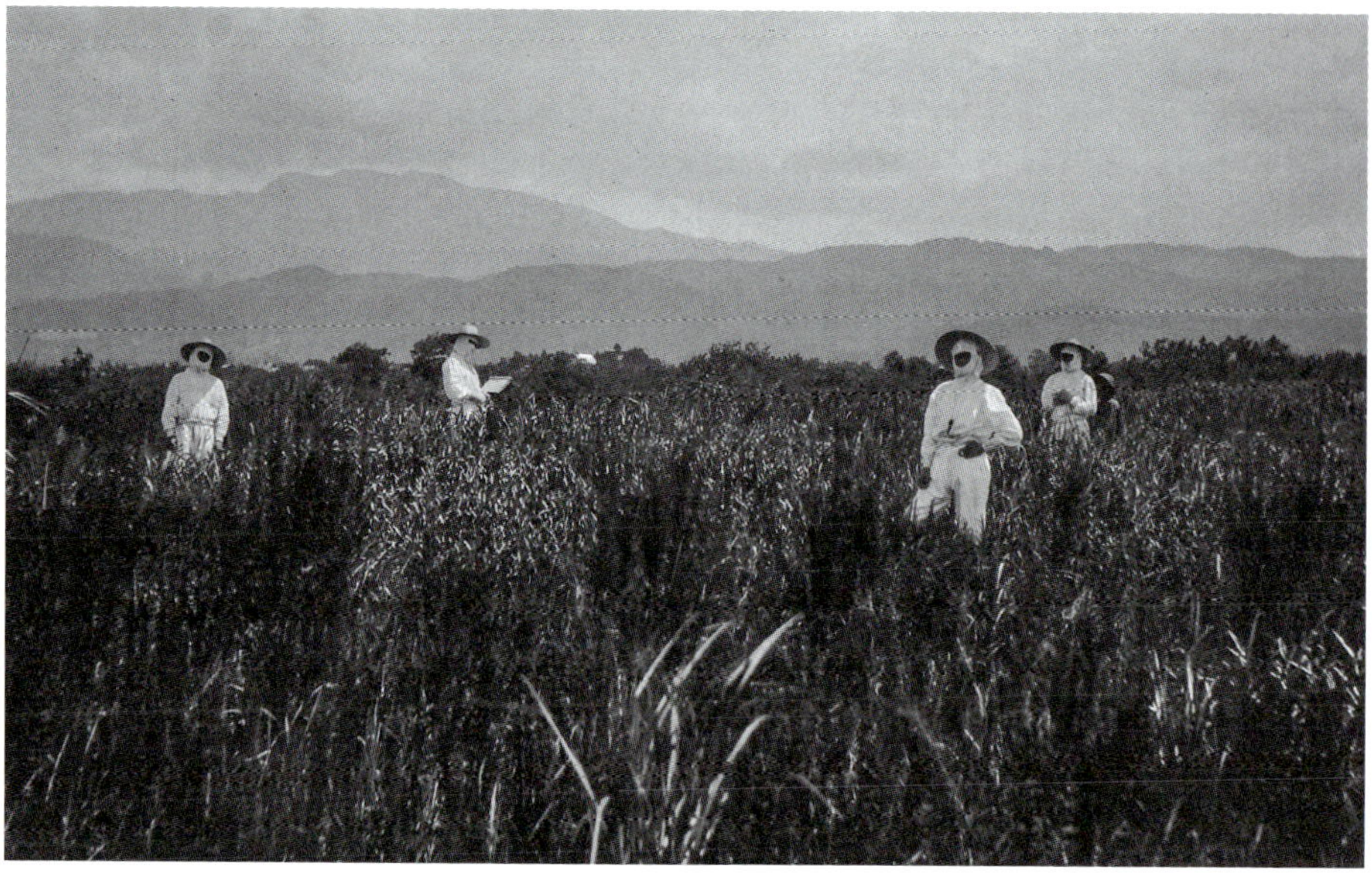

資料2　最上川での東大・伝研グループによるツツガムシ調査記録写真。フル装備で判別は難しいが、左から長与又郎、三田村篤志郎、今村荒男、宮川米次（東大医科研・近代医科学記念館所蔵）

ずにすんだ。他方、沼田が連れていた実験用猿と遊んだ子どもが、ツツガムシ病で落命したこともあり、まさに命がけの仕事だった。

晩年沼田が監事を務めた目黒寄生虫館の履歴書類には、当時のことについて「宮島幹之助博士指導ノモトニ衛生病理学標本製作ニ従事」[5]と一行あるだけだが、北里研究所の同僚・内田との談話では、「宮島夫妻に信用され、子供たちともよく遊んだ」とあり、家族ぐるみの親しい付き合いがあったことがわかる。

ちなみにツツガムシ病は、伝染病研究所が内務省から文科省に移管された――つまり北里一同の総辞職――後の一九一五年夏以降、長与又郎率いる調査グループが原因究明を決意、全員「黒髪とともに浮き世の欲を断ち」、丸刈頭に防毒白衣で、最上川中州で一週間以上、猿を引き回す罹患実験をおこなった。長与らは感染した猿のリンパ節の顕微鏡分析などから、ツツガムシ分類の端緒を作るなど一定の成果を得たものの、肝心の病原体発見（一九二九年）までには、さらなる時間を要した[6]。

2　一九一一年開催のドレスデン国際衛生博覧会　ドイツでの沼田の足跡

生命を賭して助手を務める沼田を、宮島がかわいがらないわけがない。その宮島は、日本政府と医学界がその威信をかけて初参加を決めた一九一一年開催のドレスデン国際衛生博覧会日本館の責任者に任命され、一年弱、ドイツに派遣が決まった。このとき彼が伴ったのが、学歴はないけれど、誠実で器用で、頑固さも筋金入りの標本職人・沼田だった。

ここで確認しておくが、沼田はムラージュ師ではない。よって日本製ムラージュの元祖・伊藤有の系譜上に彼の名が連なることはない。しかし前章で紹介した食品サンプルの創始者たち同様、ムラージュの傍系・亜流として、彼は重要かつ稀有な蝋模型師の一人である。というのも宮島の供をした彼は、日本館の充実のため、自作標本を作ったり飾ったりするうちに、現在のヨーロッパムラージュ保存プロジェ

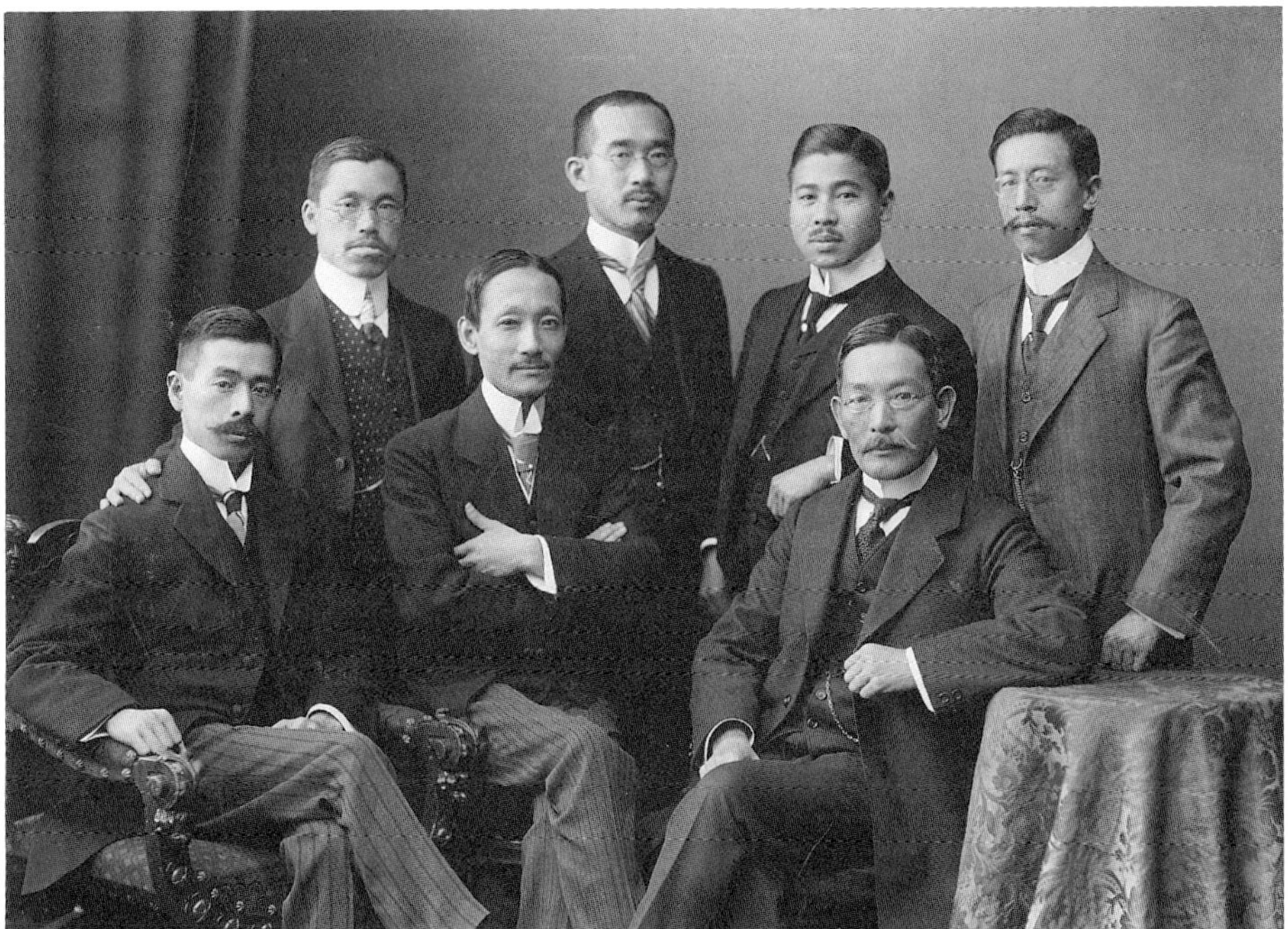

資料３　1911年ドイツ・ドレスデン国際衛生博覧会参加の日本代表者たち。ドレスデン市内の写真館で撮影。前列右が高木友枝、中央で腕組みして座るのが宮島幹之助
（北里柴三郎記念室所蔵・高木友枝遺品アルバムより）

クトの活動拠点でもあるドイツ・ドレスデン衛生博物館と縁を結び、後の同副館長インゲルフィンガー博士一家にもすっかり気に入られてしまった。

大好評だった衛生博覧会の後始末をすませ、上司・宮島も帰国の途についたが、沼田は当時最新の衛生啓発展示や標本製作技法を本場ドイツで修得すると決意。ここから小柄な東洋人による、大柄なゲルマン人の国での孤軍奮闘が始まる。ドレスデン衛生博覧会終了後、主宰者リングナー（次章で詳しく扱う）は、跡地に恒常的な衛生博物館を建てることを次の目標として掲げた。この悲願を成就すべく、建設資金獲得のため、ドイツ諸都市の移動展がおこなわれた。その一環で南独「黒い森」近くのシュトゥットガルトでも衛生博覧会が開かれ、すでに模型製作で定評があった沼田には、市の公務員として住宅・給与が支給された。[7]沼田の上司インゲルフィンガーが、一九一二年に同市の展示局局長を拝命しているので、一緒にドレスデンから移籍したものと思われる。ムラージュ専用ではなかったが、蝋製標本を含む展示品製作工房があり、そこでは後にスイス・チューリッヒ大学専属ムラージュ師となるルイーゼ・ロッテ・フォルガー（一八八三―一九五六）と彼女の書類上の「義弟 Stiefbruder」兼弟子のアドルフ・フライシュマン[8]（一八九二―一九六八）が働いていた。沼田の器用さはここでも注目され、「ドイツ人が作れないような立派な標本を日本人が作った」と、地元新聞に取り上げられたこともあったという。

だが、いつの世も戦争は非情だ。まもなく第一次世界大戦が勃発、日本によるドイツ領青島占領は、ドイツでせっかくキャリアを積んだ沼田の仕事環境にも暗い影を落とす。医者も研究者も出征し、作る標本すなわち仕事もなくなったため、沼田は院長の紹介状を手に、ライン川を下ってオランダに逃げようとするが果たせず、ドイツ兵に拘束されてしまう。

国費留学生のエリートならともかく、一匹狼の沼田のドイツでの足どりをつかむのは困難を極めた。前述した略歴には「ドレスデン医科大学ニ於テ医学標本製作法修得中第一次世界大戦勃発ニ依リ」帰朝とだけあるが、たった独り、どんな思いで逃げたのだろう。談話も残るが、聞き手になじみのないドイツの固有名詞表記が不正確で、あまり頼りにならない。もう少し確実な記録を求めて、外務省外交史料館所蔵史料にたどり着き、彼直筆の「独逸国遺留物品届」[9]を見つけた。ズック張りトランク一個の衣類九点ほか附属品、細々した模型製作用器械（約二百点）が入った金属製箱一箱、各種模型ならびに写真原板（約三百点）の入った黒布袋一点、革鞄に附属品と一緒に入れた写真機一組、見積もりで当時計四千三百二十五円相当の荷物を泣く泣く置いてきた、とある。慰留品が生じた当時の経緯説明を、現代表記に直して以下、順を追って引用すると、「西暦一九一一年三月以来」、すなわちドレスデン衛生博覧会を機に、しかし博覧会後も宮島たちについて帰国せず、「標本製作法研究のため独逸国シュトゥットガルト市に滞在」していた。一九一四年八月に日本がドイツに宣戦布告したため、中立国に立ち退こうとポーランド[10]に向かう道すがら、ノルトライン＝ヴェストファーレン州の町ヴィールで「ドイツ軍に捕えられ五日間営倉に檻禁」された後、ミュンスターを通り、「ハノーファー電信隊練兵場厩舎に護送され十月二九日まで抑留」される。十月二十九日ボーデン湖畔リンダウ（沼田はリンドウと記載）を経て、スイスに送られ、ようやく「解放」された。日付は大正九年（一九二〇年）八月末、自分の荷物を取り戻そうと記憶を必死で呼び起したはず、おおよそ信頼できると思われる。スイス以降の足跡は、談話が引き継ぎ、マルセイユから船で帰国した、と語られている。一四年の師走、あるいは一五年正月、[11]東京駅に降りた沼田を出迎えてくれたのは、宮島とその令息だった。

ちなみに遺留物品届の町名は、読みやすいドイツ語筆記体で記入されている。沼田は帝大出身エリートとはまったく違う経歴の持ち主だから、ドイツ語も渡航後、初めて現地で習ったはずだ。また白金の北里柴三郎記念室は、沼田の遺品としてこの時代特有の髭文字活字《フラクトゥーア》体で書かれたドイツ語書籍や辞書など計五冊を所蔵する（うち一冊には、昆虫の翅スケッチが挟まれていた）。北里研究所に復職後もドイツ語をよく使い、新米研究者が理解できないと、沼田はあきれて笑ったという。日常の読み書きに支障がないレベルに達していたのだろうか。

3　衛生啓蒙活動と感染症関連

宮島直々の出迎えから推測できるように、沼田はすぐ北里研究所に入所、標本製作はもとより、蒸留水やワクチン用石炭酸精の製造が主な仕事になった。一九一六年のコレラワクチン製造時には徹夜で四十リットル入りを二十本作ったとか。不思議なことに彼が作った蒸留水を使うと、冷蔵庫でも沈殿せず、非常に重宝された。冬は毛糸の帽子に薄汚れた白衣姿、夏は刺し子の腹巻一つの金太郎みたいな格好で、老いても二十リットルの青いガラス瓶に蒸留水をせっせと詰めて並べていた。

さて、沼田のもう一つの仕事、標本製作はどうなったのだろうか。ドイツの衛生啓発活動を知る高弟たちも多く勤務していた北里研究所では、衛生思想普及のため、機会あるごとに所内に標本やパネルを展示し、一般にも公開していた。このうち、現在のドレスデン衛生博物館常設展示を想起させるものとして、まず《細菌性赤痢》および《腸チフス便》の模型二点がある。いずれも不衛生な環境が原因だが、日本では戦後まで年間数万単位で発生していた。細菌性赤痢は、赤痢菌により引き起こされ、血便を生じる急性の下痢症で、数日後に写真２のような濃粘血便に変化する。なかでもいちばん毒性が強いものを北里の弟子・志賀潔（一八七一—一九五七）が発見している。写真３の腸チフスも感染者の便や尿に汚染された水・氷・食品の摂取でうつる。終戦直後まで日本では年間約四万人が発症していたが、重要な判断基準の一つがやはり血便だった。これに対して、現在ドレスデンでは、乳児の健康状態を判断するための便のサンプルが常設展示されている（写真４）。経験の浅い小児科医や育児を初めて経験する親が、火がついたように泣くだけの幼子の体に何か起こっているかを判断する教材に使われたものだろうが、沼田の標本とそっくりなのには驚かされる。写実的すぎる気もするが、テレビの紙おむつの吸収力比較を、わかりやすい青色インクを使って示すコマーシャルを見た親が、「うちの子の小水は青くないのだが……」と問い合わせることもある、という話も聞くから、有効な実践的標本の一つといえるのかもしれない。

宮島は寄生虫学者だったから、その依頼に応じて、沼田は、すでに前章で言及した外部寄生虫のダニ、翅はないが跳躍力に優れるノミ、衣類や頭髪について吸血するシラミ、また衛生害虫の蝿などの拡大模型もせっせと作った（写真5-8）。帰国後は独学で試行錯誤を続けていたが、ときおり、東京・合羽橋あたりの食品サンプル屋が「同業者《お仲間》」として顔を出し、情報交換をしていたらしい。確かに蝿の卵の艶やかさなどは、沼田の職人芸のたまものだ。もっとも後年、北里研究所に入った若い研究者は、皮膚科の授業にムラージュを教材として使ったこともない世代で、沼田を蒸留水作りの変な頑固爺さんくらいにしか見ていなかった。作業部屋にある女性の乳房や内臓器の蝋標本は気味が悪いし、お説教されるのもいやで、目的の蒸留水を入手すると、早々に退散していたらしい。

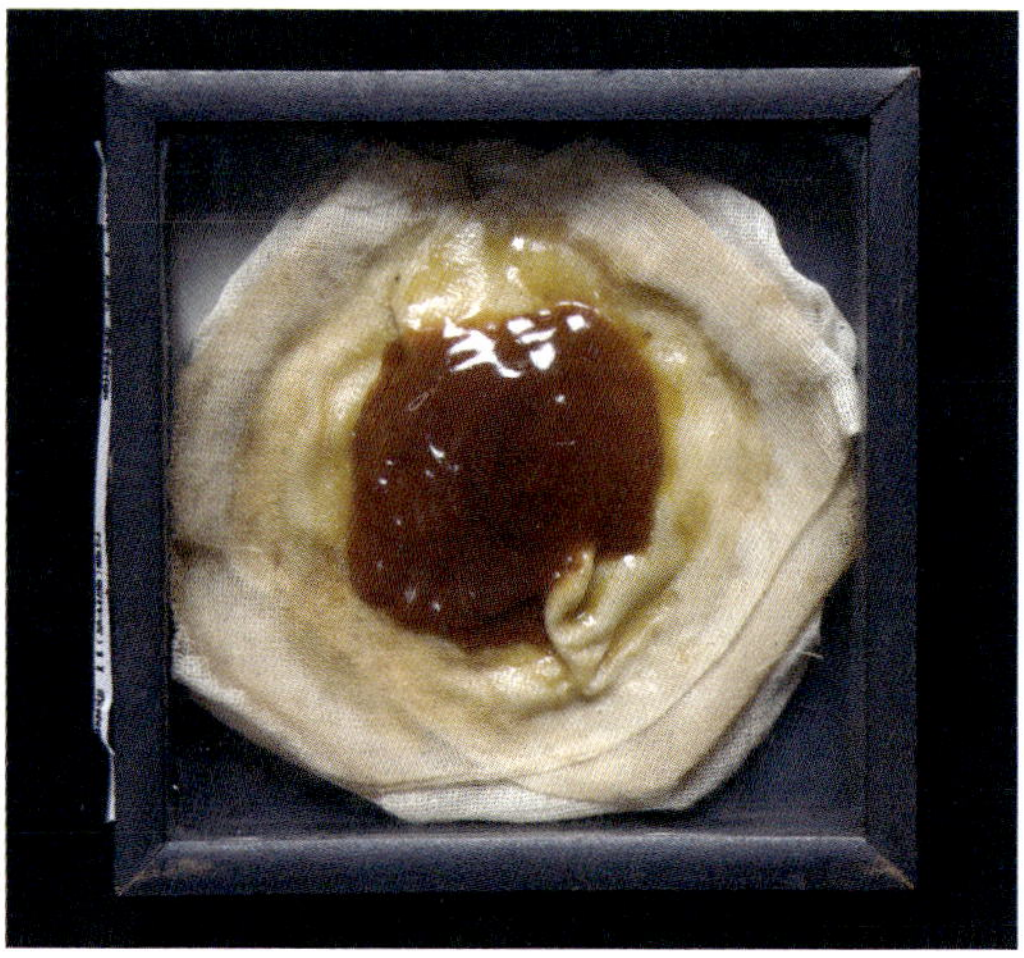

写真２《細菌性赤痢便》

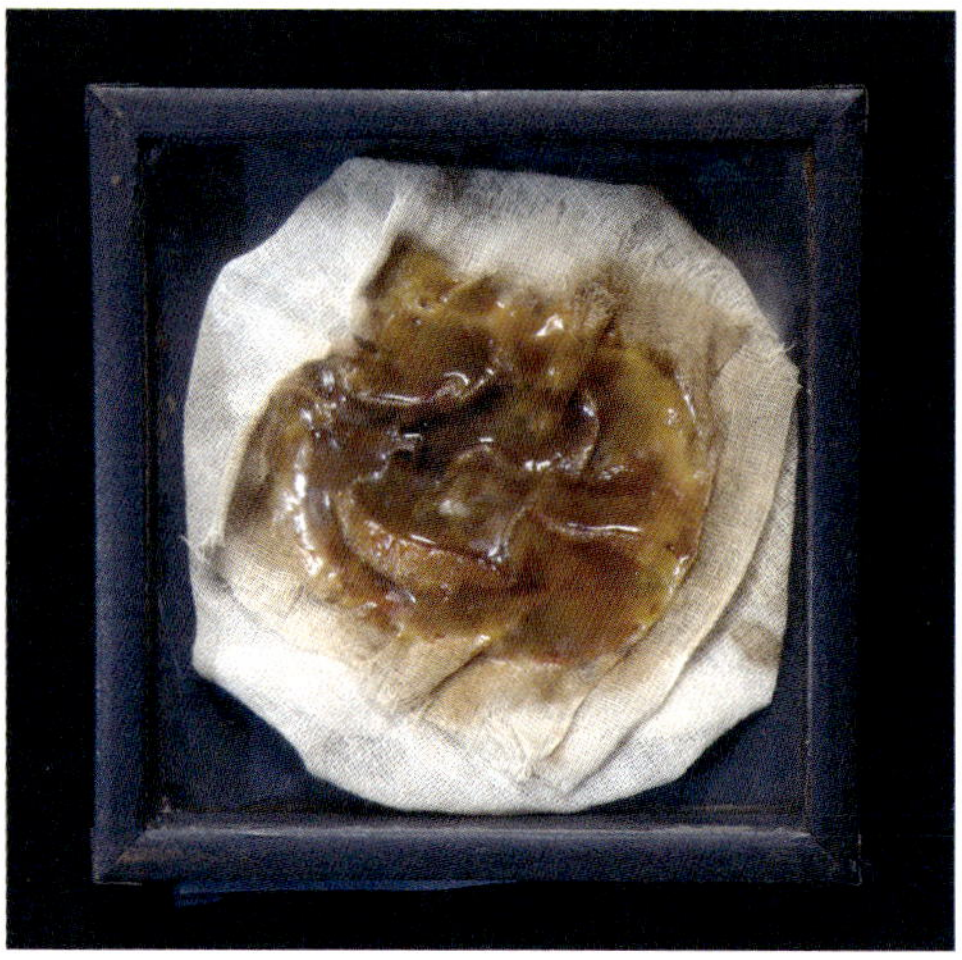

写真３《腸チフス便》

※写真２・３ともに沼田作蝋細工模型（北里柴三郎記念室所蔵）

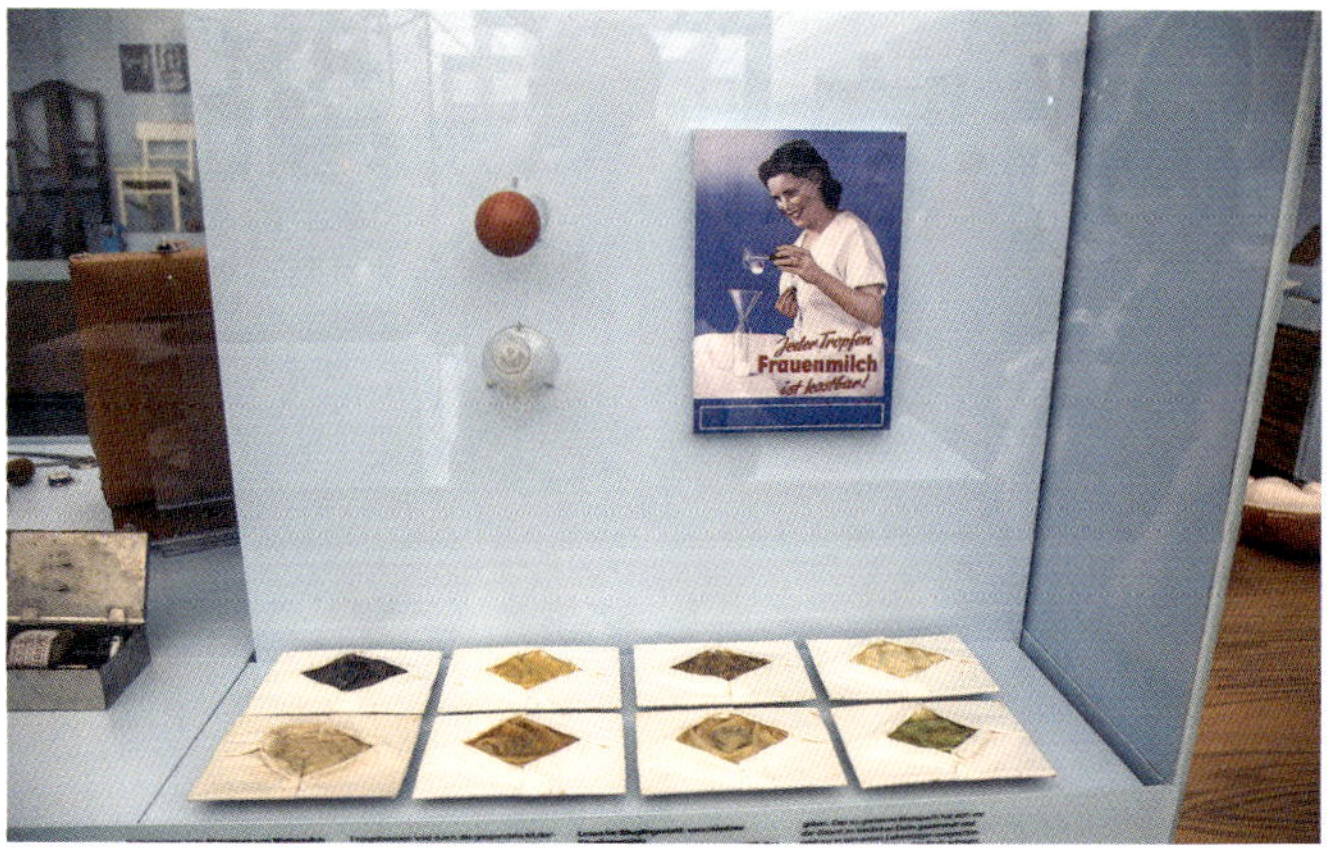

写真４《乳児の急性下痢症状別便サンプル》（1950-80 の教材）
母乳、牛乳、オートミールなどさまざまな食品が原因の消化不良状況を便の色などから見分けるための標本
ドレスデン・ドイツ衛生博物館常設展示品

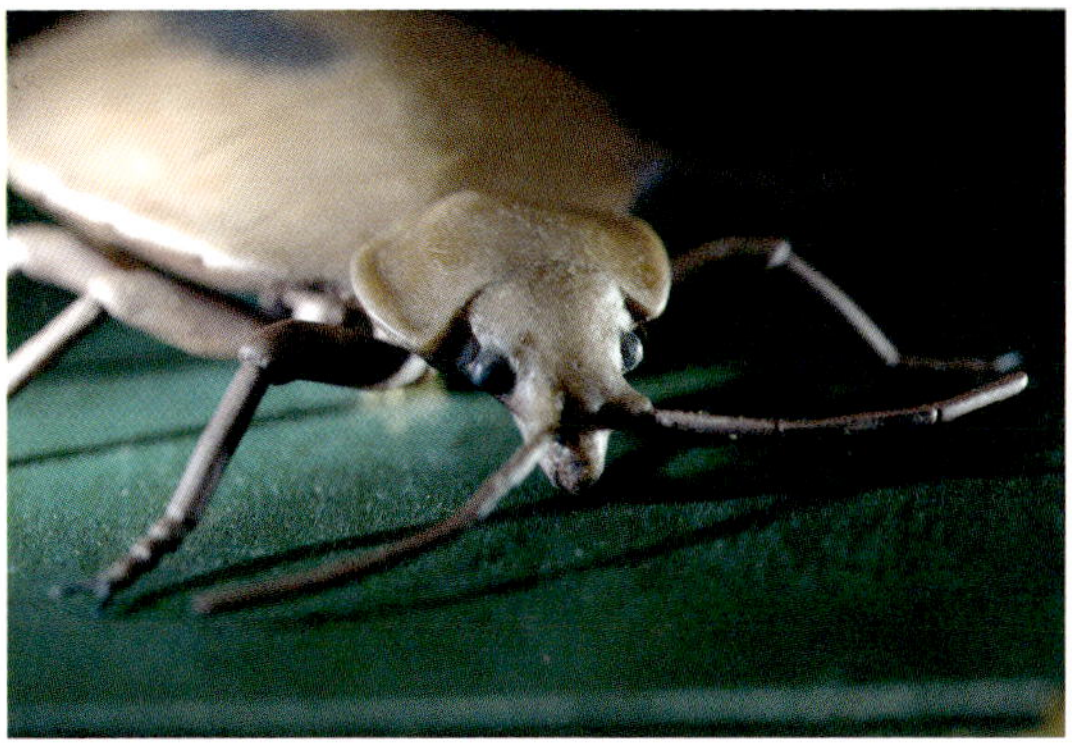

写真 5 《ダニ》
一度咬みついたら満腹になるまで吸血をやめない。ウイルスや細菌を媒介するため厄介な寄生虫

写真 6 《ノミ》
抜群の跳躍力をもつ寄生虫として知られる。体長の 100 倍まで跳び上がれる

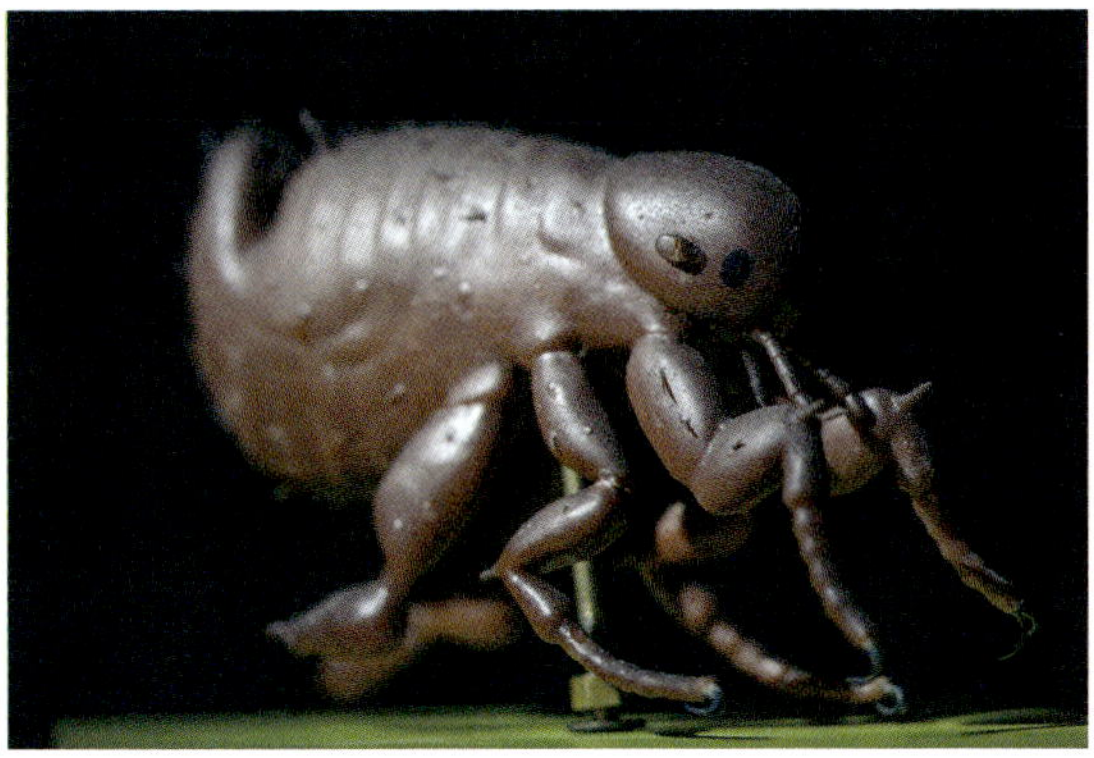

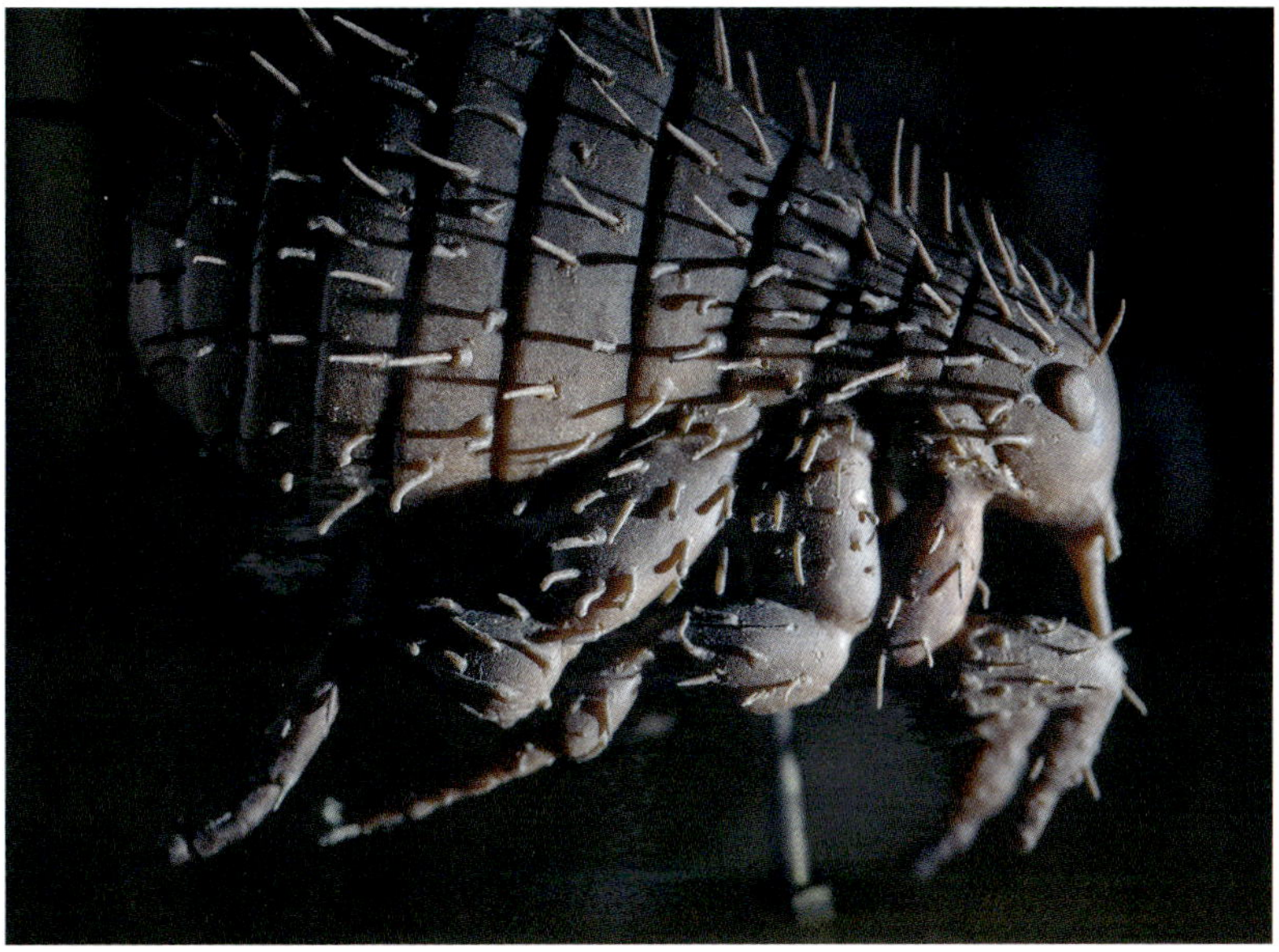

写真 7　居座りの専門家、《シラミ》

写真 8　沼田作《蝿の卵と翅》
つややかで繊細な表現は蝋細工ならではのもの

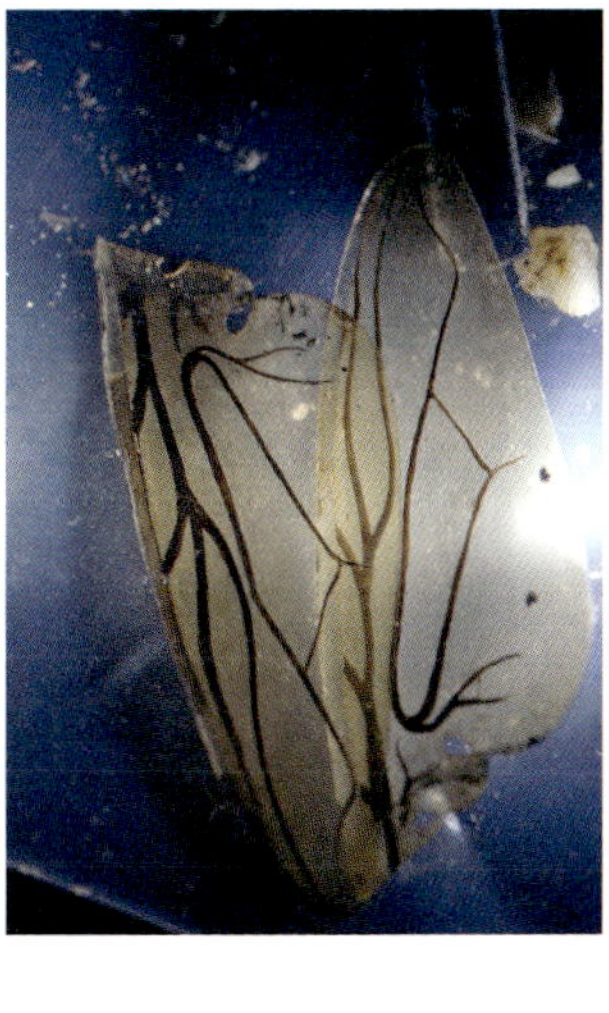

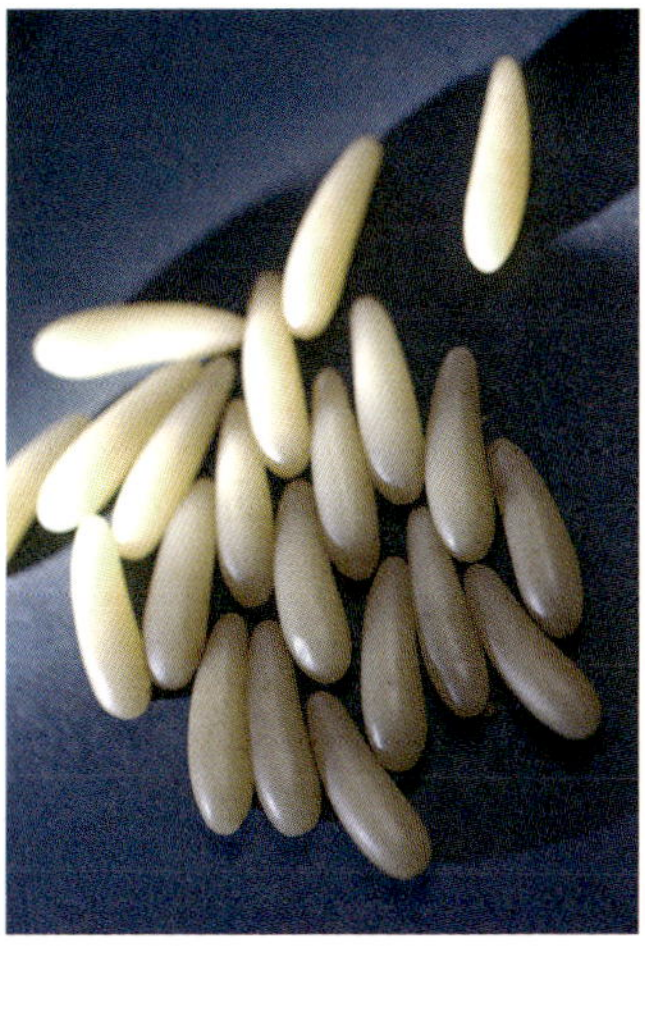

※写真 5-8 はすべて沼田作、外部寄生虫蝋製拡大模型（北里柴三郎記念室所蔵）

4 沼田の晩年　目黒寄生虫館の模型

沼田が還暦を迎えた一九四四年、彼を大事にしてくれた一回り上の宮島が、交通事故死した。ツツガムシ調査に命を賭け、ザクセン王都ドレスデンで日本館のために働いた戦友であり、外交・政治手腕も高かった宮島の急逝により、沼田は大きな後ろ盾を失った。

ちょうどその頃、名大ムラージュ師・長谷川と同様、満州から引き揚げてきた寄生虫学者・亀谷了《かめがいさとる》[12]（一九〇九―二〇〇二）が、下目黒で内科・小児科を開業する。亀谷は長崎大卒業後、満鉄に入社、奉天（瀋陽）の満鉄診察所長を兼ねながら、満州国衛生研究所で寄生虫学・発疹チフスを専攻した。しかし大連の衛生研究所は、一九四三年、悪名高い関東軍七三一部隊（細菌部隊）により、突如接収される。運よく徴用を免れた亀谷らは瀋陽に集合して研究所「満鉄衛生試験」を設立し、抗発疹チフス・ワクチンを開発・製造した。終戦後もしばらく「満鉄衛生試験」の後身といえる「長春鉄路瀋陽衛生研究所」にとどまって、中国側担当者にワクチン製造作業を引き継いでから帰国した[13]。

焼け野原だった目黒で開業医としていそしむこと五年が過ぎた一九五三年、寄生虫標本の蒐集、日本人学者の研究成果公開展示、生活に不可欠な寄生虫に関する知識の普及という目的を掲げ、亀谷は診療のかたわら、世界でただ一つの珍しい「寄生虫の館」を開設した。その常設展示には、実際の昆虫標本や寄生虫の液浸標本、駆除剤や説明パネル、プレパラートとともに、沼田が作った回虫、肝吸虫、肺吸虫などに加え、冒頭で紹介したツツガムシ、ノミ、シラミ、イエ蚊、ハマダラ蚊などの実寸よりも拡大した精巧な蝋製標本が並んでいた（写真9・10）。

晩年の沼田は目黒在住で、亀谷は彼のかかりつけ医だったようだ。それ以上の経緯は不明だが、沼田は目黒寄生虫館開館当初から監事に就任している。一九六〇年春の高松宮両殿下来館の記念写真（資料4）には、亀谷氏の実母ちゃう《ちょう》とその横に顔を出す妻澄《すみ》のすぐ隣、最前列に写っているので、貢献度が高かったと推測される。展示の蝋製標本は、おそらく館の建設中に依頼され、沼田が新たに製作したのだろう。

日本では古くから蚊が媒介するフィラリア、マラリア、日本脳炎に悩まされてきた。なかでも「悪いmal＋空気aria」を原義とするマラリアは、平清盛の死因だともされ、近年まで人類の死因のトップを占め、世界の人口の三分の一が罹患していた[14]。雌のハマダラカに刺されて生じる原虫性疾患には、熱帯熱マラリア、三日熱マラリア、卵形マラリア、四日熱マラリアの四種類が

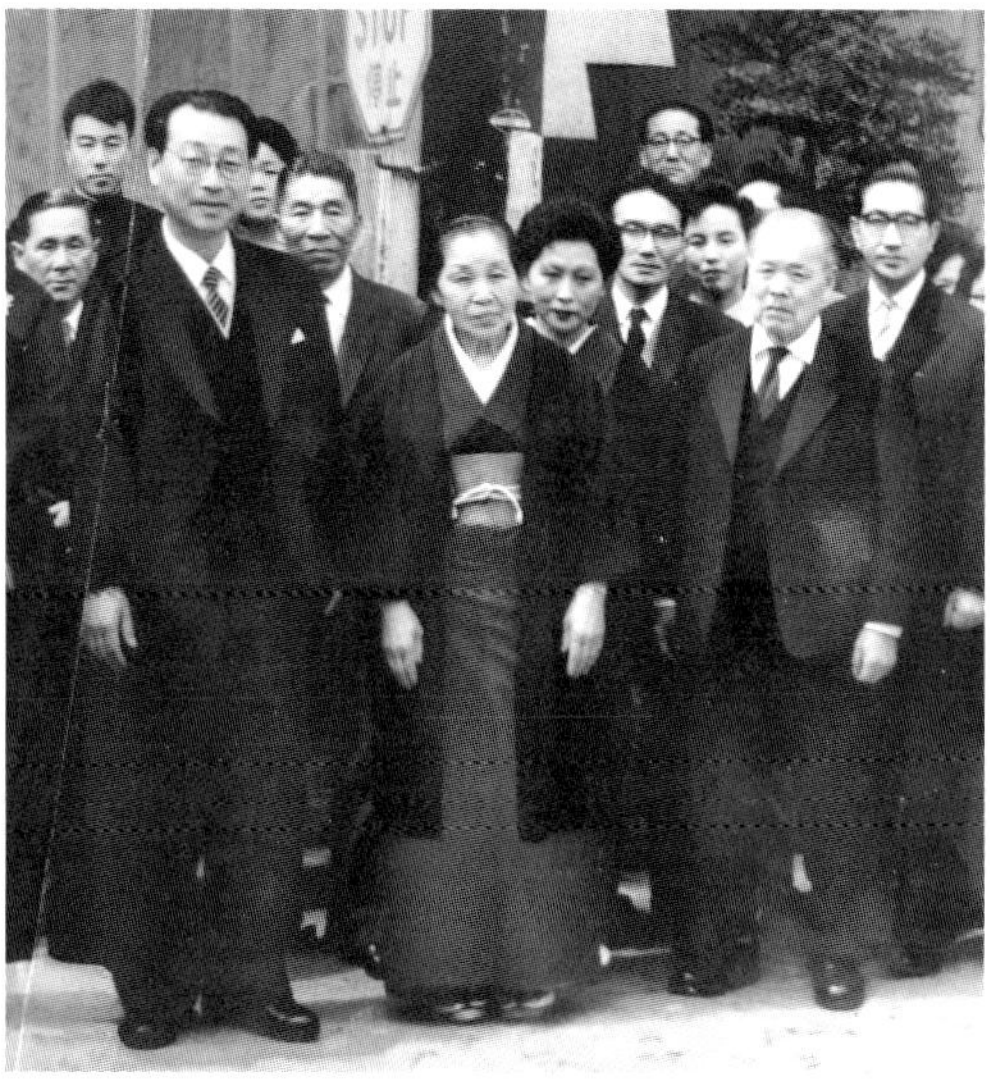

資料4　高松宮両殿下の目黒寄生虫館来館時（1960年）記念写真より部分拡大。前列左から亀谷了、その母・亀谷ちゃうを挟み右の小柄な男性が沼田（目黒寄生虫館・亀谷誓一氏ご提供）

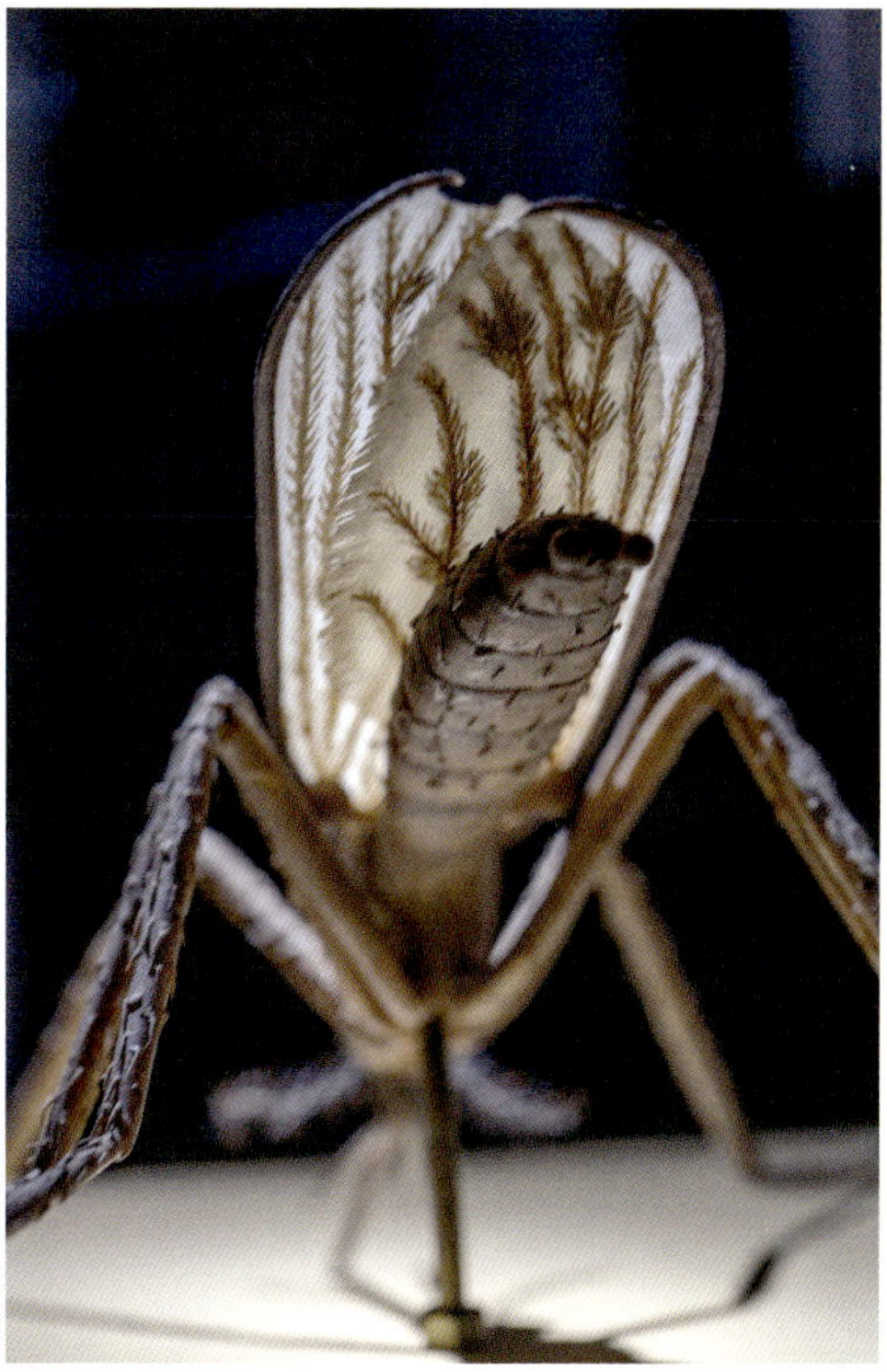

写真９　雌の《ハマダラ蚊》
マラリアを媒介する蚊として有名。頭を下げ、尾を上に向けて静止する姿勢が特徴

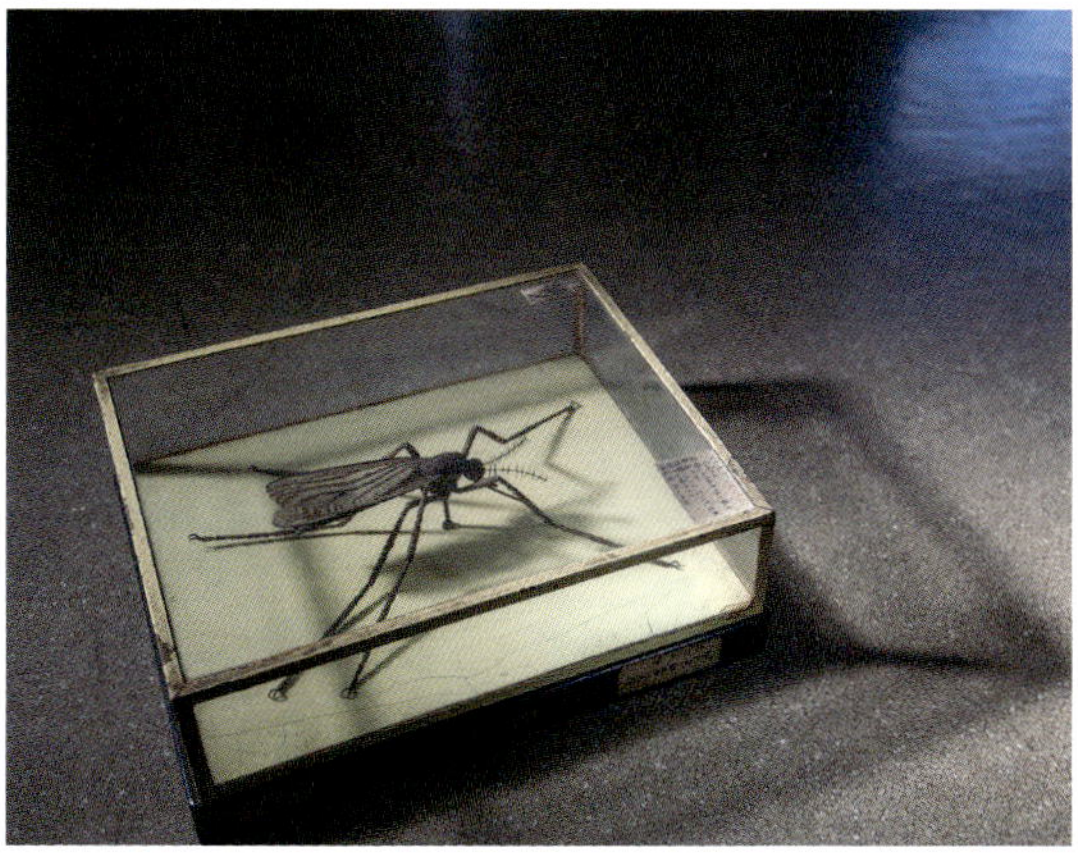

写真 10 《イエ蚊》
最も普通の蚊で特に夜間吸血に来る。フィラリアや日本脳炎などを媒介する

※いずれも沼田作、蝋製拡大模型（目黒寄生虫館所蔵）

ある。[15] そして蚊は、ハマダラカ属、イエカ属、ヤブカ属を筆頭に世界で約三十七属、なんと約二千五百種を数え、日本国内でも十二属、百種ほどが見つかっている。胸部に二対の翅をもつ双翅目で、前翅が細長い透明な膜のように広がる一方、後翅は退化して棒のようだ。これだけ蚊を拡大すると、胸部も腹部もスリムな「空飛ぶ注射器」だと一目でわかる。二〇一四年夏に東京・代々木公園で蚊に刺された、渡航歴のない大学生らがデング熱と診断され、計百六十人の患者が発症した例は、まだ記憶に比較的新しい。[16] しかも百六十人中百五十九人は、ウイルス遺伝子配列解析から、代々木公園のウイルスと同定された。またうち一人は上京せずに、兵庫県西宮市で発症。つまりたった一人が感染源となり、蚊の吸血によって人数的にも地理的にもこれだけ拡大したことになる。最初の患者がデング熱診療経験をもつ医師にかかったのが不幸中の幸いで、ある意味、偶然によって爆発的拡大を水際で防げたという事実は、国際化が進む現在、深く考えさせられる。蚊帳や蚊取り線香をとんと見かけなくなった現代日本に、このデング熱をはじめ、黄熱、西ナイル熱、[17] ジカ熱が、蚊を媒介として侵入する機会を虎視眈々とうかがっているのだ。

　昆虫の造形もすばらしいが、寄生虫拡大模型こ

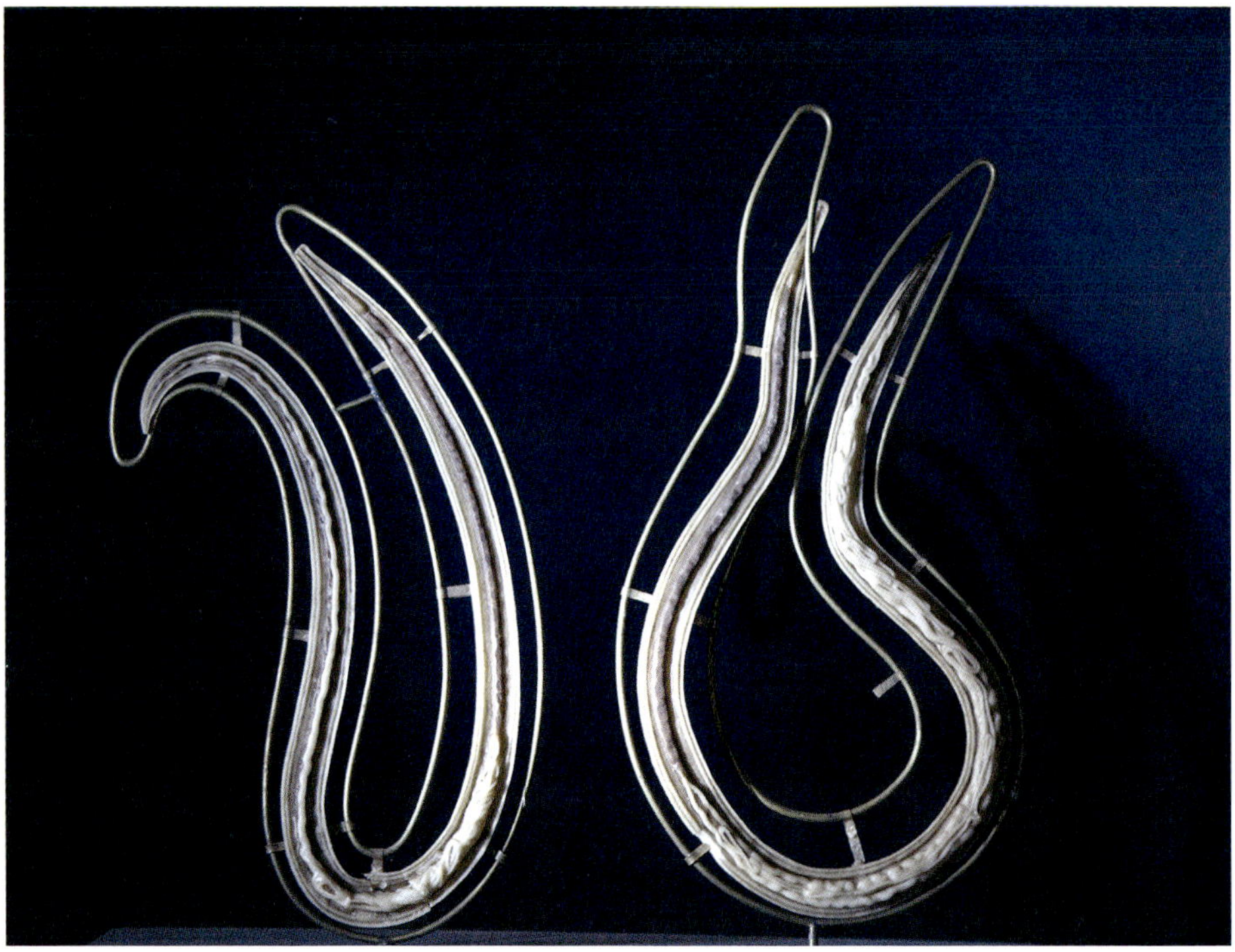

写真 11　沼田作・内部寄生虫《回虫》の蝋製拡大模型。左が雄（♂）、右が雌（♀）。優美な針金の支えにも注目したい

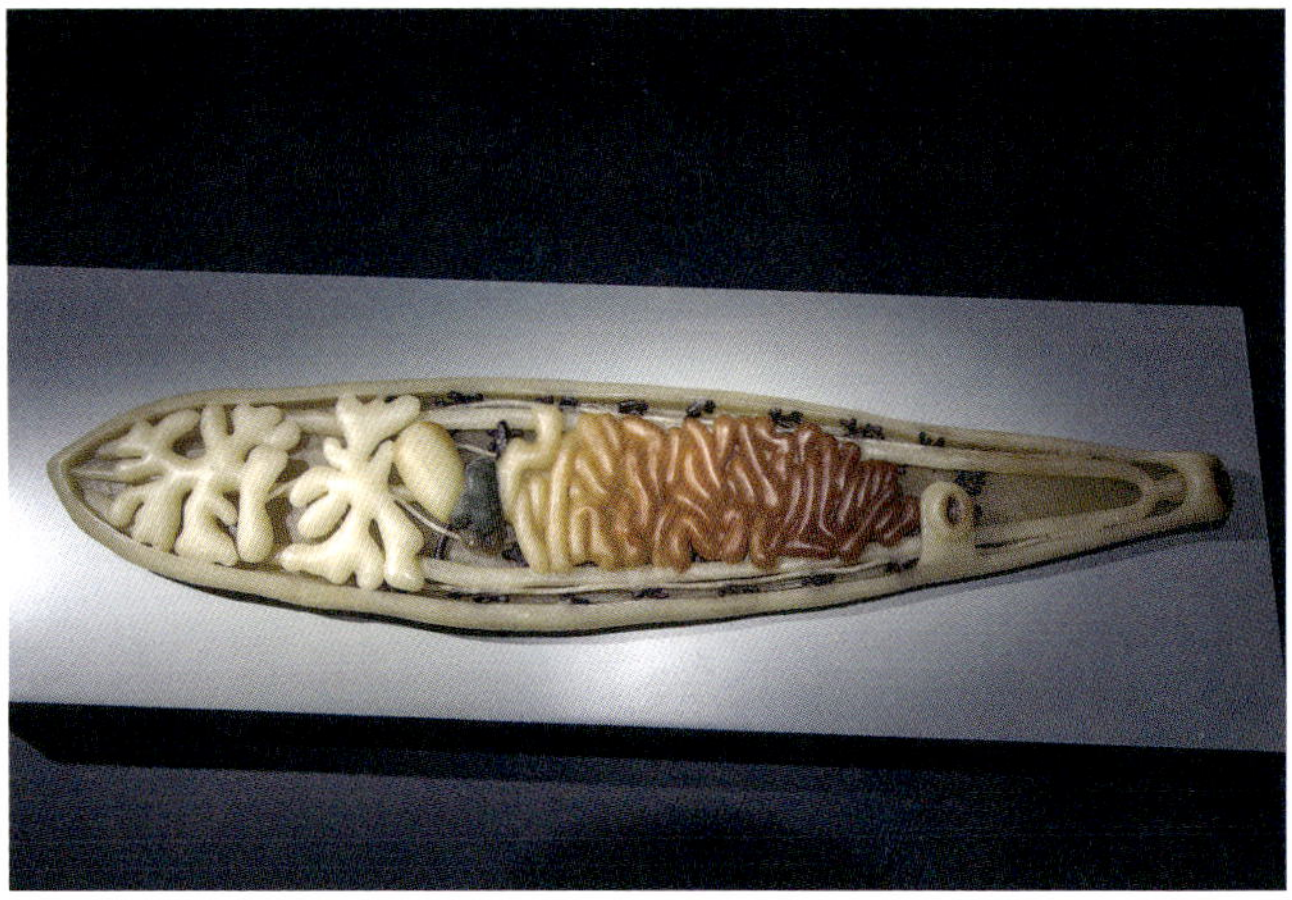

写真 13　《肝吸虫》

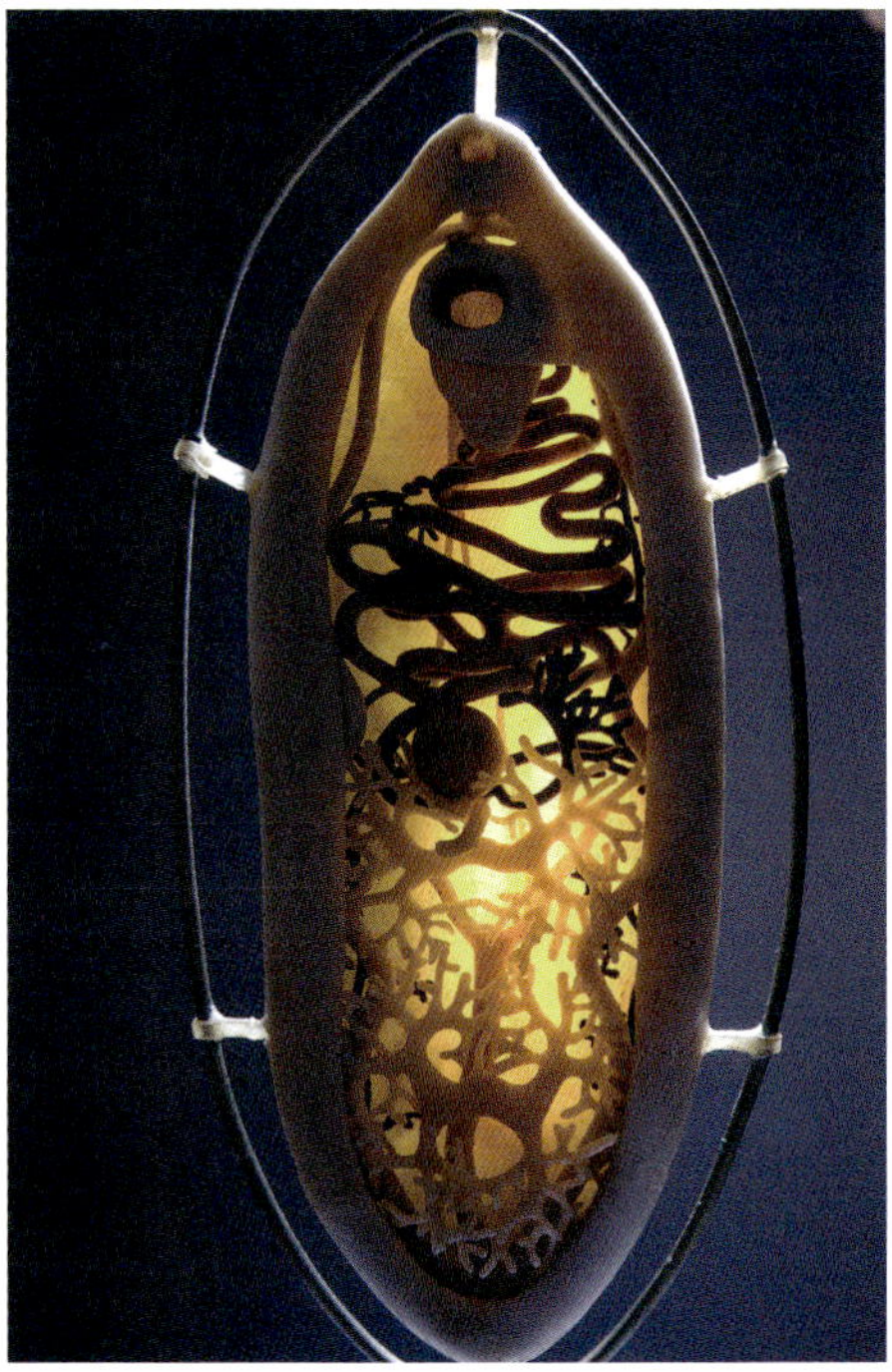

写真 12　《肥大吸虫》

※いずれも沼田作、内部寄生虫の拡大蝋製模型（目黒寄生虫館展示品）

そ沼田の真骨頂。寄生虫の代表格・雌雄の回虫をかたどる針金の芸術的カーブは優美だ（写真11）。古来、日本では肥料に人糞を使ううえ、生野菜を漬物にして食す習慣があるので感染率が高く、明治初期は人口の六割、戦後から二十世紀半ばまでは七割から八割が寄生されていた。[18] 駆除が功を奏し、二十世紀末にはいったん寄生率〇・〇一パーセント以下に激減したが、敵もさるもの、有機野菜ブームに乗って再び勢いを取り戻しつつあるという。また館内では、同じく沼田が手がけた標本で、豚を生に近い状態で食べると感染する有鉤条虫のユニークで飄々とした姿も見ることができる。

血痰が出るので、結核と間違われやすい肺ジストマの元凶・肺吸虫が、清流に住む沢蟹だと突き止めた（一九一四年）のは、台湾・新竹州総督病院に着任したての中川幸庵（一八七四―一九五九）だった。その六年後、同じく中川が台湾で、ヒラマキガイとヒシの実が中間宿主と解明した肥大吸虫（写真12）を針金で支えた展示方法も独創的だ。そして淡水魚の刺身を好んだ食通・北大路魯山人の命を奪った鮒や鯉に潜む肝吸虫（写真13）。これも当初は針金留めで立てて展示していた写真が残るが、蝋の重みで中身がどんどん下がってきてしまい、いまは横にして展示している。実は、迫力のツツガムシ君も、還暦を過ぎて、ややお疲れ気味、前脚がだらりと垂れ始めているのが気がかりだ。

5　沼田の虫卵模型から　ミヤイリガイと「日本住血吸虫」[19]

開館当初から目玉の一つだったのが、沼田の寄生虫卵模型である。[20] 一つひとつ丹念に手描きで着色された千倍の拡大模型（写真14）は、いずれもユニークで、時間を忘れて眺めてしまう。前述した中川が見つけた肺吸虫・肥大吸虫の卵も、横川定（一八八三―一九五六）が発見したアユや白魚を生で食べて感染する横川吸虫もあるが、注目すべきは、両者の発見が、日本統治下の台湾であることだ。言い換えれば、日本の寄生虫研究は、大陸進出の国策に促進され、飛躍的に発展したのである。本節では、このうちひときわ目を引く――そういう表現をお許しいただけるなら――とてもユーモラスな表情の卵「日本住血吸虫」について、歴史的な補足をしておきたい。

日本は、世界で初めて「日本住血吸虫症を克服した国」である。「日本」とつくが、アジアに広く分布する寄生虫で、最終宿主はヒトのほかに、牛や鼠など。絶滅に着手したのは、一昔以上前だが、福岡・佐賀・広島各県に続き、山梨知事が「山梨県の地方病流行終息宣言」したのは一九九六年、いまから約二十年前のことだ。日本住血吸虫症は原因不明の不治の風土病として知られ、甲府盆地では武田信玄の時代から「日虫症」、広島県片山地方では「片山病」などと呼ばれ、恐れられてきた。加えて北九州の筑後川下流も流行地で、著しい成長不良や貧血、肝硬変、腹水貯留（土地の言葉で「水腫脹満」）により、多くの人命を縮め、

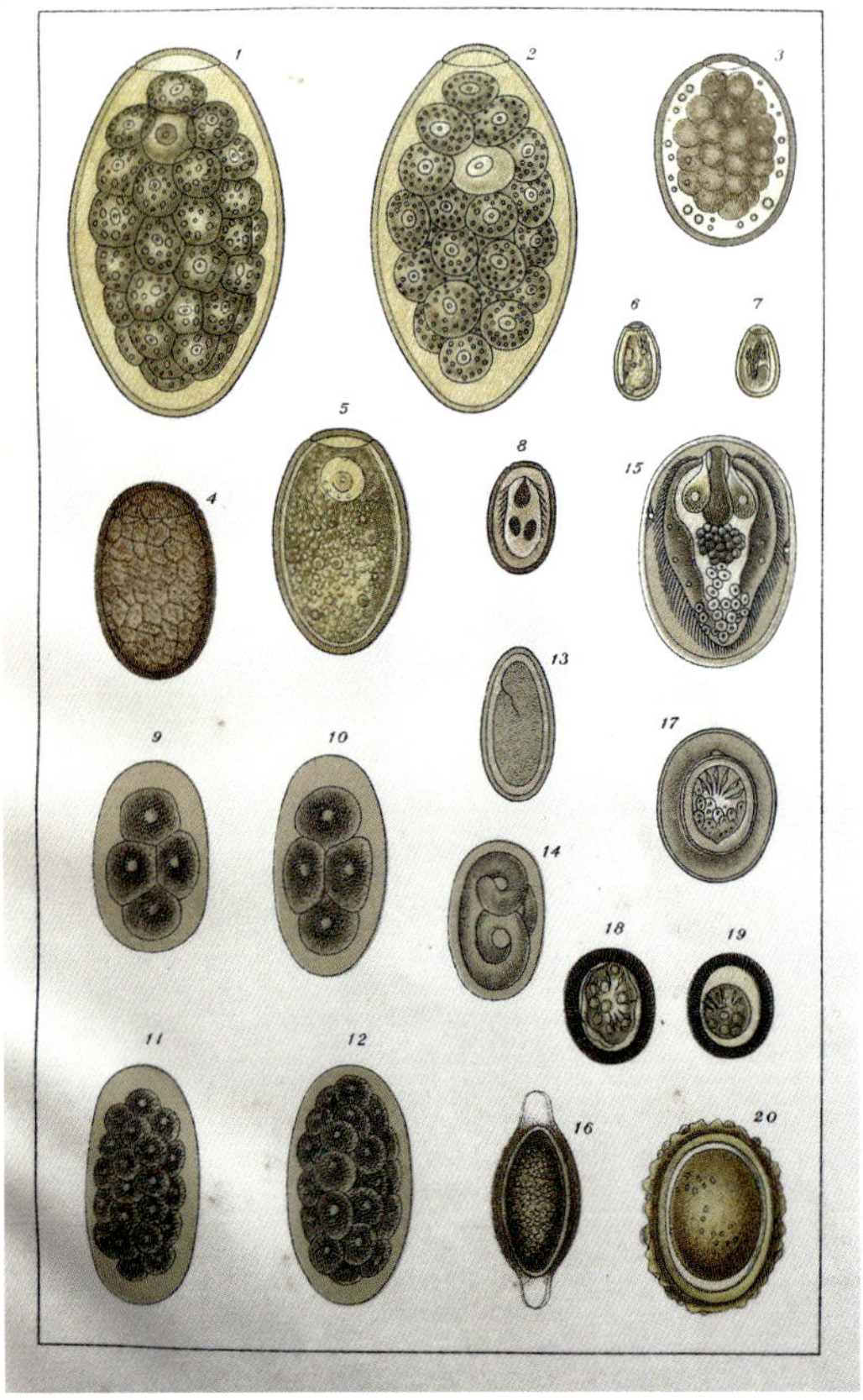

資料5　宮島幹之助編『診断用人体寄生蟲卵検索図』（南山堂書店、1916年）より転載。宮島のもとで長らく働いた沼田だからこそ写真14の卵模型が作れたと納得させられる

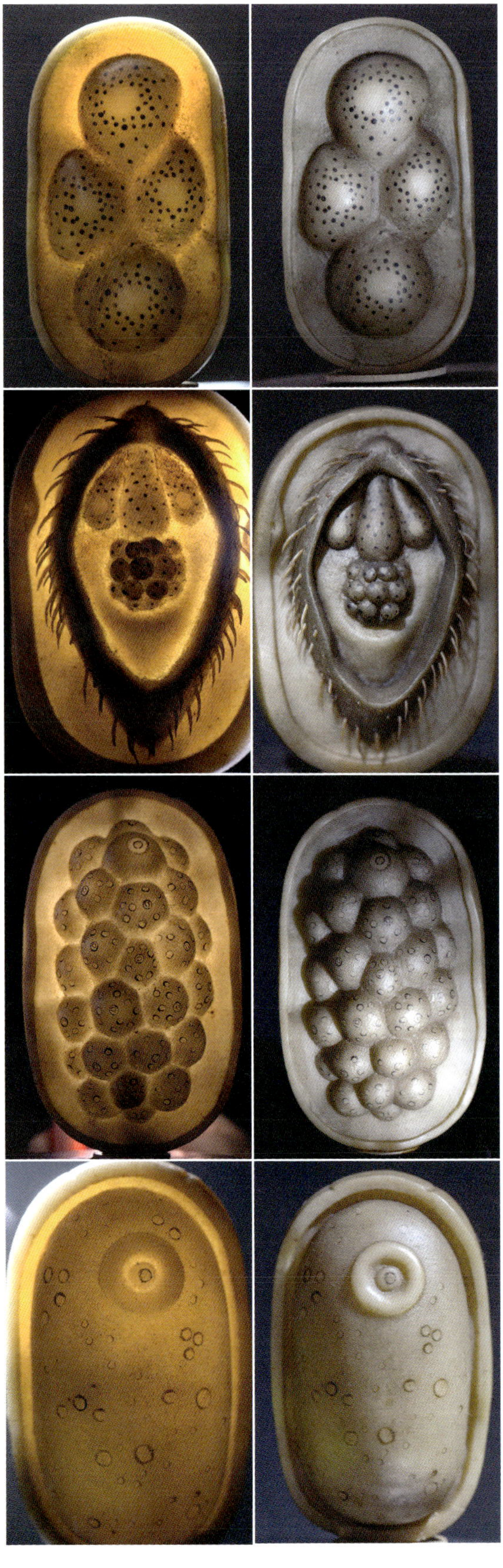

写真14　沼田作《寄生虫卵の拡大模型》（すべて蝋細工、1,000倍）
①アメリカ鉤虫卵
②日本住血吸虫卵
③肥大吸虫卵
④肺吸虫卵
右が通常の展示状態、左が背後から光をあてたもの。資料5の顕微鏡観察スケッチに忠実に、手書きで細部まで模様が描かれているのに驚かされる。目黒寄生虫館では18種類の卵が展示されている

奪ってきた。水中で孵化すると、まず一円玉よりも小さな淡水性の巻貝に潜り込む（写真15）。中間宿主の発見者・宮入慶之助（一八六五―一九四六）にちなんで「ミヤイリガイ」と呼ばれるこの華奢な貝に育まれた幼虫《セルカリア》は再び水中に泳ぎ出て、泳いだり、素足で田植えをしたりしているヒトの皮膚から侵入、体内で雌雄ペアを組み、腸壁や肝臓に大量の卵を産みつけて、血管を詰まらせる。となると、目標は中間宿主のミヤイリガイの絶滅だ。目標を定めてから百年間、ときには自衛隊も動員して、人々は殺貝剤を散布し、ミヤイリガイ繁殖を阻止すべく側溝や河川をコンクリート化してきた。いまや甲府盆地といえば葡萄や桃の名産地だが、それは水田を果樹園に変え、ミヤイリガイを絶滅させる土地利用計画の成果でもあったのだ。

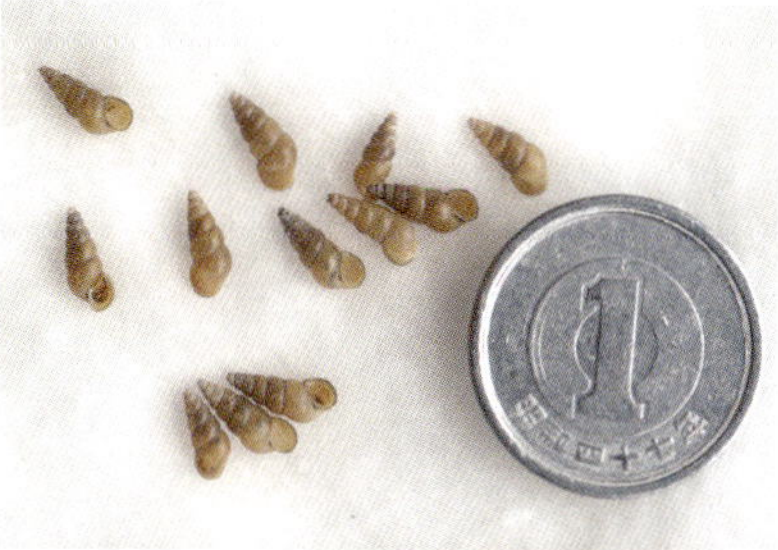
写真 15　ミヤイリガイ（現物大・宮入慶之助記念館で撮影）

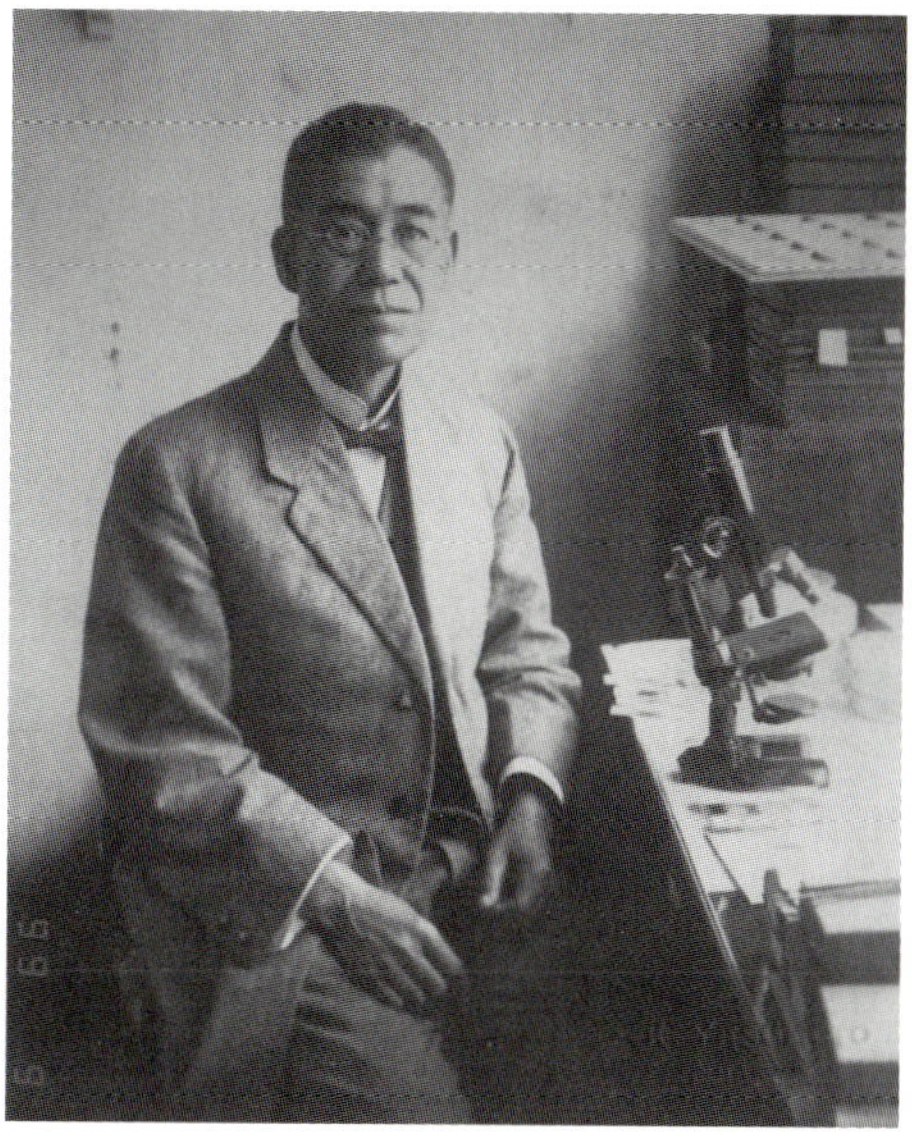
資料 6　日本住血吸虫症克服に大きく貢献した宮入慶之助（宮入慶之助記念館所蔵・宮入源太郎氏ご提供）

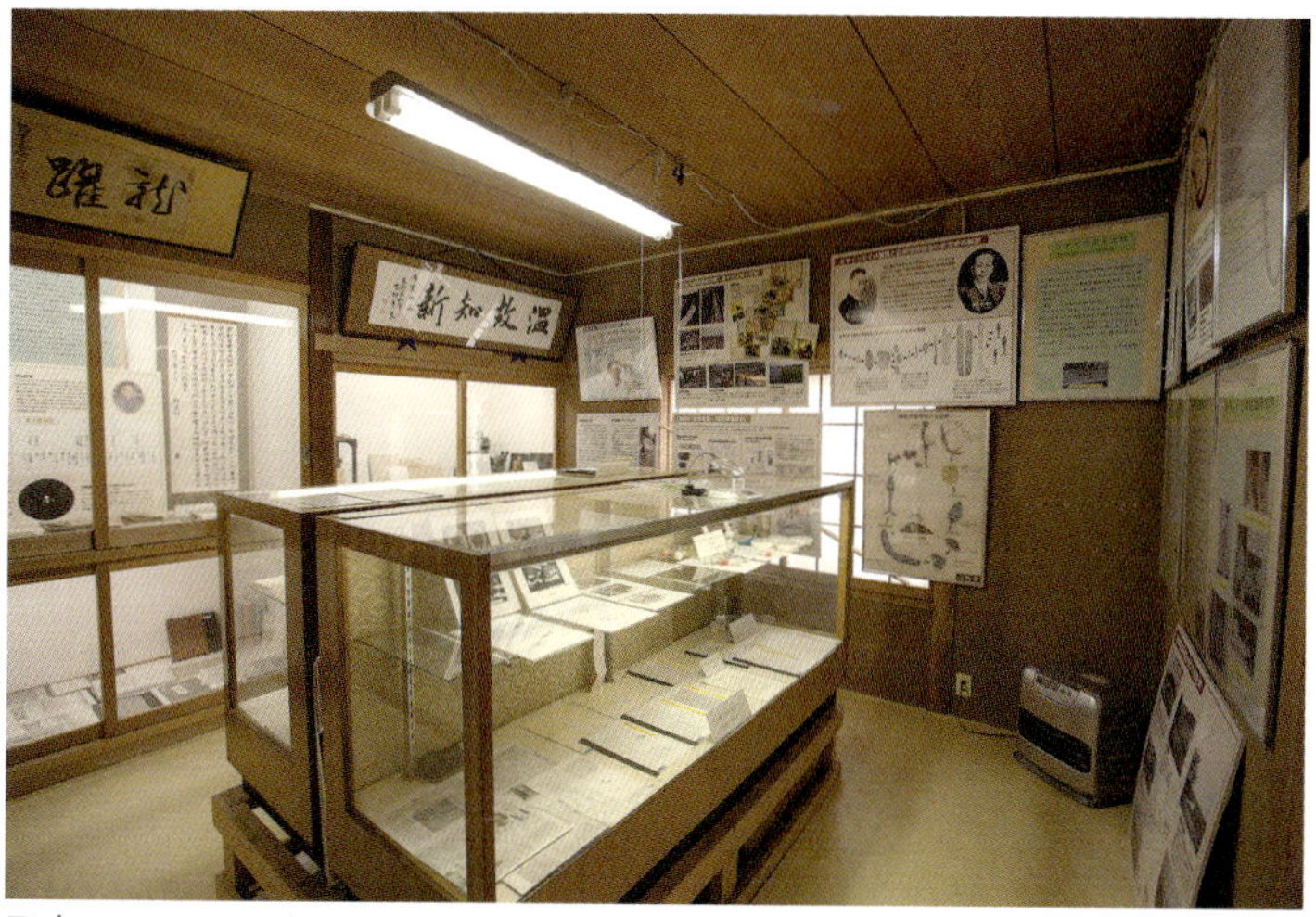
写真 16　長野の宮入慶之助記念館・展示室内部

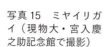

なお、同じ住血吸虫でも野鳥につく幼虫が、素足で農作業などをしているヒトに侵入することがある。この場合、成虫にはならずに死滅するが、侵入部位に痒みを伴う皮膚炎を起こす。名古屋などいくつかの大学には、こうした《水田病》ムラージュも所蔵されている（写真17）。

目黒寄生虫館に自作標本を寄贈・納品した沼田だったが、北里研究所時代の古い作品の一部は、終生、大事に自宅で保管していた。死後、「二十点ほどの模型を北里研究所に持ち帰った」と証言しているOBがおり、これが現在、北里柴三郎記念室管理下にある十五点の模型をさすと思われる。[21] もっともムラージュ本来の皮膚科標本は——梅毒関連の皮膚炎と思しき数点が現存——、伊藤有や彼の直弟子たちの作品の完成度には遠く及ばない。そして後者の皮膚科専門技術者が、むろんフランスの元祖バレッタ以来の伝統を引き継ぐ意味もあるのだろう、黒塗りの板や箱にムラージュを固定し、ストイックで近寄りがたい雰囲気にまとめているのに対して、沼田のそれは、背板こそ深緑に塗ってあるものの、残りはすべてガラスで枠は明るい黄色の清潔に仕立て、一般見学者に恐怖を抱かせず、むしろ接近して観察するよう促す（写真18）。この配色は年代考察から沼田独自のアイデアと判明したが、実はこの展示スタイルによく似たムラージュが、彼が若かりし日に修業したドレスデン衛生博物館にある。最終章は日本を離れ、ドイツにおけるムラージュ保存への取り組みをご紹介しよう。

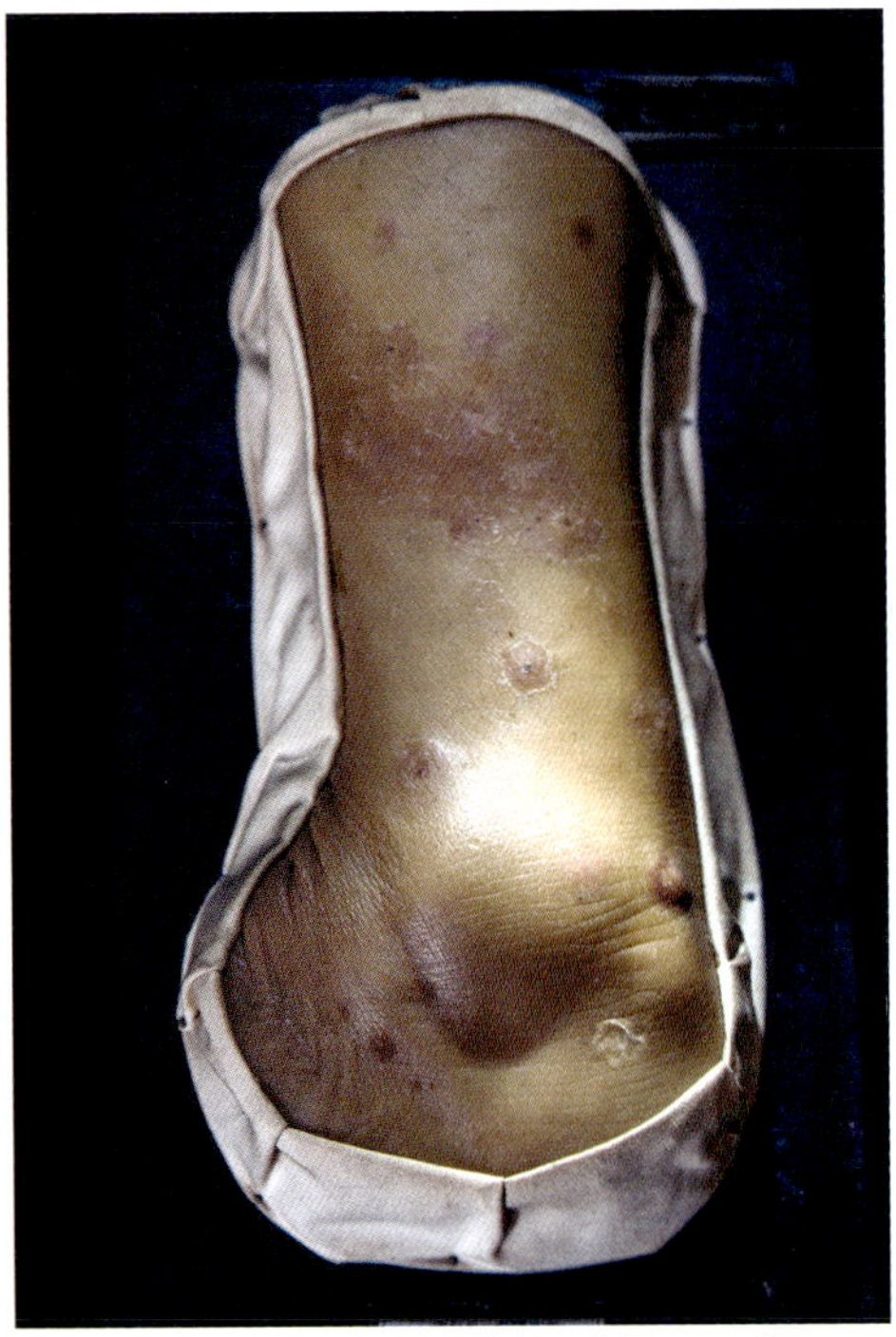

写真 17　長谷川兼太郎作《水田病》こと「セルカリア皮膚炎」のムラージュ（名大博物館所蔵）

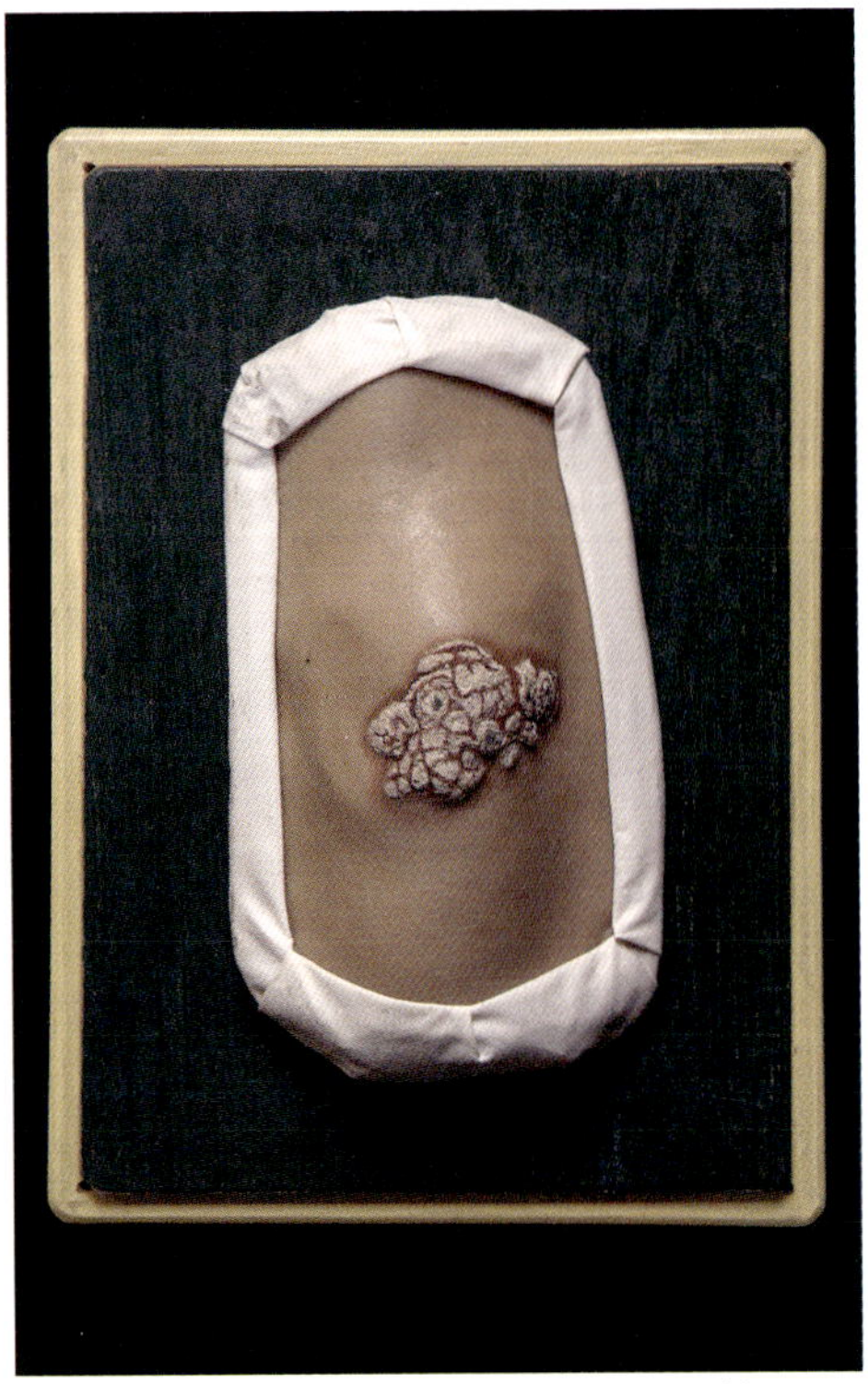

写真 18　沼田作《皮膚の増殖性炎（梅毒？）》ムラージュ試作品あるいは蝋製模型か（北里柴三郎記念室所蔵）

◉注

(1) T. Kitashima und M. Miyajima: *Studien ueber die Tsutsugamushi-Krankheit*. 1918, 安井広「E・ベルツとツツガムシ病」、『日本医史学雑誌』第三十四巻二号（一九八八年）、一二一―一二四ページ、髙橋守「ツツガムシとつつが虫病」、『むしはむしでもはらのむし通信』第百九十号（二〇一〇年十二月）、三―一二ページ、小林照幸『死の虫――ツツガムシ病との闘い』中央公論新社、二〇一六年ほか参照。

(2) 小高健『伝染病研究所――近代医学開拓の道のり』学会出版センター、一九九二年、一五四ページ以降などを参照。

(3) 沼田の生涯については、以下の資料などを参考に再構築した。沼田仁吉「ツツガムシの思い出　宮島先生のことども」、『目黒寄生虫館月報』第十八号（一九六〇年八月）、表紙ページ、内田三千太郎「沼田仁吉君（談）」、『余録』所収、松濤印刷、一九六八年、四〇―四一ページ、檀原宏文「北里のムラージュと沼田仁吉」、北里柴三郎記念会報告・第四回「沼田仁吉」報告原稿（報告者・檀原氏の献呈による原稿を使用した）。

(4) 余談ながら、長身で知られる福澤諭吉が約一・七五メートルで、周囲から頭一つ以上抜きん出る。美食家でかっぷくがいい北里柴三郎は、実は一・六メートル足らず。当時の徴兵検査の身長合格基準が五尺程度、すなわち一・五メートル前後だから、かなり小柄だったのだろう。

(5) 目黒寄生虫館・亀谷誓一氏の許可により、創立当時の同館役員履歴書・身分証明書綴を閲覧。

(6) 小高『伝染病研究所』一五四ページ以降および二八一ページ以降参照。

(7) 晩年の談話では、閉会後、今度はライン川流域のデュッセルドルフで「健康・福祉・体育大博覧会 Gesundheitspflege, soziale Fürsorge und Leibesübungen（略称GeSoLei）」（一九二六年）の開催が決まり、沼田も移動、同市病院長のもとで標本作りに励んだように書いてある。念のためデュッセルドルフ市文書館所蔵のGeSoLei関連ファイルも閲覧したが、沼田の名前は筆者が見たかぎりでは出てこなかった。確かにGeSoLeiはドレスデンとも縁が深いが、沼田の強制送還は一九一四年末で、十二年もの差があり、疑問が残る。聞き手の思い違いではないかと推測。

(8) 彼もチューリッヒ大学の外科専属ムラージュ師に着任、一九二七年まで勤務したが、ユダヤ系出自のために渡米、抽象画家となった。フライシュマンについては、二〇一五年十月二十五日から一六年二月二十八日までインゴルシュタットのドイツ医学史博物館で、続いて一六年四月末から九月十一日までベルリン・シャリテの医学史博物館で彼個人の歩みに注目した初の特別展 Surfaces. Grenzgänger zwischen Kunst und Medizin が開催された。三人の接点は、この展示（カタログS. 30）から判明した。

(9) JACAR（アジア歴史資料センター）Ref.B09072905100「欧州戦争関係特殊権利審査会関係一件／賠償及補償／引揚邦人遺留荷物」第二巻、5-2-17-0-29_1_10_002、外務省外交史料館、三―五ページまで同内容のものが三枚綴られている。

(10) 晩年の談話では「オランダ」に逃げようとしたとあり、ここでも齟齬がある。

(11) 若干、談話と略歴に齟齬があるが、許容範囲か。

(12) 亀谷については、林青梧「虫博士　亀谷了」、志村有弘編『日本仁医物語』第四巻（東京篇Ⅰ）所収、国書刊行会、一九八四年、三一四―三五一ページ。寄生虫館については、同館発行の『目黒寄生虫館ガイドブック』二〇〇三年および亀谷了『寄生虫の博物館――目黒寄生虫館建設記』目黒寄生虫館、一九六一年、『目黒寄生虫館ニュース』特集号「目黒寄生虫館紹介」第百九・百十号（一九七〇年）を参照。展示内容・寄生虫そのものの知識については、前章でも紹介した太田正雄の『動物寄生性皮膚疾患』、亀谷了『おはよう寄生虫さん――世にも不思議な生きもの話』講談社＋α文庫、一九九六年、同『寄生虫館物語――可愛く奇妙な虫たちの暮らし』文春文庫plus、二〇〇一年、『蟲実話――寄生虫、害虫との正しいつきあい方』「特集アスペクト」第四十八号（一九九八年）などを参考にした。

(13) 国際慣行として伝染病罹患者・保菌者は出国が許されないため、終戦後、満州からの日本人引き揚げ者は、亀谷たちが製造したワクチンを接種しないかぎり、帰国できなかった。

(14) 詳しくは佐々学／栗原毅／上村清『蚊の科学　復刻版』北隆館、二〇一二年、および嘉糠洋陸「蚊と病気のお話　身近なバンパイア」、『むしはむしでもはらのむし通信』第百九十五号（二〇一五年十二月）、三―一〇ページ、同著『なぜ蚊は人を襲うのか』岩波科学ライブラリー、二〇一六年ほか参照。

(15) 『寄生虫症薬物治療の手引き』改訂第6.0版（二〇〇七年）、一ページ。医科研OB・田中寛先生のご提供。

(16) 嘉糠「蚊と病気のお話　身近なバンパイア」、九ページ参照。

(17) アフリカや中近東を常在地とする日本脳炎に似た病気。ちなみに日本脳炎ワクチン接種は二〇〇五年以降、希望者だけになったが、中国・ベトナム・東南アジアでは流行が続いている。媒介するコガタアカイエ蚊は長距離飛行が得意で海も渡るので、日本での再流行が懸念されている。佐々学顕彰会『佐々学展　虫による病気と環境』パンフレット、一六―一七ページ参照。

(18) 田中聡『ハラノムシ、笑う――衛生思想の図像学』河出書房新社、一九九一年、巖城隆「日本人の暮らしと寄生虫」、『むしはむしでもはらのむし通信』第百九十三号（二〇一三年十二月）、三―一〇ページほか参照。

(19) 小林照幸『死の貝』文藝春秋、一九九八年、宮入慶之助記念誌編纂委員会編『住血吸虫症と宮入慶之助――ミヤイリガイ発見から九十年』九州大学出版会、二〇〇五年。あわせて上野・科学博物館での企画展および長野の宮入慶之助記念館・常設展示と同館が所蔵する多数の関連資料も参考にした（館長・宮入源太郎氏のご提供による）。

(20) この寄生虫卵模型は、沼田の上司であった宮島幹之助編『診断用人体寄生蟲卵検索図』（南山堂、初版一九一六年）のスケッチと酷似している。

(21) 前述した便の標本などを含む。北里研究所改築の折、北里大学衛生学部実習室に移管・放置されていたのを、一九九七年五月、記念室に移管された。「沼田仁吉作 蝋細工模型リスト」（一九九七年五月二十七日付・記念室所蔵書類）の報告による。

第9章

ムラージュの未来

ドレスデン・ドイツ衛生博物館

Die Zukunft der Moulagen :
Die Bemühungen des Deutschen Hygiene-Museums in Dresden

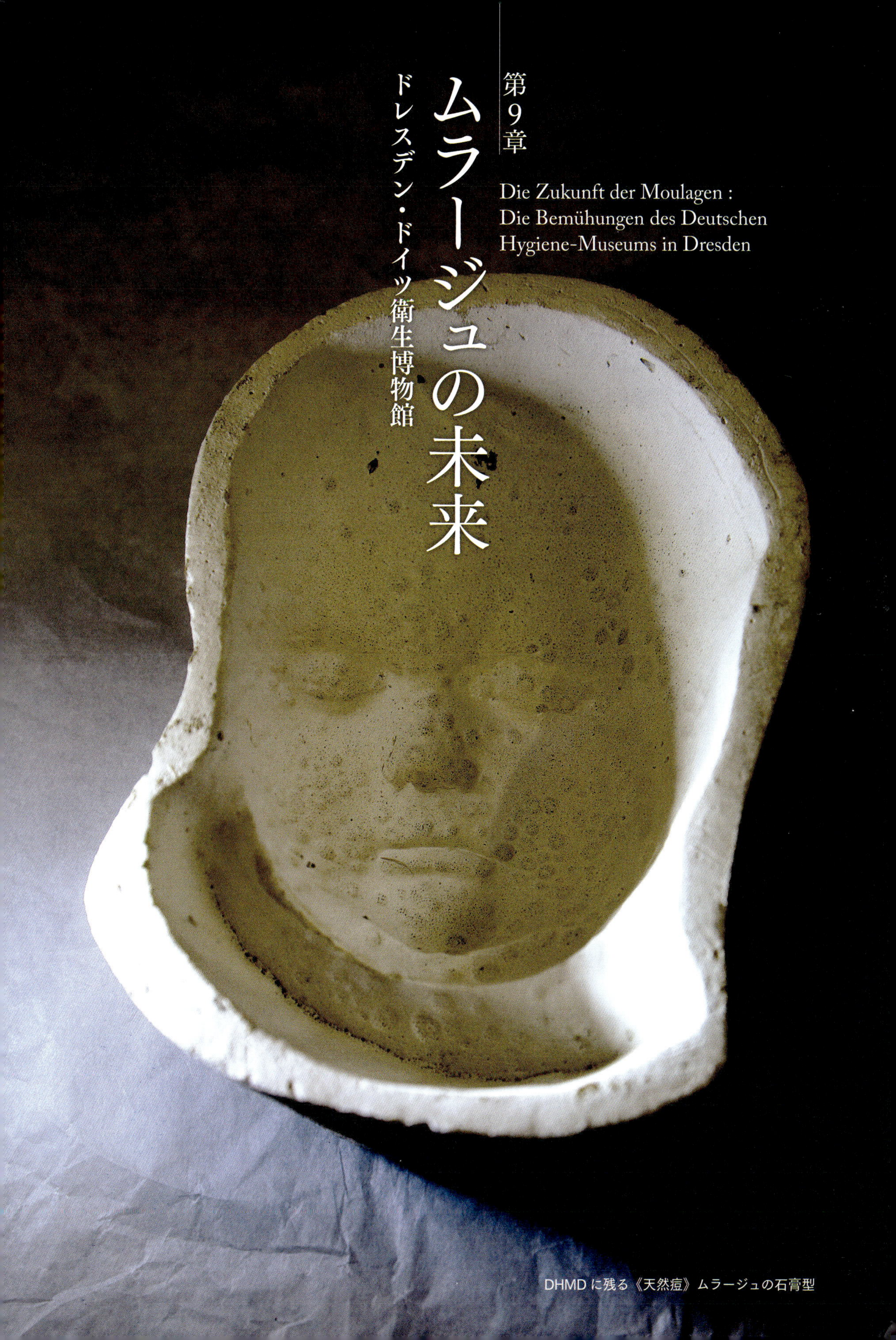

DHMD に残る《天然痘》ムラージュの石膏型

1　ドイツ衛生博物館というユニークな存在

ドレスデンを訪れる一般的な日本人観光客で、ドイツ衛生博物館（以下、DHMDと略記）まで足を延ばす人はまれだろう。もっとも団体旅行ではなく、新市街まで回る二階建て観光循環バスを使えば、「リングナー広場一番」すなわちDHMDはコース上だから、緑の芝生に映える白亜の建物前を通過するはずだ。番地に名を残す「オドール王」ことカール・アウグスト・リングナー（Karl August Lingner, 一八六一―一九一六）は、多額の私財を投じて博物館建設に貢献した大企業家であった。[1] 十九世紀末に化学者の友人経由で殺菌剤、特にバクテリア対策事業に参入した彼は、口腔内の清浄を保つマウスウォッシュ、いまも変わらぬ独特のデザインの「オドール Odol」で巨万の富をなした。その彼が中心になってドレスデンで企画・開催されたのが、「国際衛生博覧会 Internationale Hygiene-Ausstellung」である。会期は一九一一年五月六日から十月三十日まで、保健衛生的視点からドイツの国威を誇示するため、陳列会場として千二百平方メートルの建物を新築し、約五百万人が入場、百万マルクの純益を上げた破格の科学イベントだった。そしてこの博覧会こそ、現在の衛生博物館の起源である。日本政府も台湾総督府とともにパビリオンを出展、伝染病研究所の北里一門はもとより、東大皮膚科学教室の土肥も積極的に参加・協力した。ちなみに日本館責任者は沼田の上司である宮島幹之助、台湾館は高木友枝（一八五八―一九四三）、いずれも北里の高弟が務めることになり、[2] 内務省役人待遇で準備期間から会期中はむろん撤去まで、計十カ月をドレスデンで過ごした。日本は台湾と共同で二百平方メートルの敷地を借用、初の国際衛生博覧会参加ゆえ、政府も医学関係者も一丸となって入念な準備をし、成功裡に閉幕した。[3] ところで資料2―③の日本館内部の写真、ガラスケースに入った和服正装の夫妻に見覚えはないだろうか？　そう、九州の第6章で紹介した福岡中央高校所蔵の人形と、色遣いも寸分たがわぬ生人形《いきにんぎょう》が飾られているのだ。しかもここで展示された生人形四体は、生地の劣化や色褪せが認められるものの、ドレスデンの国立民族学博物館倉庫に現存する。

大好評だった国際衛生博覧会終了後、常設博物館に移行・保存することが決まったが、第

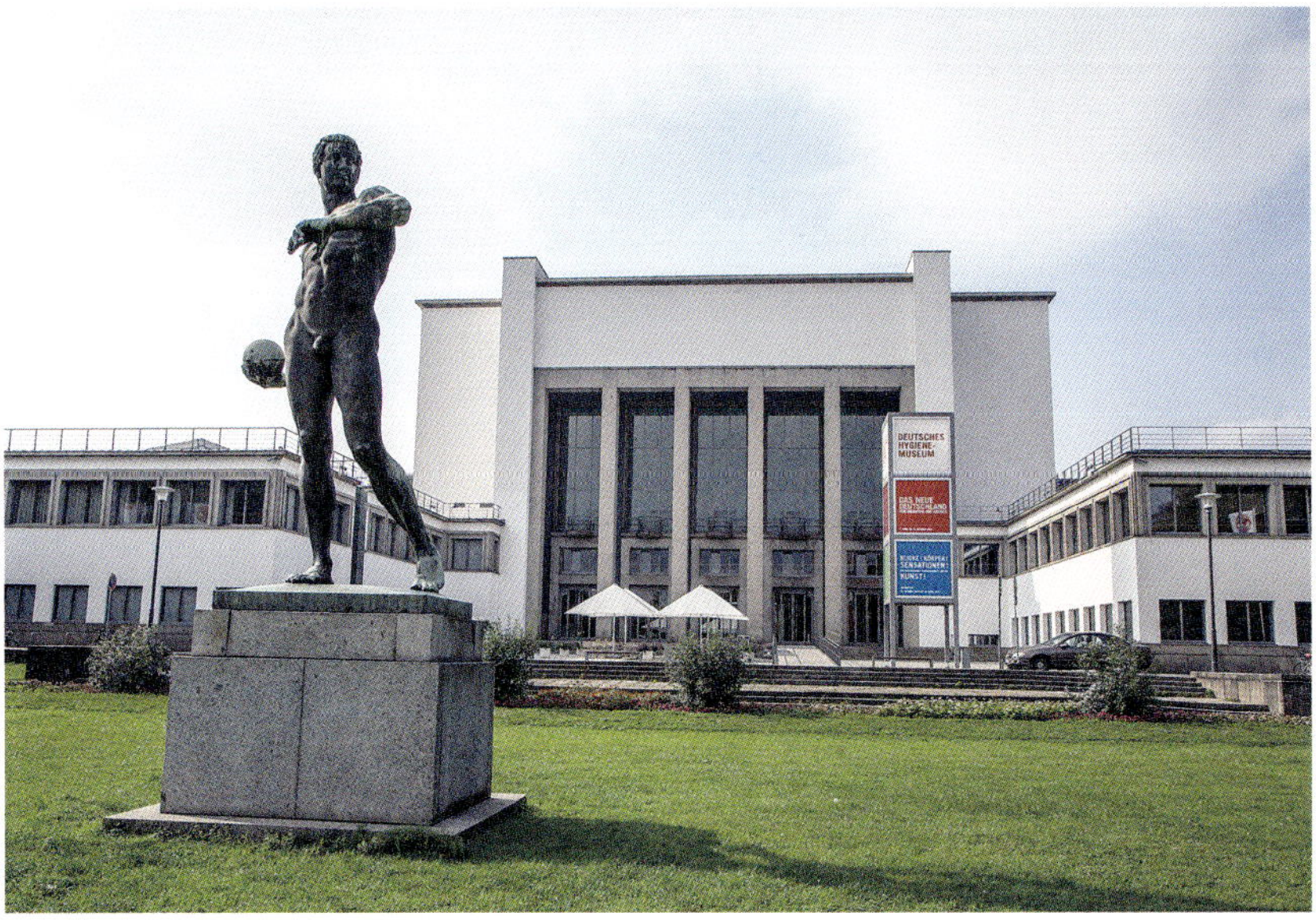

写真1　ドレスデンのドイツ衛生博物館、正面入り口

資料１　DHMD 設立に関する展示品から
シンプルでモダンなデザインが特徴の「オドール」製品広告（左）、輝く瞳が印象的な 1911 年のドレスデン国際衛生博覧会広告ポスター（中央）、その立役者で「オドール王」ことリングナー（右）

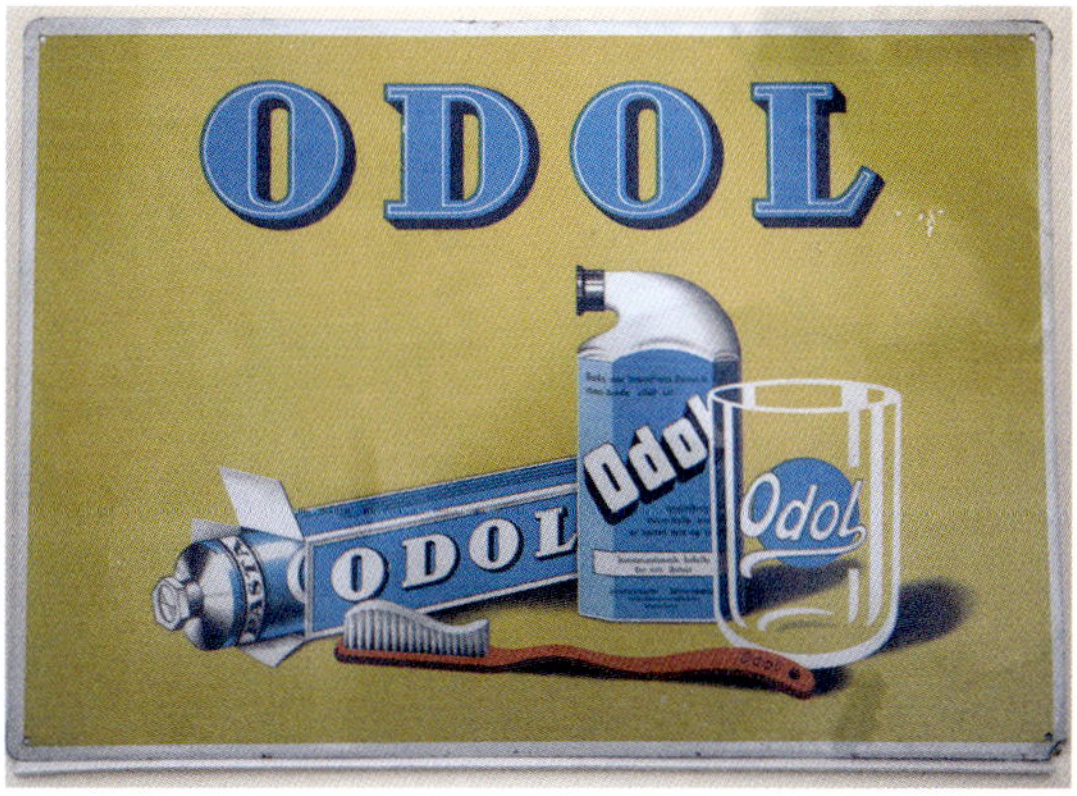

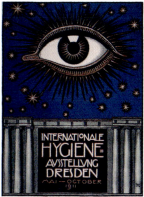

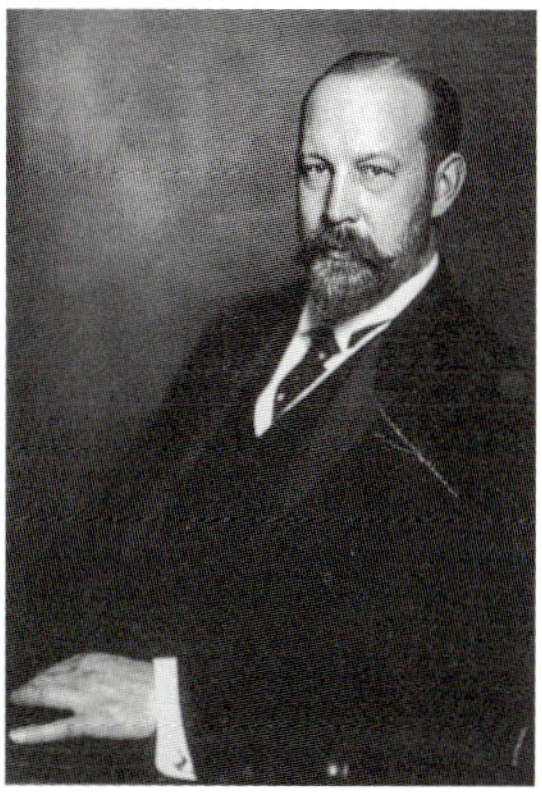

資料２　衛生博覧会（1911）における日本関連展示（DHMD 提供）

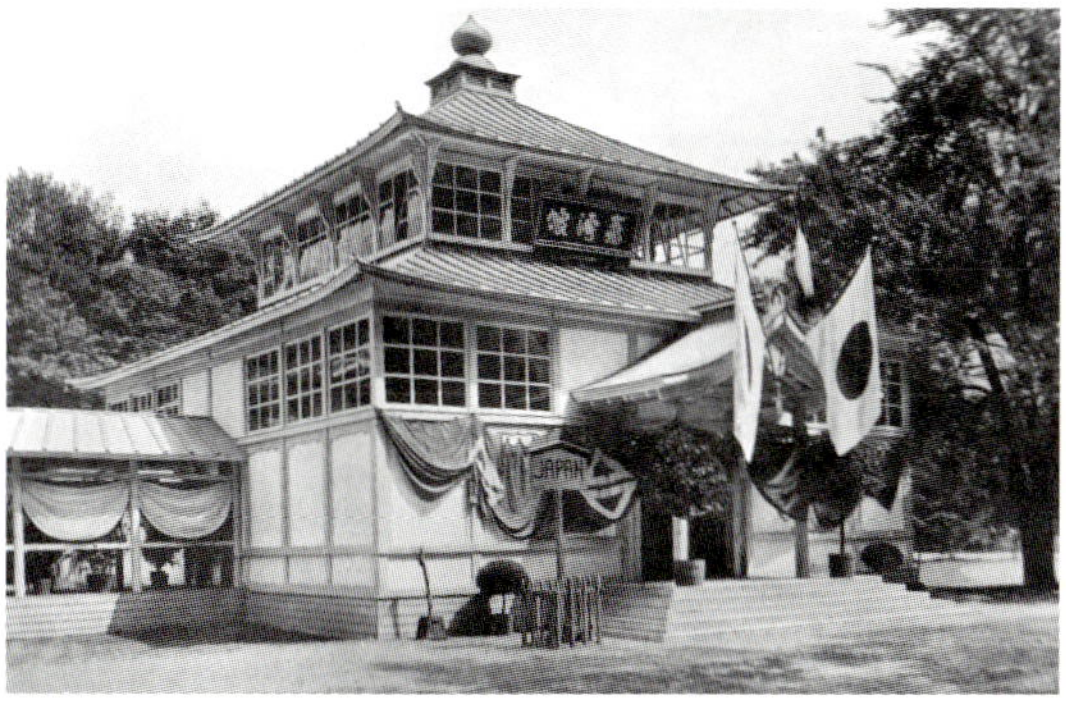

②日本館に併設された台湾館　高木友枝が責任者を務めた

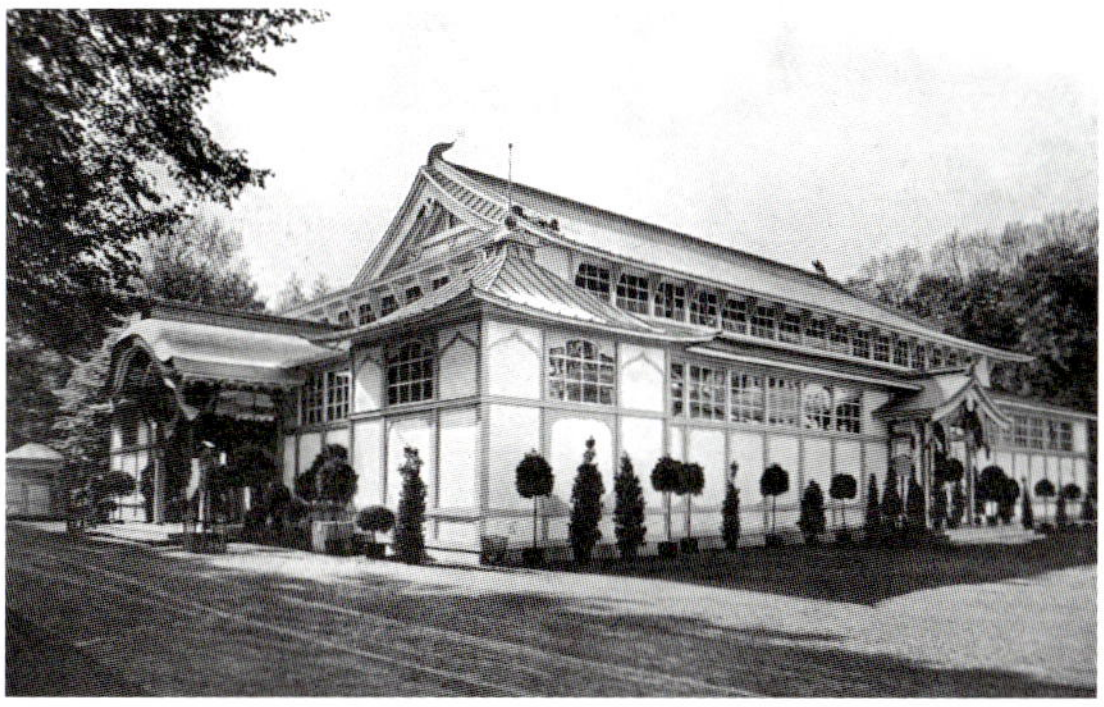
①日本館　宮島幹之助が展示責任者を務めた

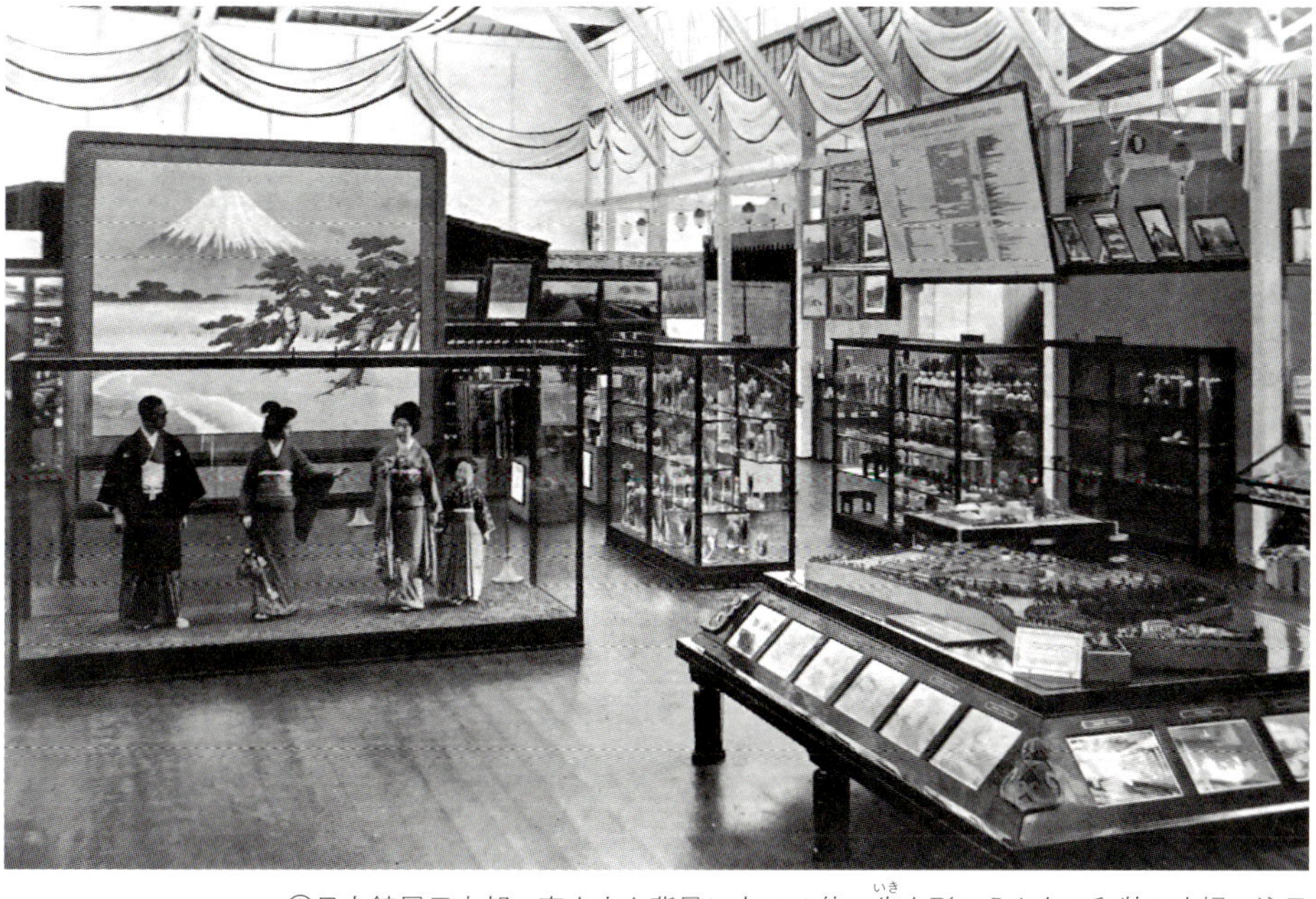
③日本館展示内部、富士山を背景に立つ４体の生《いき》人形のうち左の和装の夫婦に注目

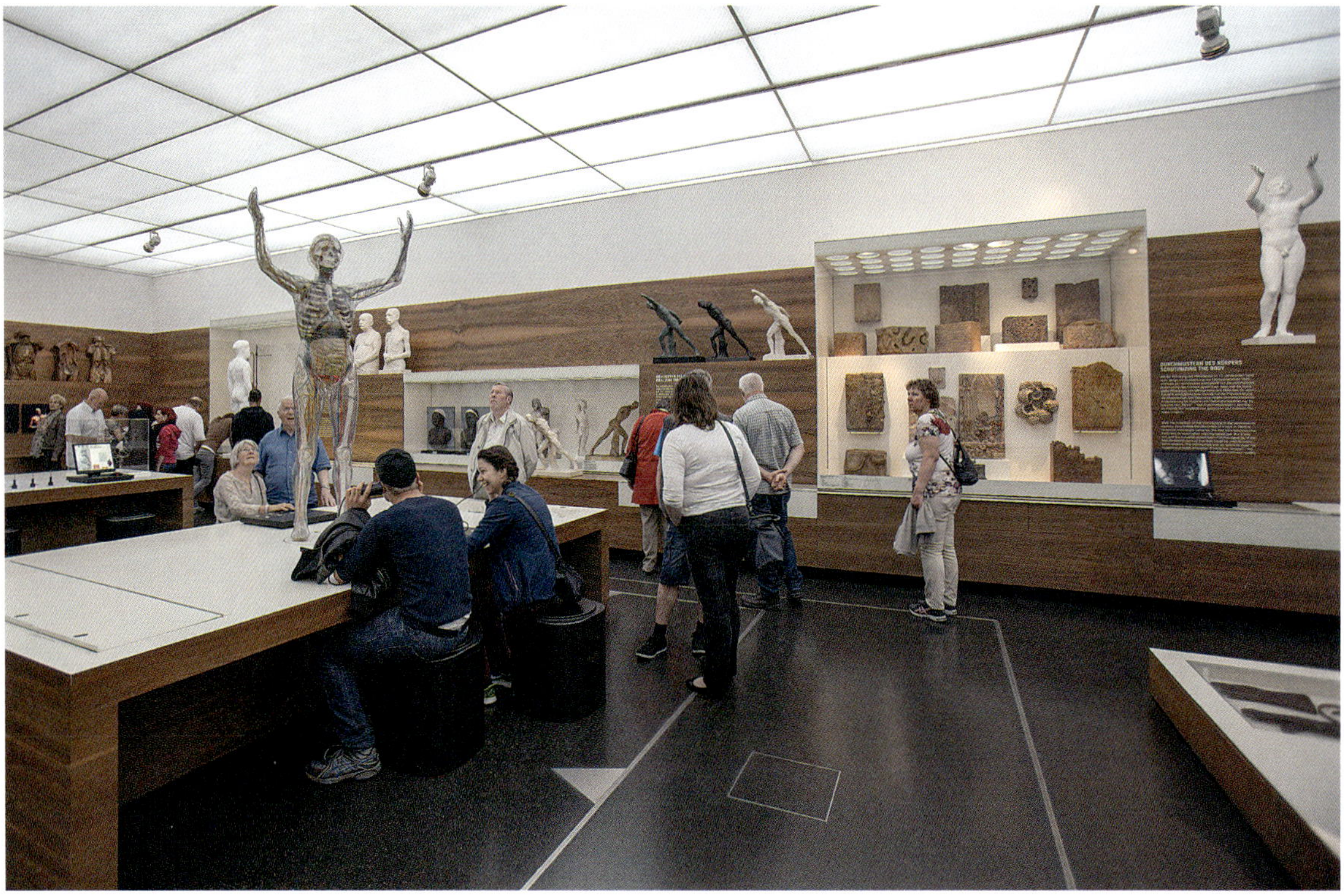

写真２　DHMD 展示室
左のテーブルの上に《透明人間》が認められる

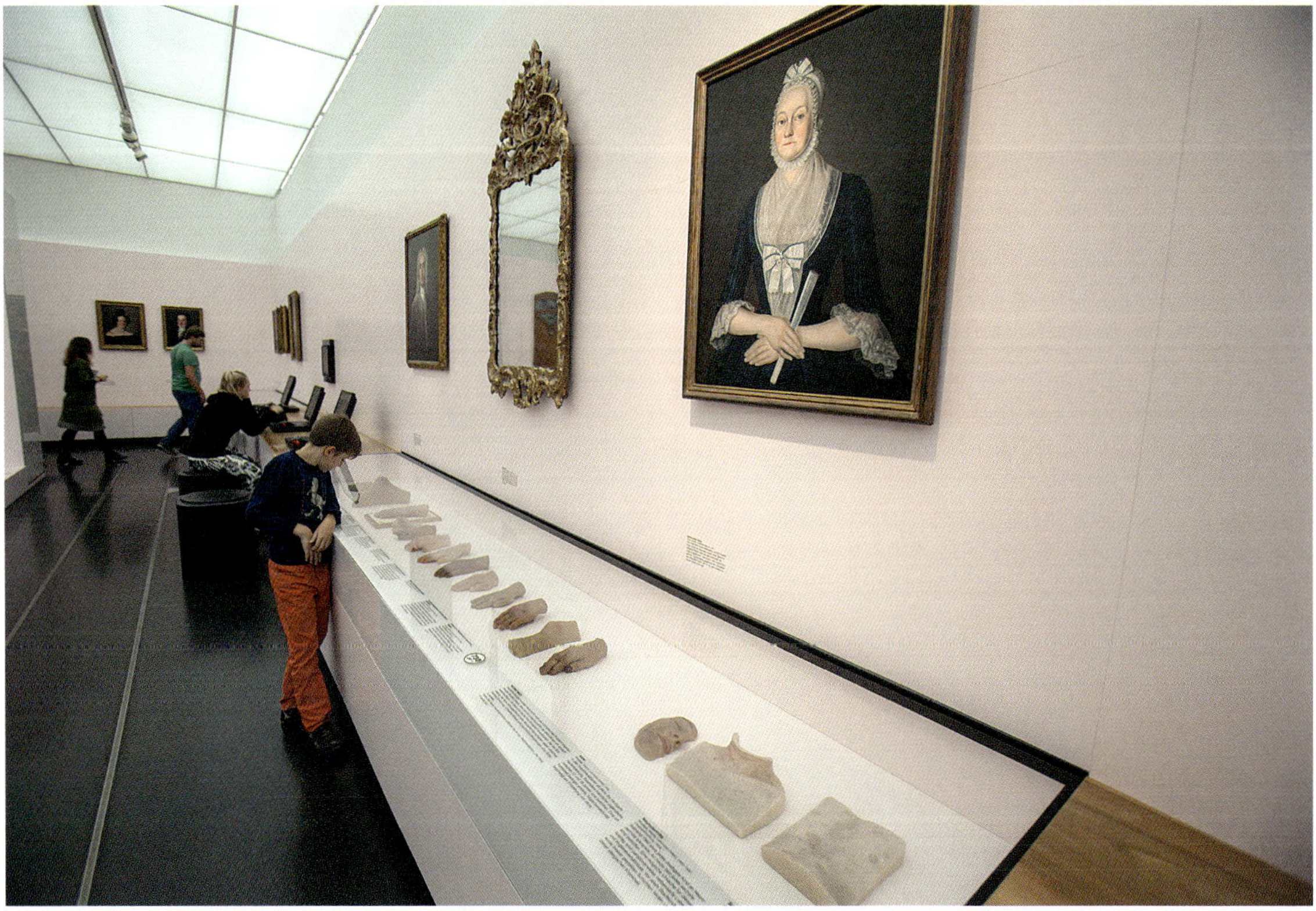

写真３　DHMD 展示室
「髪・髭・皮膚」の一画に展示されているムラージュ、違和感なく空間と調和している

一次世界大戦の打撃と深刻なインフレのため建設は難航し、この間、ドイツ諸都市での移動巡業と一般啓発用ムラージュの量産・販売により資金を貯めた。そして一九三〇年、第二回ドレスデン衛生博覧会の開幕が、DHMDのこけら落としと重ねられた。目玉展示は、現在も常設展に入場してまもなく視界に飛び込んでくる《透明人間》(der Gläserne Mensch 直訳は「ガラス人間」)。人体機能を視覚的にわかりやすく提示した、当時の科学技術の粋を凝らした人体模型である(写真2、左)。奇縁というべきは、これと同じ「透明人間」を一体、一九三七年に名古屋市で開催された「汎太平洋平和博覧会」のために、あの田村春吉がドレスデンに直接買い付けにきた、という事実である。(4) むろん名古屋でも「透明人間館」は大盛況だった。

しかしDHMDはその後も時代の波に翻弄される。第二次世界大戦中は国家社会主義ドイツ労働党(ナチス)政権下における優生学的衛生プロパガンダの一翼を担い、(5) 敗戦直前一九四五年二月の大空襲では、深刻な被害を受けた。がれきの山から再生して開館するも東西ドイツ分裂により、六七年に「ドイツ民主共和国の衛生博物館」に改称、旧東ドイツの衛生行政と密接に関与した。(6) 両ドイツを隔てていた壁崩壊後、九〇年に「人間〔について〕の博物館 Museum vom Menschen」という新コンセプトを採用、二〇〇四年には現在の常設展示「人間という冒険 Abenteuer Mensch」に模様替えした。(7) 注目すべきは、この常設展にDHMD所蔵のムラージュが非常に効果的に、しかも日本のようにムラージュだけを隔離して展示するのではなく、ほかの展示品との関連性を明示しながら、まんべんなく使われていることだ。写真3は特に「髪・髭・皮膚」がテーマの展示室内だが、ペールピンクの明るい室内に、シャンプー、櫛、香水瓶、鬘、髭剃り道具などと並んで、ムラージュが違和感なく溶け込んでいる。

なお、もしこれからDHMDを見学される方は、お天気がよかったら、ぜひ博物館中庭にひっそりと佇む《衛生の女神 Hygieia》にもご挨拶なさいますよう(写真4)。余談ながら、日本語には古来、「養生」という個人レベルの用語はあったが、行政・自治体がおこなうべき生活環境維持対策、すなわち「衛生」という概念は存在しなかった。「衛生」なる訳をつけたのが、前章のツツガムシで言及した長与又郎の父で、北里の上司でもあった長与専斎(8)(一八三八―一九〇二)である。由来は、『荘子』庚桑礎篇の、生命や生活を衛《まも》るという文だ。(9) 長与は緒方洪庵の適塾で学び、岩倉遺欧使節団員として一八七一年に渡欧、帰国後すぐ文部省医務局長に就任し、翌七五年、医務局が内務省に移管されたのを機に「衛生局」と改称させ、九一年の辞任まで十六年間、伝染病対策を推進し、衛生思想の普及に努めた人物であった。

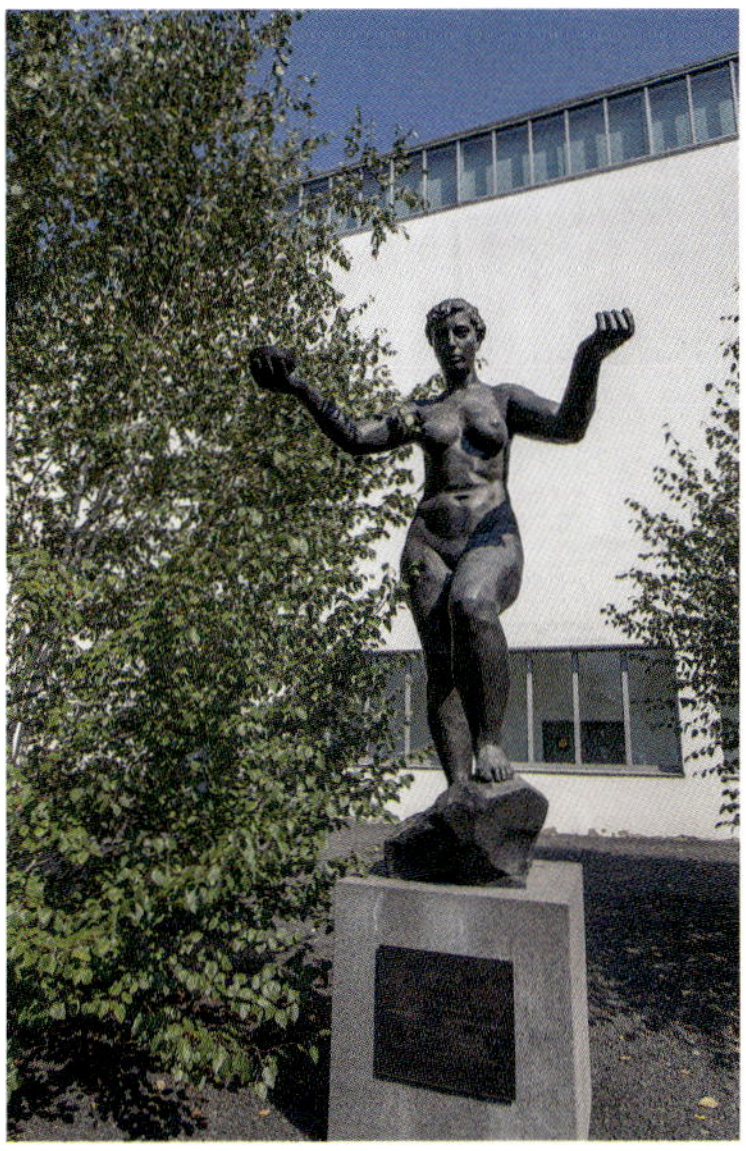

写真4　博物館中庭にひっそりと佇む《衛生の女神》

2　黎明期のムラージュを理解し、奨励したドイツ詩人ゲーテ

　本研究プロジェクトに着手した当初、撮影担当の大西氏のドイツ出張はまったく予定していなかった。当時、ヨーロッパにおける歴史的ムラージュ修復・保管活動の拠点であるDHMDが、外部の撮影を一切謝絶しているのを知っていたからだ。(10) しかしドイツ出張の折に何度か一人で足を運び、責任者と直接話し、バックヤードや修復工房への立ち入りも許されるに至って、思い切って交渉してみた。結果、全面的に研究協力する、とのうれしい回答を得た。もちろん申請書や計画書をたくさんドイツ語で書いたし、予定外の旅費計画とやりくりも簡単ではなかったけれど、例外的な撮影許可には、「衛生の女神」よりも「ムラージュの神様」がきっと味方してくれたにちがいない。もしや、著者にとって長年の研究対象であるドイツ詩人ゲーテ（Johann Wolfgang von Goethe, 一七四九―一八三二）が一肌脱いでくれたのか？　何しろ彼は、「ムラージュの守護聖人」に列せられていいくらいの働きをしたのだから――。

　事実、筆者がムラージュに出会ったのは、いまから十七年以上前、ゲーテの仲介による。ここで長年の研究対象である彼について長々と解説する紙幅はないが、国内外のムラージュに関する医学史参考文献に、ほとんどもれなく彼の名が挙げられている以上、その存在をおろそかにはできない。ゆえにゲーテとムラージュの関係だけ、以下、急ぎ足で解説しておこう。(11)

　法学部卒のゲーテは、著作権や版権も整備されていない当時、筆だけで生きるのは不可能だったので、ドイツ東部の小さなザクセン＝ヴァイマル＝アイゼナハ公国に出仕し、エリート官僚として着実にキャリアを積み、宰相（現在の内閣総理大臣相当）にまで上り詰めた。その過程で、もともと好奇心旺盛な彼は、国政に不可欠な医学や地質学など最先端の自然科学知識を吸収し、それを自身の文学作品にも好んで取り入れた。

　その一例として、五十歳を過ぎた頃、イェーナ大学（現在の正式名称はフリードリッヒ・シラー大学イェーナ）監督官を兼務していたゲーテは、同大卒の有能な若手医師マルテンス(12)（Franz Heinrich Martens, 一七七八―一八〇五）に出会う。マルテンスは医学士（MD）取得後、ライプツィヒで開業していた。一八〇四年に彼は、同僚の皮膚梅毒科講師ティレジウス・フォン・ティレナウ（Wilhelm Gottlieb Tilesius von Tilenau, 一七六九―一八五七）とラテン語・仏語二言語表記の共著、二十四枚の彩色銅版画付『性病図譜 *Icones symptomatum veberei morbi*』を出版した。銅版原画の大半はマルテンスが手がけたが、この経験により皮膚の凹凸や乾湿を二次元で描写することに限界を感じた彼は、蝋を使った標本作成に挑む。同年、母校イェーナ大学医学部准教授への招聘を受け着任

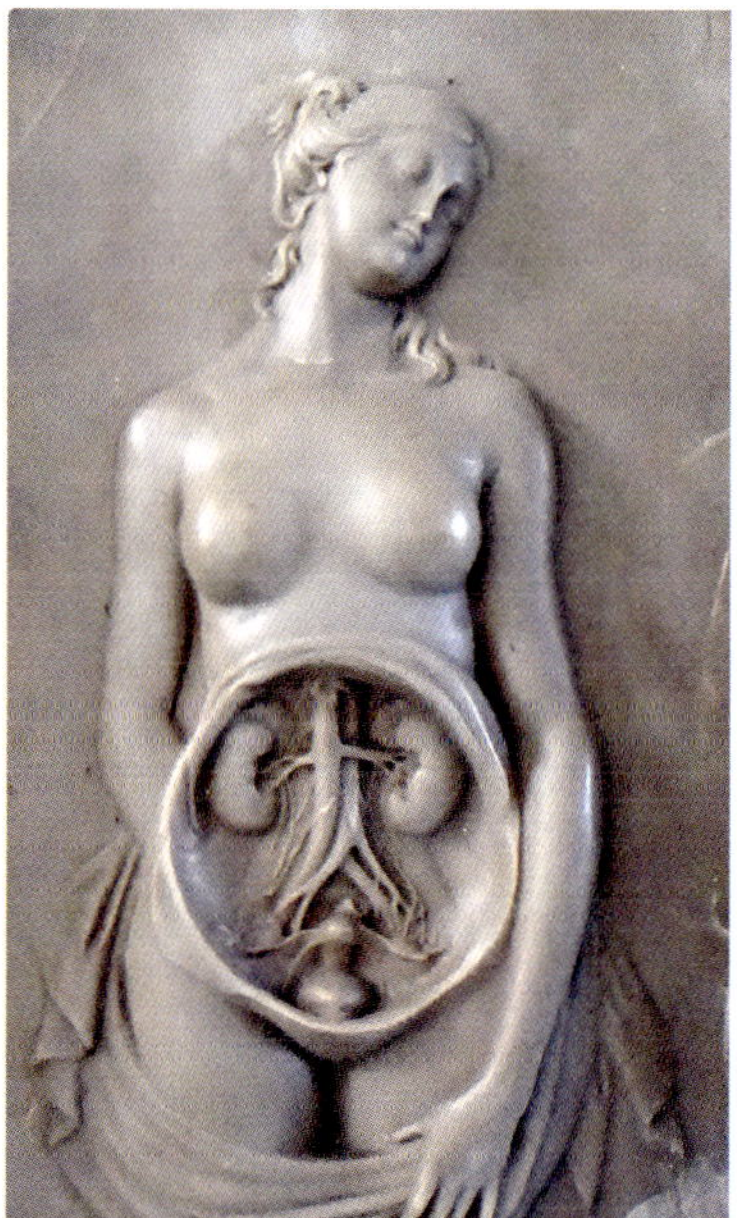

資料3　「マールブルクのヴィーナス」ことハーゼルマイアー作蝋製レリーフ（1805年頃）《女性の泌尿器》マールブルク大学所蔵医学史コレクション（著者撮影）

するも、翌年、二十七歳でチフスのため急逝してしまう。ゲーテはその早逝を悼み、後期長篇小説『ヴィルヘルム・マイスターの遍歴時代』（決定稿一八二九年）にマルテンスの面影が認められる人物を登場させるとともに、遺品を大学医学部コレクション用に買い取った。このなかには故人の自作ムラージュが三十一点含まれていたという。[13] 残念ながらマルテンスのオリジナルは現存しないが、おそらくマールブルク大学医学史研究所がいまも所蔵する資料3のような蝋レリーフ（俗称「マールブルクのヴィーナス」）のようなものだったと考えられている。

ゲーテはマルテンスが始めたムラージュ製作の続行を命じたが、早々に挫折した。しかし彼は最晩年になってもムラージュを忘れず、ベルリン在住の財政枢密顧問官ボイト宛書簡一八三二年二月四日付で、解剖学者と造形芸術家と石膏技術者を各一人、当時から皮剝ぎ蝋標本《エコルシェ》コレクションで有名な解剖博物館「スペコラ」[14]のあるフィレンツェに派遣・修業させるよう、またムラージュ製作拠点をベルリンに作るよう、提案した。[15] つまりゲーテは、ムラージュの黎明期に立ち会い、いち早くその意義を理解し、奨励した一人だった。[16] それどころか百八十年以上たった現在も、この書簡は現在のドイツ語圏ムラージュ研究者たちの拠り所となり、研究費申請書はもちろん、パンフレットやポスターなどにも積極的に引用されている。

ちなみに本書冒頭に引用したゲーテの詩句は、ゲーテが生まれた町フランクフルト（・アム・マイン）大学（現在の正式名はゲーテ大学）医学部皮膚科の、現在は存在しない旧講堂に長く掲げられていたもの。北村包彦はじめ、ドイツ・フランクフルト大学で学んだ皮膚科医たちが日々目に留め、心と体に刻んだゲーテの言葉である。

3　日独ムラージュ研究史の概観と比較[17]

もっともゲーテだけでなく、本書で紹介してきた本物のムラージュを一度目の当りにした人は、簡単に忘れられないはずだ。ムラージュにはそれほどのインパクトと吸引力がある。だが、仕事柄日本とドイツを頻繁に往復し、両国のムラージュ事情の差異を知るうち、焦燥感と危機感が募っていった。

ドイツ語圏では、ゲーテ没後百八十年以上が経過した現在、彼同様ムラージュに魅了された、ベルリン・シャリテ病院構内医学史博物館（以下、ＢＭＭと略記）館長シュナルケ氏が中心となり、ＤＨＭＤと緊密に連携して、ヨーロッパムラージュ修復プロジェクトを展開している。シュナルケはヨーロッパにおけるムラージュ研究の第一人者で、彼の教授資格請求論文 *Diseases in Wax*（一九九五年）はこのテーマの基礎参考文献として知られる。またＢＭＭは、ドイツ語圏を中心とする欧米ムラージュ・コレクションの現状把握とリスト化も進めている。筆者がこの研究に着手した際、まず感じた日本との大きな違いは、各大学・研究施設の歴代ムラージュ師が、専門技術者としてよく把握されていることだった。[18] 日本の場合、各皮膚科学教室の歴代教授の名前・生没年はすぐわかるが、ムラージュ師は決して表に出ない陰の存在に徹しており、生没年も名前の読みもはっきりせず、経歴さえ調べに調べてやっとぼんやり輪郭が浮かんでくる程度だ。この時点で、かなり出遅れていると感じた。他方、DHMDでは二十年ほど前から、ムラージュの維持・修復に関するシンポジウムが何度か開催され、その成果は出版物としても複数公表されている。[19] さらにスイスでは、約十五年前から、国家試験を控えた医学部生の教材としてムラージュを再び導入し、二〇〇五年からはチューリッヒ大学附属ムラージュ博物館が開館し、皮膚科と緊密に連携している[20]（資料4）。便利なデジタルカメラ時代における逆行現象のようだが、同館管理責任者ガイゲスは、写真にないムラージュの長所を以下のように挙げている。

（1）現物と同じ縮尺による、リアルな標本であること
（2）（保存状態がよければ、）天然の色味であること
（3）選りすぐった、特徴的症例の患者をかたどっていること
（4）素材自体の脆さ・はかなさにより、見る者の感情を動かすこと
（5）デジタルでないこと（デジタルなメディアはどこでもヴァーチャルに学べる利点があるが、五感を使った受容や身振りを伴う他者との会話が欠如している）

もっとも短所もある。デジタルデータと比べると、ムラージュは壊れやすく、扱いや保管に細心の注意を払わなければならず、定期的なメンテナンスが必要だし、何より保管場所の確保が問題になる。

資料4　スイス・チューリッヒ大学附属ムラージュ博物館常設展示の一部（著者撮影）

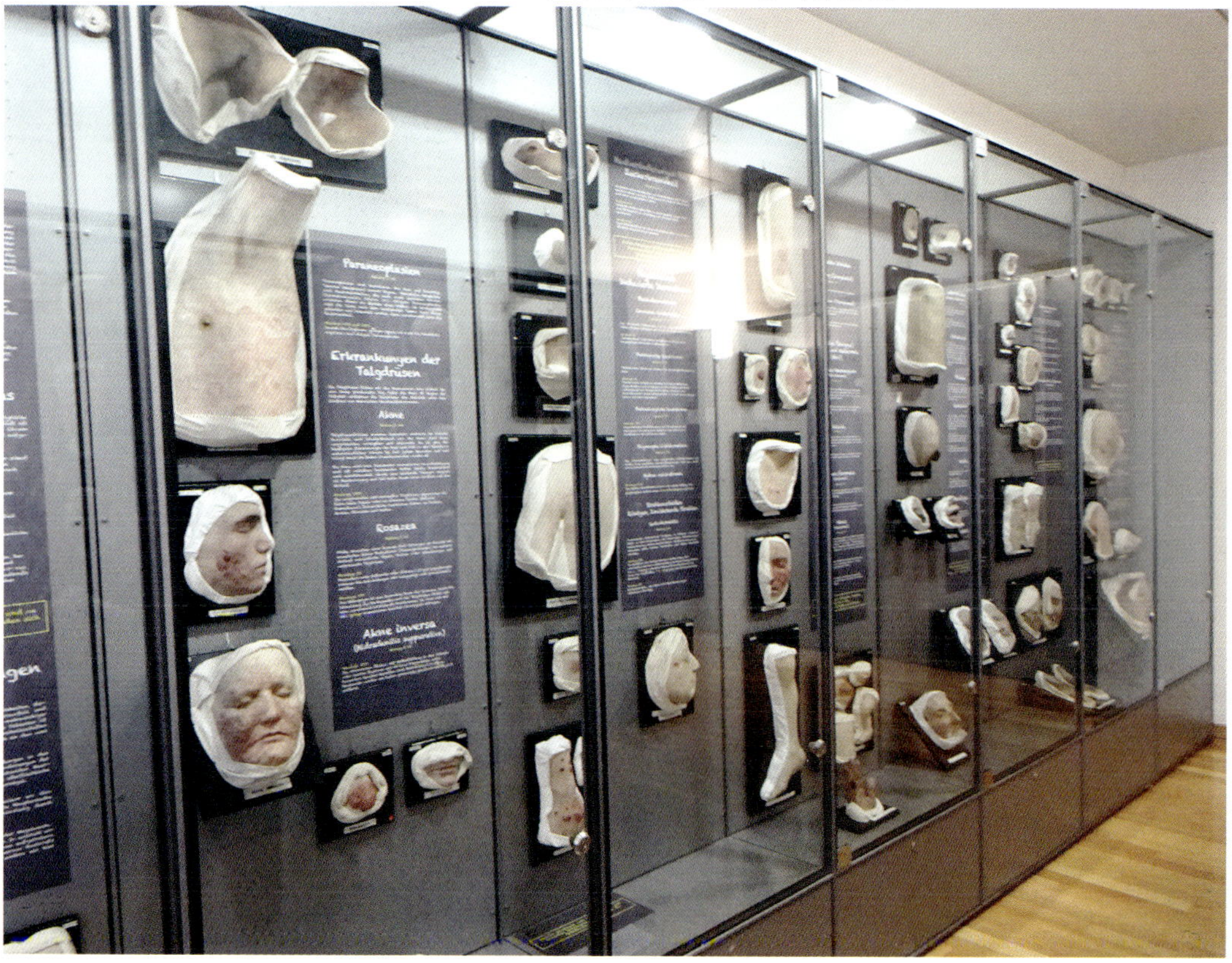

ムラージュ師が「絶滅」した日本では、まるきり自然に任せ——ひょっとするとこの諦観は地震列島に住む日本人特有の感覚なのか——、ムラージュを包む白布にほこりが積もり、びっしりカビがつき、留め金が外れても、また表面に経年劣化の最初の兆候である亀裂が入ったり、配合素材が分離して表面に妙な塊が浮いてきたりしても、なすすべもなく放置してきた。グロテスクな標本の置き場所に困って、処分してしまった大学も少なくない。

一九八六年に皮膚科医・長門谷洋治が、ムラージュが作成されていた時期が主に戦前であることを前提に、四五年までに創設された国内二十八の大学・専門学校皮膚科学教室対象にアンケートを実施した。[21]ともかく当時「ムラージュを持っていた」のは十七大学で、逆に「持っていない」十一校には、「途中まで保管していたが処分してしまった」と回答した東北大学・大阪大学・東京慈恵会医科大学・順天堂大学の四校が含まれていた。[22]大学紛争による学内の混乱や病院新設・拡張工事などの理由があったものらしい。逆に「十分注意して保管されており、いい状況にある」と回答したのは、「北海道、東京、金沢、名古屋、京都、札幌、東京女子〔医大〕」とのことだが、それから四半世紀たった現在、ここに挙げられたすべてではないが、状況の変化を筆者はつぶさに見聞きしてきた。具体例を挙げると、保存状態に難があるとしても八百点所蔵と回答した新潟大学と千葉大学は、これほど大きなコレクションを両大学とも処分、ゼロになってしまった。伊藤と宇野が製作したムラージュを持っていた東京女子医大も外部に移管してしまい、その後の旧コレクションは行方知れずだという。[23]

長門谷のアンケートから約二十年後の二〇〇七年になると、百点以上の規模でムラージュを有しているのは、「北大、慶大、東大、名大、九大など」[24]と減少が認められる。五校のうち、慶應義塾大学を除く四校が、当初の所有者・皮膚科学教室から、大学附属博物館や標本室に移管あるいは委託をおこなっている。またひさしく北海道大学・名古屋大学の二校だけが、所蔵ムラージュの一部を一般公開してきたが、九州大学も医学歴史館で常時数点の展示を開始し、さらに二〇一六年秋に福岡県立美術館と共催の『九大百年——美術をめぐる物語』美術展では、同館のサテライト展示として、多くの皮膚科所蔵ムラージュを一般公開した。だが五校いずれも、ムラージュの所蔵場所は確保しているものの、修理の見込みはまったくない。

他方、一九九〇年前後から、ドイツを中心とするヨーロッパ圏では、かろうじて生き残っていた高齢のムラージュ師と接触し、製作方法を記録として残そうとしている。[25]また二〇〇八年からは、ＤＨＭＤ主導でドイツ国内の各大学・研究施設が所蔵するムラージュの現状調査がおこなわれた。[26]さらにドレスデン工科大学と連携してムラージュの成分を分析したり、接着剤・絵具・スポンジなど、修復に使う道具のテストもおこなったりしながら、バックヤードの工房では本格的な修復作業が開始された。二〇一六年夏にはその活動成果の一環として、テュービンゲン大学皮膚科学教室と熱帯病研究所の目ぼしいムラージュを同大博物館企画展で公開したが、その図録にはベルリン医学史博物館長シュナルケ氏を筆頭に、知り合いのムラージュ関係者の名前がずらりと並んでいた。そのなかにはＤＨＭＤで知り合った修復師ラング氏の名もあった。

4 ＤＨＭＤのムラージュと修復技術者ラング氏

ＤＨＭＤは現在も二千点以上のムラージュを所蔵している。その多くは登録番号が付され、バックヤードの大型収納キャビネットに症例・テーマ別に整然と収められている。それだけでも圧巻だが、ここには日本では見かけたことがない、ムラージュの石膏鋳型（凹型）があった。ＤＨＭＤではムラージュの量産・販売を資金源としていたため、この凹型を繰り返し使い、最初の彩色マスター（赤字で番号が振ってある）に忠実に着色した。具体例を挙げて説明したほうがわかりやすいので、管理責任者のラトケ氏が写真5のように準備してくださった。

いちばん左はＤＨＭＤ初代ムラージュ師コルボフ（Fritz Kolbow, 一八七三―一九四六）が作った幼児の《淋菌性眼炎 Augentripper》で、一九一五年頃のもの。コルボフは、ベルリン・シャリテ大学病院の専属ムラージュ師を務めたのち、ドレスデンに移籍した名匠である。その右上の石膏型は、参考として置いた別の《天然痘》ムラージュのもの。一見、真っ白で立体感が把握できないが、照明を工夫して撮ると、裏面の作り込みがよくわかる（本章の扉も参照）。ＤＨＭＤのように大量生産する場合は、凹型も摩耗するため、さらに凸型マスターも作っておくのだが、《淋菌性眼炎》は残念なことに凹凸型ともに失われていた。そこでコルボフのオリジナルを使って新たに製作した凸型マスターが、その隣下。オリジナル標本は胸あたりまであるが、こちらは顔面に限り、首から下は省略している。その顔部分の彩色マスターがその上。丁寧に彩色されているが、量産目的のため、オリジナルにある睫毛の植毛は施されていない。この彩色マスターどおりに作られたのがいちばん右のガラスケース入りのムラージュ。その横の茶色の枠付きケースに入ったムラージュは同じ型を使って旧

②《天然痘》ムラージュの石膏型　③コルボフの凸型マスター

①コルボフのオリジナル　④彩色マスター　⑥旧東ドイツ時代のムラージュ　⑤量産型ムラージュ

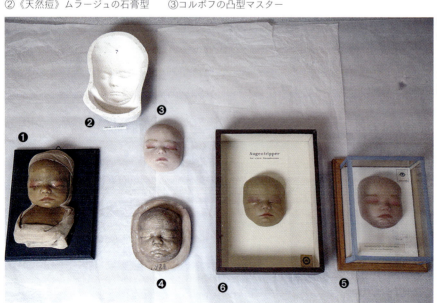

写真5　DHMDの《淋菌性眼炎》を例にした一連の型およびムラージュ標本（本文の説明参照）

東ドイツ時代に製作されたムラージュだが少し色味が違う。この差はムラージュ師の配合の差異から――旧東ドイツでは良質な蜜蝋が入手できなかった――生じたらしい。ちなみにＤＨＭＤのムラージュは市民啓発・教育が目的のため、皮膚科学教室でおなじみのストイックな黒い背板ではなく、生成り地を使い、清潔で明るいイメージを演出する。この親しみやすいスタイルは、第8章の沼田ムラージュを想起させるが、ムラージュ管理担当者・ラトケ氏曰く、これは戦後の特徴で、彼のドイツ滞在中は伝統的な黒の背板が使われていたはず、とのこと。偶然の一致にしては奇妙なほど似ているが、沼田があの配色を選んだ理由は、もはや追求不可能である。

バックヤードで珍しいものとしては、《纏足》の凸型マスターがあった。足指の無理な変形が痛々しいムラージュ標本と華奢な纏足靴は、「セクシュアリティー」のエリアに展示されている（写真6）。

ＤＨＭＤで筆者が初めて見たのは、ムラージュの石膏型だけではない。修復技術者ラング氏との出会いは、滅びの一途をたどるしかないと思い込んでいた日本のムラージュの未来に明るい希望を与えてくれた。彼女は二〇〇五年に大学を卒業、国家資格を取得し、修復のプロとして

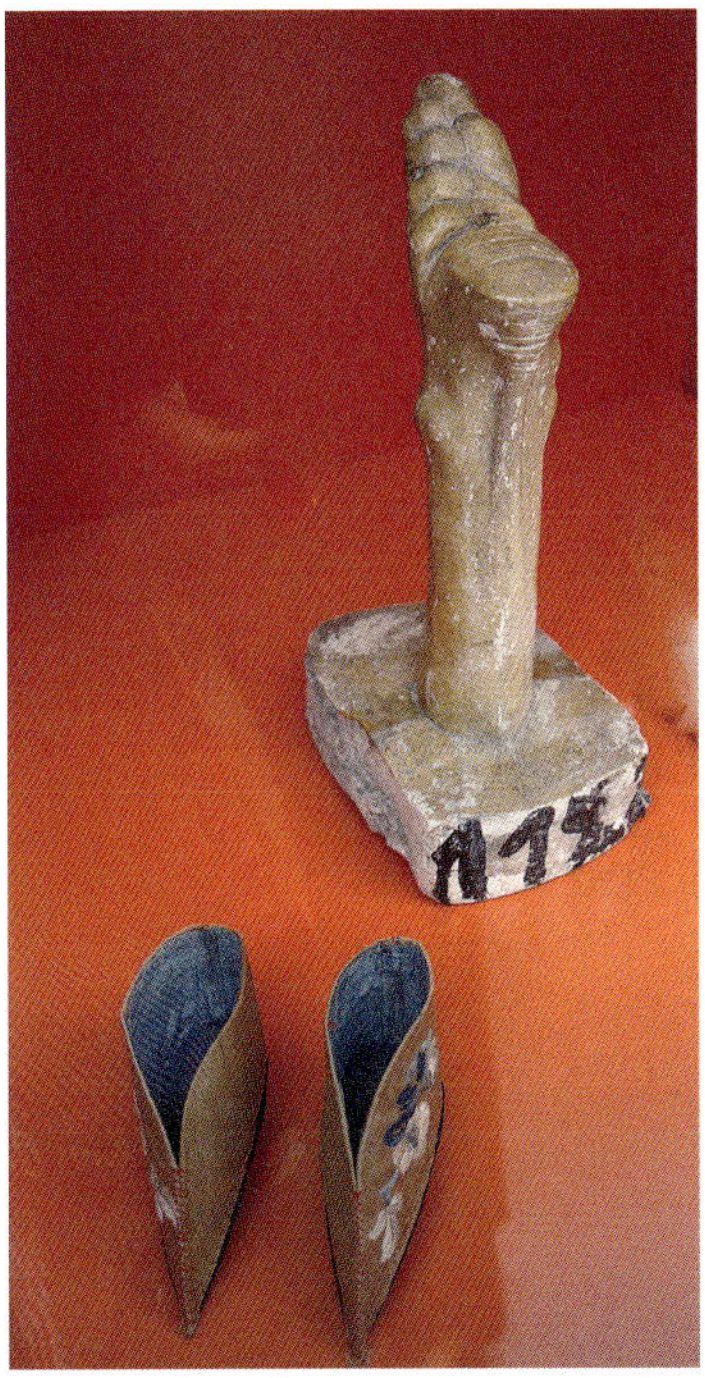

写真６《纏足》のムラージュと纏足靴（DHMD 常設展示品）

写真７　ムラージュ専門の修復技術者、ラング氏
DHMD の修復工房にて（2014 年９月当時）

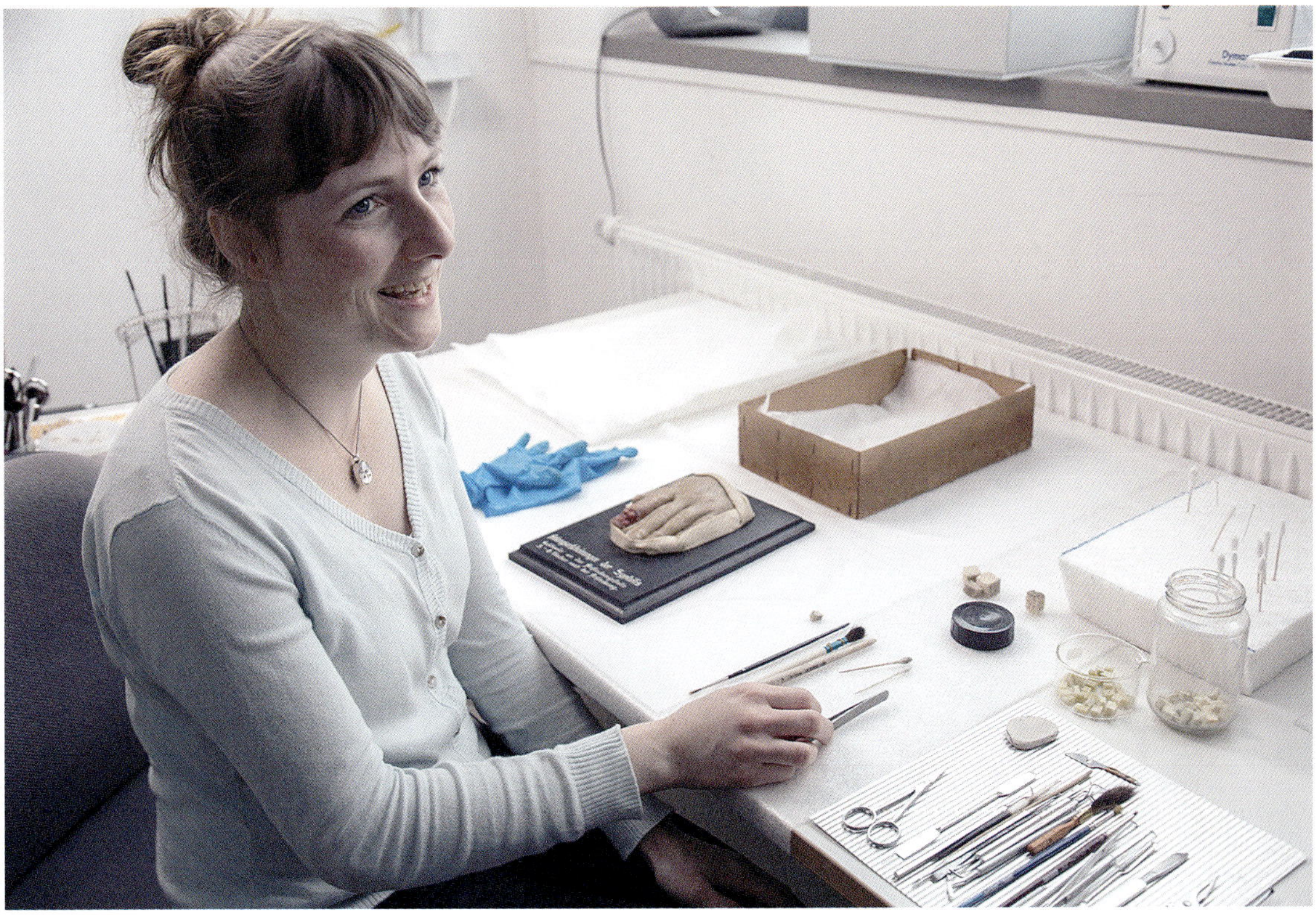

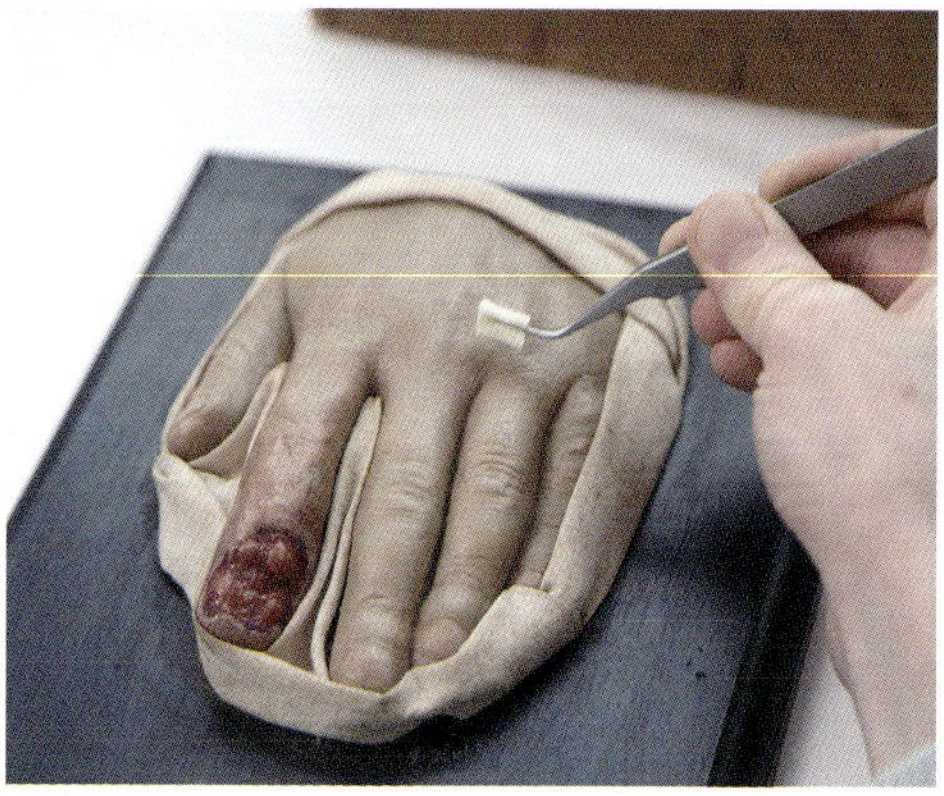

写真８　修復作業の一例
ピンセットにはさんだスポンジ小片で丁寧に汚れをとっていく

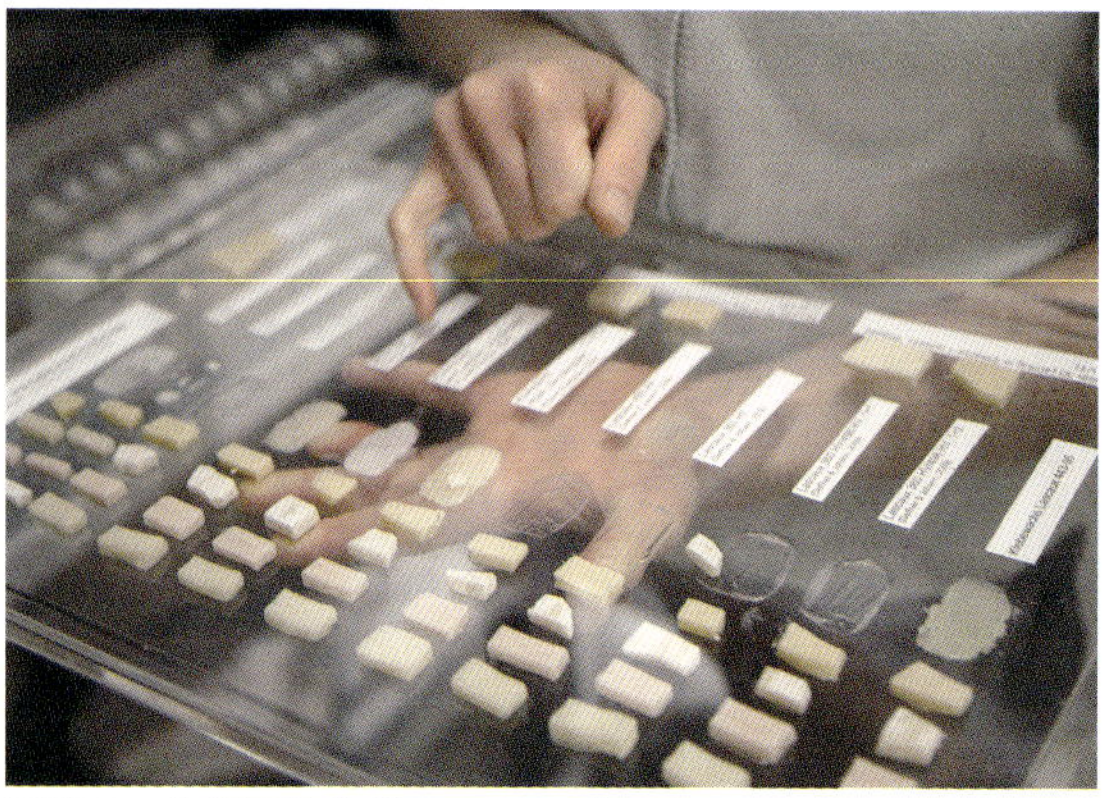

写真９　修復用接着剤テストのプレパラート

働くようになった。二〇〇八年からDHMDと契約していたが、当時からオファーが多く、ヨーロッパ各地を飛び回っており、二〇一五年からはミュンヒェンにアトリエを移している。以下に内容をまとめたインタビューは、二〇一四年九月三日にDHMD内の工房でおこなわれた。

　木彫や絵画の修復には長い歴史とノウハウがあるが、蝋製標本の修理は、まだ歴史が浅く、試行錯誤の時期にある。工房の机に並ぶのは、修復用の道具類。長く放置されていた古いムラージュをきれいにするには、まず専用掃除機で表面のほこりを除去し、次に筆を使ってくぼみにたまった汚れを丁寧に取り除く。汚れがひどい場合は、さらに専用スポンジを刻んだものに少し水分を含ませ、ピンセットで叩くようにして――決してこすらず、もちろん水彩絵具が使われているときは使えない――辛抱強く取り除く（写真８）。ムラージュをとどめている板や箱の清掃や修理も重要だ。板裏の記述や署名、症例ラベルの情報がないと、教材の価値がなくなってしまう。

　蜜蝋・白蝋・セレシン・パラフィンといった蝋を各ムラージュ師がどんな割合で配合していたかは不明だから、とにかくありとあらゆる組み合わせのプレパラートを作り、ある試薬を使いたいときは、それで蝋が溶けないか、変色しないかを徹底的にテストした。接着剤についても、同様に異なる配合による蝋の小さな試験用板を百個ほど作り、それを割っては、五つほどあった修復用接着剤の候補を試し、つなぎ目の強度や接合状態を調べた（写真９）。うち三種類の接着剤を採用したが、どれも蝋の種類によって長所・短所があるため、使い分けしている。そうした作業道具の細かなテストに、プライベートな時間もたくさん犠牲にして、たっぷり二年間を費やした。[27] 製作工程を理解するため、実際に自分の手のムラージュも作ってみた。

　いまやラング氏はヨーロッパにおけるムラージュ修復の第一人者として知られ、実習生たちにムラージュの基礎的な清掃・修理方法を伝授しながら、

写真10　DHMDのムラージュ収蔵庫

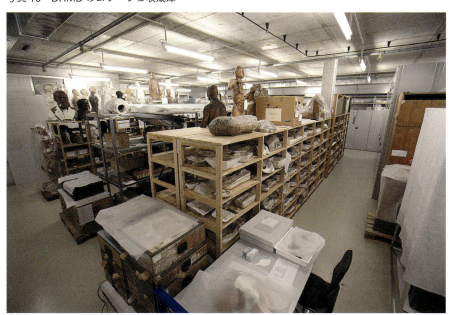

① DHMDのバックヤードには
ムラージュだけでなく多数の石
膏型も保管されている

②ムラージュ収納棚

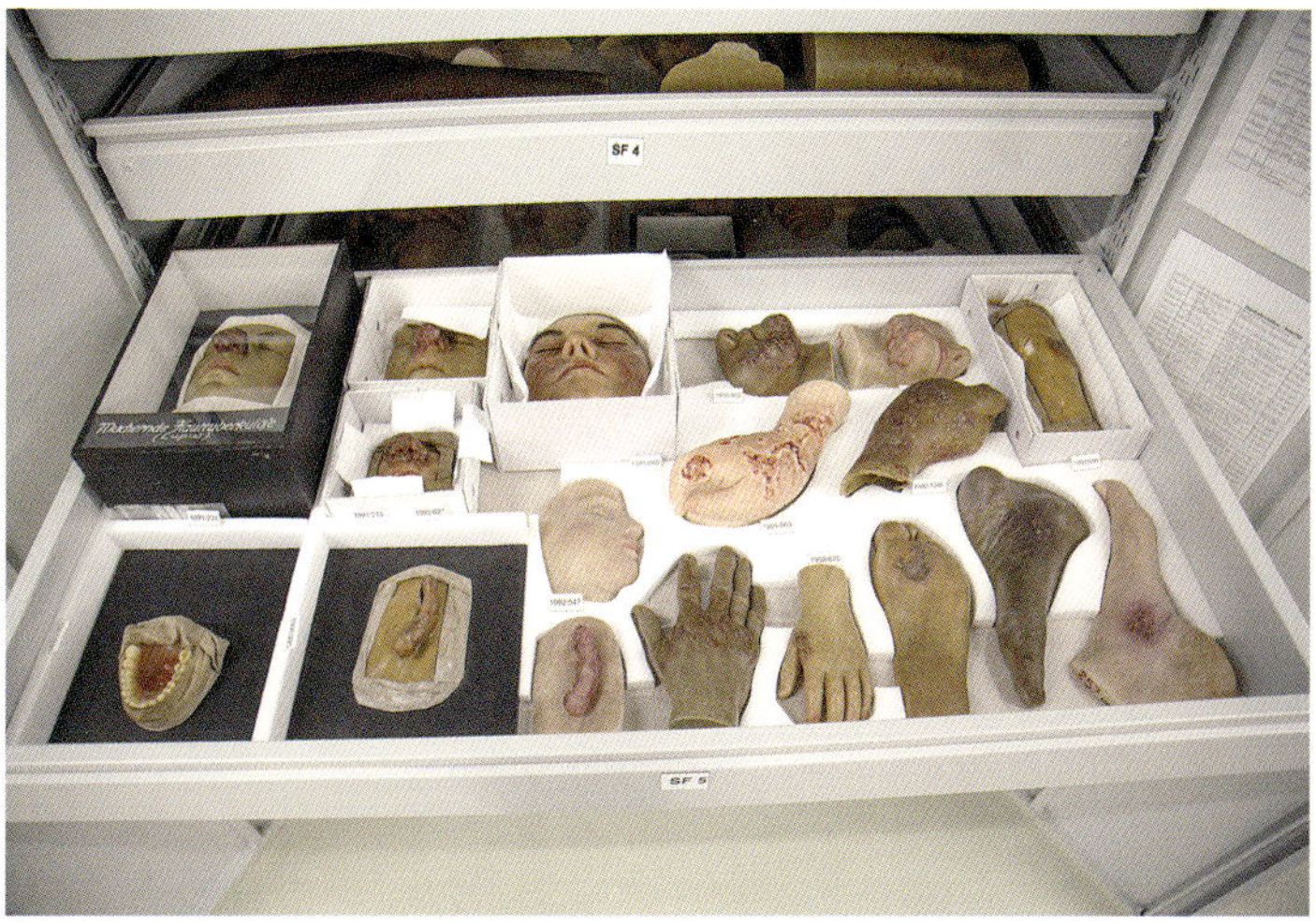

③ムラージュ収納棚

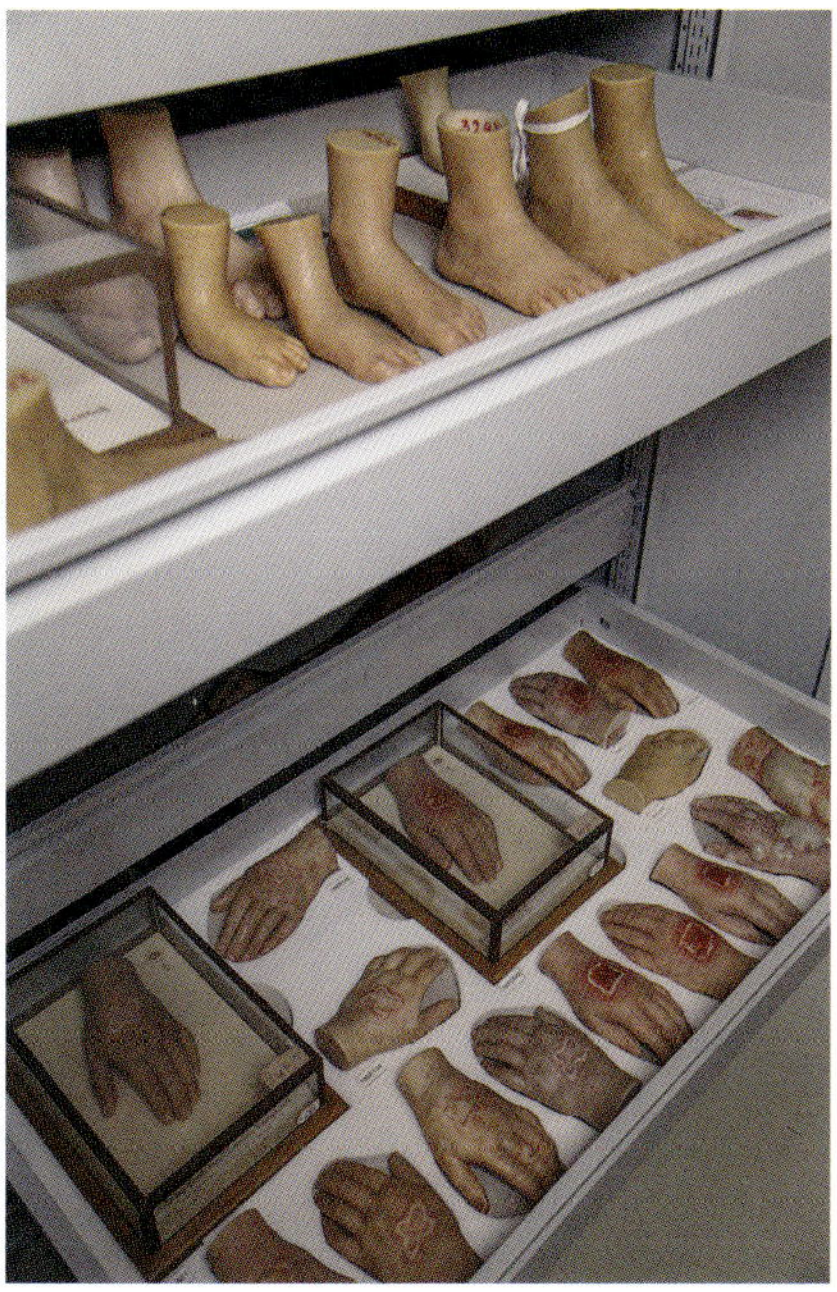

これまでのムラージュ修復の経験と修得した技術を学位請求論文にまとめている最中だ。二〇一六年初頭のメールのやりとりに、「あなたのムラージュ本と私の博論、もしかしたら一緒にできあがるわね！　そうしたらぜひ日本のムラージュを見にいきたい」とあった。出会ったときから変わらない、ひたむきで真剣な姿勢とムラージュを愛おしむ優しいまなざしに、過去の日本のムラージュ師たちが重なって見える。修復技術者としての自信と責任が加わって、より一層頼もしくなっている彼女に、本書を見てもらうのが楽しみだ――。と、ここで本章の結びとするはずだったが、もう少し後日談を。

　その二〇一六年夏学期に、著者は三カ月あまり、再度ドイツ、それもフランクフルト大学を研究拠点として滞在する機会を得た。北里の弟子である志賀潔や秦佐八郎が研究に励んだゲオルグ・シュパイヤー・ハウスにも足を運び、またそこからさほど遠くない同大皮膚科学研究所のムラージュ・コレクションも調査した。その収納棚の抽斗を開けるたびに、かなりの確率で「＊月＊日、修理のため持ち出す」というラング氏直筆メモが挟んであるのを見つけた。修理にかかる費用も決して安くはないが、これだけのものを修理するにはだいぶ時間も根気もかかるだろう。彼女以外に専門修理ができるのは、ベルリンとチューリッヒで活躍する現役ムラージュ師が各一人。三人とも、国内外の歴史的ムラージュのクリーニングや修理を現時点でかなりの量、委託されている。言い換えるなら、この三人の女性たちの腕にヨーロッパ、否、世界のムラージュの運命がかかっている。

　二十世紀前後から医学領域で重宝された皮膚科ムラージュの研究と維持は、現在、ドイツ語圏の独走状態である（したがって研究成果発表もドイツ語が標準となっている）。イタリアには十八世紀の皮剝ぎ標本《エコルシェ》、イギリスやフランスには十九世紀の皮膚科ムラージュが存在するものの、製作年代が古く、役割や価値もややずれる。これに対して日本のムラージュは、土肥がオーストリア・ウィーンから直輸入し、ドイツ語圏とパラレルに、伊藤とその弟子たちの手で独自の成長を遂げ、本家をしのぐ技量にまで達した。名大の長谷川や北里研究所の沼田は、スイスのムラージュ製作伝統とも接点があるらしい。つまり日本のムラージュは、さまざまな意味での比較研究対象として重要な意味を持つ。撮影担当者・大西氏と二人三脚でのムラージュ調査・記録作業は、茨の道の連続で、心身ともに疲労困憊し、いっそ投げ出そうと思ったことが何度もあった。はじめは「なぜゲーテなんかやっている文学研究者が？」と訝しまれ、怪しまれ、自己紹介時から警戒される始末だった。だが、徐々にこの忘れられていた医学教材を掘り起こす研究に賛同・理解し、協力してくれる味方が増え、途中からはそれでも研究調査がだいぶスムーズに運ぶようになった。ドイツ語圏の一人旅は、いつも素敵な出会いと心躍るような発見の連続だった。ムラージュのレクイエムとなる可能性が多分にあった本書だが、いまや完成を待ち望んでくれている人たちが国内外にたくさんいる。ここまで書いてきたものが、日本のムラージュを追悼する「白鳥の歌」ではなく、ムラージュに再びめぐる春を告げる「鶯の初音」となることを心から願う。

◉注

(1) Susanne Roeßiger: *Karl August Lingner – Odol-König, Mäzen, Museumsgründer*. In: Dresdner Hefte 15（1997）49, S. 47-54 ほか参照。

(2) 本博覧会（略称ＩＨＡ）については、拙論「ドレスデン衛生博覧会〈1911/1930〉——二度の国際博覧会参加に見る近代日独医学交流史」、真野倫平編『近代科学と芸術創造——十九～二十世紀のヨーロッパにおける科学と文学の関係』所収、行路社、二〇一五年、一六九—一八六ページを参照されたい。あわせて田中『衛生展覧会の欲望』および荒俣『衛生博覧会を求めて』なども参考にした。また宮島・高木の滞在期間や関与については、東京・白金の北里柴三郎記念室所蔵資料およびドレスデンのザクセン州中央文書館でも当時の外交文書を閲覧・比較して確認をおこなった。ザクセン州中央文書館で主に閲覧調査したのは、Findbuch Nr.10736 Ministerium des Innern Sektion 16. Gesundheitswesen（1793）1831-1945（1949）にあるＩＨＡ関係が綴じ込まれている一連の公文書ファイル（以下、ファイル番号だけ記す）：MdI（内務省関係）1572, 1573, 5177, 15391, 15392, 19223 および MdAA（外務省関係）の 8922, 8923 など。またＤＨＭＤ図書館所蔵の事務総長 F. A. Weber の回想録 *Die Internationale Hygiene-Ausstellung Dresden 1911 als Wegweiser und Wegbereiter späterer Arbeit*（ＤＨＭＤ刊行の 10 Jahre Dresdner Ausstellungsarbeit, 1931 所収）には宮島らが現場責任者だったことが明記されている（S. 203）ほか、開会バンケット席順にも彼らの名前が認められる。

(3) 日本はすでに一八八四年開催のロンドン国際衛生博覧会に参加を表明したが、展示品が香港の積み替え時に火災で焼失、準備不能のまま会期を逃した。なお、北里にはベルリンの恩師コッホから一九一〇年三月十四日付で参加を依頼する書簡（北里柴三郎記念室所蔵資料番号 K01047）が送られ、リングナーの兄エーミール（一八五七—一九二五）も来日して、ＩＨＡ参加を正式に直接依頼した。

(4) 論文集『田村春吉』所収の田村春吉の遺稿「欧米視察談」および竹内譲「親身の人田村先生」などを参照。

(5) *Führer durch das Deutsche Hygiene-Museum Dresden*. Mit einem Vorwort über die Internationale Hygiene-Ausstellung und einem Führer durch Dresden als Anhang. Dresden (Boden) 1931 などを参照。ＤＨＭＤ写真資料管理者のシュナイダー氏のオフィスで、当時の工房写真なども閲覧したが、その写真上の、いわゆる写真映えする外見の人物を複数、ほかの作業場所での撮影でも繰り返し使っているという氏のご指摘は、この時代の優生政策を反映していて興味深かった。

(6) Frido Erler: *Deutsches Hygiene-Museum in der DDR. Unser Angebot: Ausstellungen, Veranstaltungen, Bibliothek*. Dresden (DHMD in der DDR) 1984 ; *Das Deutsche Hygiene-Museum Dresden 1911 - 1990*. Hrsg. von Klaus Vogel. Dresden (Sandstein) 2003 ほか参照。

(7) 現在の常設展については案内図録 *Deutsches Hygiene-Museum Dresden*. Museumsführer. Hrsg. v. Klaus Vogel. München [u.a.] (Prestel) 2005（英語版あり）がある。

(8) 長与と医制については青柳精一『近代医療のあけぼの——幕末・明治の医事制度』思文閣出版、二〇一一年、一四五ページ以降参照。ほかにも小野芳朗『〈清潔〉の近代——「衛生唱歌」から「抗菌グッズ」へ』講談社選書メチエ、一九九七年、九八ページ以降および北里研究所／北里柴三郎記念室編図録『改訂新版 北里柴三郎——伝染病の征圧は私の使命』二〇一二年、一一九ページなどを参照。

(9) 試みに『大言海』を引くと、「呼吸、飲食、居住ナドニ注意シ、身体ノ健康ヲ保チ、強壮ナラムヲ勉ルコト」とあり、「養生」と同義語としている。また『荘子』の出典個所も添えられている。大槻文彦『新編 大言海』冨山房、一九八四年、二七五ページ参照。

(10) 二〇一六年再訪時には、エリアによる制限はあるが、入館者の撮影が許可されていた。

(11) 詳しくは拙論 *Die Wiederkehr zum ganzen Körper. Goethe als Schüler Loders und die plastische Anatomie*. In: Universitätsanspruch und partikulare Wirklichkeiten Würzburg (Königshausen & Neumann) 2007, S. 243-250. 同じく *Der Kadaver und der Moulage. Ein kleiner Beitrag zur plastischen Anatomie der Goethezeit*. In: Goethe-Jb. XLVII (2005), Hg. v. Goethe-Gesellschaft in Japan, München (iudicium), S. 25-39 ほか参照。

(12) マルテンスについては、Thomas Schnalke: *Diseases in Wax. The History oft he Medical Moulage*. Translated by Kathy Spatschek. Quintessence Publishing 1995 および Fröder, Rosemarie: *Museum Anatomicum Jenense. Die anatomische Sammlung in Jena und die Rolle Goethes bei ihrer Entstehung*. Jena (Jenzig) 2003 が詳しい。ゲーテ関連では拙論 *Der Kadaver und der Moulage* および「科学と芸術のはざまで——ゲーテ時代の大学絵画教師からムラージュ技師まで」、『ドイツ文学』第百四十六号（二〇一三年）、八八—一〇二ページ（ドイツ語レジュメ付き）、また拙著『科学する詩人ゲーテ』慶應義塾大学出版会、二〇一〇年の第三章「種痘と解剖実習 ゲーテと医学」でも言及あり。

(13) イェーナ大学医学部附属解剖学博物館（一般非公開）の許可を得て、筆者が調査・確認した。

(14) 展示内容については、*La Specola, Anatomie in Wachs im Kontrast zu Bildern der modernen Medizin*. Bonn (Ausstellungskatalog im Deutschen Museum Bonn) 2000、日英二カ国語表記の『解剖百科 解剖学用ろう製人体モデルコレクション――フィレンツェ・ラ・スペコーラ美術館』タッシェン・ジャパン、二〇〇二年、加賀野井秀一『猟奇博物館へようこそ――西洋近代知の暗部をめぐる旅』白水社、二〇一二年、五一ページ以降などにも言及あり。なお同様の皮剝ぎ標本コレクションは、オーストリア・ウィーンのヨゼフィウムにも所蔵されている。

(15) *Johann Wolfgang Goethe. Sämtliche Werke nach Epochen seines Schaffens. Münchner Ausgabe* [MA]. Hrsg. v. Karl Richter in Zusammenarbeit mit H. G. Göpfert, N. Miller, G. Sauder und E. Zehm. 20 Bde. in 32 Teilbänden und 1 Registerband. München (Carl Hanser) 1982-1998 の 18/2 巻所収。

(16) ムラージュとゲーテの結び付きは意外かもしれないが、文学研究領域では、一九九〇年代から《皮膚》と《テクスト》の関係について議論が続いており、いわゆる「身体論」研究ではアクチュアルなテーマの一つでもある。詳しくはバーバラ・M・スタフォードの一連の著作、邦訳されているものでは『ボディ・クリティシズム――啓蒙時代のアートと医学における見えざるもののイメージ化』高山宏訳、国書刊行会、二〇〇六年、および『アートフル・サイエンス――啓蒙時代の娯楽と凋落する視覚教育』高山宏訳、産業図書、一九九七年などがある。また訳者・高山宏は、二〇〇九年十一月から二〇一〇年二月まで東京・六本木の森美術館で開催された『医学と芸術展 生命と愛の未来を探る――ダ・ヴィンチ、応挙、デミアン・ハースト』展覧会図録、平凡社、二〇〇九年に所収のエッセー「身体という《驚異の部屋》」、四二―五一ページで、自らムラージュに言及している。ドイツ語圏の著作ではクラウディア・ベンティーンの『皮膚』がこのテーマの基本参考文献の一つ。原書 Claudia Benthien: *Haut. Literaturschichte, Körperbilder, Grenzdiskurse*. Hamburg (Rowohlts Enzyklopädie) は一九九九年に初版された。医学者が皮膚をテーマに文学を語った珍しい著作としては、小野友道の『人の魂は皮膚にあるのか』がある。

(17) 本来、正式な学術書であれば、本書冒頭により詳しい研究史を置くのがマナーであるが、一般に皮膚科ムラージュを紹介する本書の目的を考慮し、文末に以下のようなコンパクトな流れを記すにとどめた。またすでにお気づきと思うが、主要参考文献については本章の注で紹介する方針をとったことをどうかご理解・ご了承願いたい。より学術的に医学史的内容を知りたい方は、二〇一五年八月（第七十七巻）から、著者が偶数月刊行の医学雑誌『西日本皮膚科』で総説連載「皮膚科ムラージュをめぐって――医学と芸術の邂逅」（全八回）をおこなっているので、ご参照いただければ幸いである。なお、写真の多くは大西氏によるが、基本的に本書と重複していない。ただし、こちらは医学史的価値基準で出版部と著者が選択した画像を提供依頼していることに注意されたい。

(18) DHMDの専属ムラージュ師については、本文に登場する初代コルボフから彼の弟子リップマン（Ella Lippmann 1892-1967）を経て、ヴァルター＝ヘッカー（Elfriede Walther-Hecker 1919-）に至る系譜がすぐにたどれる。また同館発行の全十分にも満たないVTRではあるが、Walther-Hecker による実演ムラージュ制作ドキュメンタリーからは、日本ではすでに忘れ去られてしまった基本的なムラージュ制作の流れを知ることができる。

(19) *Wachs - Moulagen und Modelle*. Internationales Kolloquium, 26. und 27. Februar 1993. Hrsg. v. Susanne Hahn und Dimitrios Ambatielos. Dresden (DHMD) 1994 および最新の刊行物では *Körper in Wachs. Moulagen in Forschung und Restaurierung*. DHMD (Sandstein) 2010 を参照。

(20) 前注 *Körper in Wachs* 所収の論考 Michael L. Geiges: Hundert Blicke auf ein Püggeli. Museale Wachsmoulage in der Lehre, S. 20-25 参照。

(21) 長門谷「皮膚疾患のムラージュ アンケート調査と史的展望」、二四八―二五四ページ。あわせて小野「日本のムラージュ」、六五一―六五七ページ、今泉孝「ムラージュ（ロウ製皮膚病模型）――その歴史、現状、保存」、『日本臨床皮膚科医会雑誌』第二十三巻一号（二〇〇五年）、二一―二五ページ、上野『夕映えの甍』（雑誌『皮膚科の臨床』に連載していた一連のムラージュに関するエッセー *Von Dem Grau Bis Zum Bunt*〔大文字・小文字表記は原典ママ〕を所収）なども参考にした。

(22) うち東北大については、同校OBの笠井達也氏から、初代・遠山郁三時代からのムラージュを多数所蔵しており、一九六八年頃まで「発疹の実像が明確にわかる良好な状態」だったが、医学部大改築時に全部破棄された由、情報提供をいただいた。

(23) 東京女子医科大学は、伊藤と宇野のムラージュ八十五点を有していたが、慶應大同様、ほこりにまみれていたのを、一度洗剤で丁寧に洗い（これも宇野がおこなった?）、状態がいい三十点をセレクト、臨床講堂階段踊り場に展示していた。製作された時期の教授名を冠し「加藤＝田村コレクション」と名づけられたそれは、臨床講堂が看護短大に使用されるようになって展示場所を失った。一九九〇年に半分の十五点に絞って、青梅にあった医学文化館に管理・展示を委託、同館閉館後、さらに上野の国立科学博物館に移管されたというが、実態は不明とのことである（同大学史料室の油谷順子氏から）。

(24) 中村秀樹／清水宏「ムラージュ（ロウ製皮膚病模型）」、『北海道医学雑誌』第八十二巻四号（二〇〇七年）、参照。

(25) 一例として、ＤＨＭＤ最後のムラージュ師による小冊子、Elfriede Walther; Susanne Hahn; Albrecht Scholz：*Krankheitsbilder in Wachs*. Dresden (DHMD) 1993.

(26) 二〇〇八年から一〇年の研究助成期間にＤＨＭＤスタッフを中心にまとめ、ドイツの病院・大学・博物館などに一斉配布したアンケートと管理の手引書 *Zum Erhalt von Wachsmoulagen. Empfehlungen fuer Hochschulen, Kliniken, Sammlungen und Museen* には、所蔵ムラージュについての記載方法の統一フォーマットも添付するとともに、管理者が意識し、守るべき基準を示している。

(27) この試行錯誤については、ＤＨＭＤ刊行の *Körper in Wachs*. 注(19)所収の Johanna Lang: Zur Restaurierung von Wachsmoulagen. Das Pilotprojekt in Dresden, S. 47-60 に概略がある。

エピローグ

ドレスデンの空の下で

本書執筆中、きたる第二回東京オリンピックのために代々木の国立競技場が解体された。一九六四年に開催された第一回東京オリンピックの記憶が詰まった記念的建造物が更地に戻される際、同競技場を飾っていたモザイク壁画なども一緒に処分される予定だったが、すんでのところで交渉が間に合い、とりあえずコンクリートの壁ごと切り出し、期限付保存が決まった。また二〇一六年一月末には、一九五一年に開館した日本初の公立近代美術館・神奈川県立近代美術館鎌倉館が惜しまれながら閉館した。緑豊かな鎌倉鶴岡八幡宮境内の蓮池に白い姿を映す、坂倉準三（一九〇一―六九）が設計した日本モダニズム建築の代表作だが、こちらも当初は「閉館・取り壊し」という情報が駆けめぐった。その後、日本建築学会などから存続を求める要望書が提出され、建物自体は耐震補強を施しての存続が決まった。

雑談で、ある学芸員の方が、日本では特に「百年にあとひといき」が危険ゾーンだといっていた。百年以上、持ちこたえられれば文化財として新たに一目置かれるかもしれないが、ちょうどムラージュのように、それにあと少し足りないと、往時の製作者や利用者は鬼籍に入り、数世代を経た後継者は用途や価値がわからず、ガラクタやゴミとして捨ててしまうことが多いのだ、と。実際、美術・建築の専門家たちに高い評価を得ている作品でさえ、百年に満たないと、こうもあっさり解体・処分の対象になるのだという事実に、強い衝撃を受けた。

他方、一昨年あたりから、本書で扱ったムラージュ師と同時期に活躍した日本人画家の再発見が始まっている。新潟出身の幕臣の子ながら、明治最初期に渡欧し、ヴェネツィア美術学校では首席をとって帰国した、勝海舟のお気に入り洋画家・川村清雄（一八五二―一九三四）、森林太郎（鷗外）と同時期にドイツ・ミュンヒェンに留学し、『うたかたの記』（一八九〇年）のモデルとなった原田直次郎（一八六三―九九）、久留米出身で没後四十周年を迎えた孤高の写実画家・髙島野十郎（一八九〇―一九七五）などの展覧会が、国内各地で次々に開かれている。

さて、ではムラージュとなると、絵画のような伝統的修理技術も確立しておらず、ほかの芸術作品同様、否、それ以上に収納や保管にも気を使わなければならない。本書で扱った日本のムラージュは、とりあえず現在、雨風をしのげる屋根の下で保管されているが、経年変化による劣化・損傷は静かに進み、あと十年後、二十年後にどうなっているかは、誰も予想がつかない。ゆえに撮影作業では、どのムラージュとも常に「一期一会」の覚悟で臨んだ。

だが、これは最悪の場合を考えた非常手段であって、本当のムラージュの使い方ではない。繰り返しになるが、ムラージュの長所は二次元の写真や図版が持ちえない、三次元の壊れやすい蝋製標本という点にこそある。しかもさまざまな角度から直接眺めながら、複数で議論することを前提とした教材である。ムラージュが昨今ドイツ語圏の教育現場に復帰し始めた理由も、まさにここにある。eラーニングによる学習では不可能な、現場での対話・他者との意見交換を促すのがムラージュ本来の役割なのだ。そして読者は、このページに到達するまでに、視線や陰影によってムラージュがどれほど多彩な表情を持っているかを実感したはずだ。この千変万化するムラージュの一カットしか、写真には取り込めない。もともと皮膚病は刻々と変化するうえ、抗生物質投与に慣れた現代人のかかる病気自体も、昔と少しずつ変わっている。一般公開を考えるなら、「きちんとガイドや説明のついた展示企画」を優先すべきだ。ちなみにチューリッヒのムラージュ博物館にガイド依頼が多い職種は、理髪・美容師や美容関係の施術者だという。確かに、ストレスフルな社会で求められる「癒し」や「リラクゼーション」に素手で関わる彼らにとって、顧客の肌の状態・体調を把握するための専門的知識は不可欠であり、ムラージュはその格好の教材になる。

他方、眼を逸らしたくなるような激烈な症例や性器のムラージュなどを所蔵するために、医学関係者以外の見学を認めていない施設もある。もっともな理由であるが、最終目標がデジタル・コンテンツ化ではなく、ムラージュ本体の維持と継承だとすれば、今後は科学史や美術史の研究者などと学際的チームを組む必要に迫られるはずだ。

もっとも、置き場所がないといって大量破棄されているのは、ムラージュだけではない。たとえば大学図書館の内容が古くなった書籍や学術雑誌も、かつて一世を風靡

写真1　ドレスデン旧市街の夕景（2014年9月撮影）

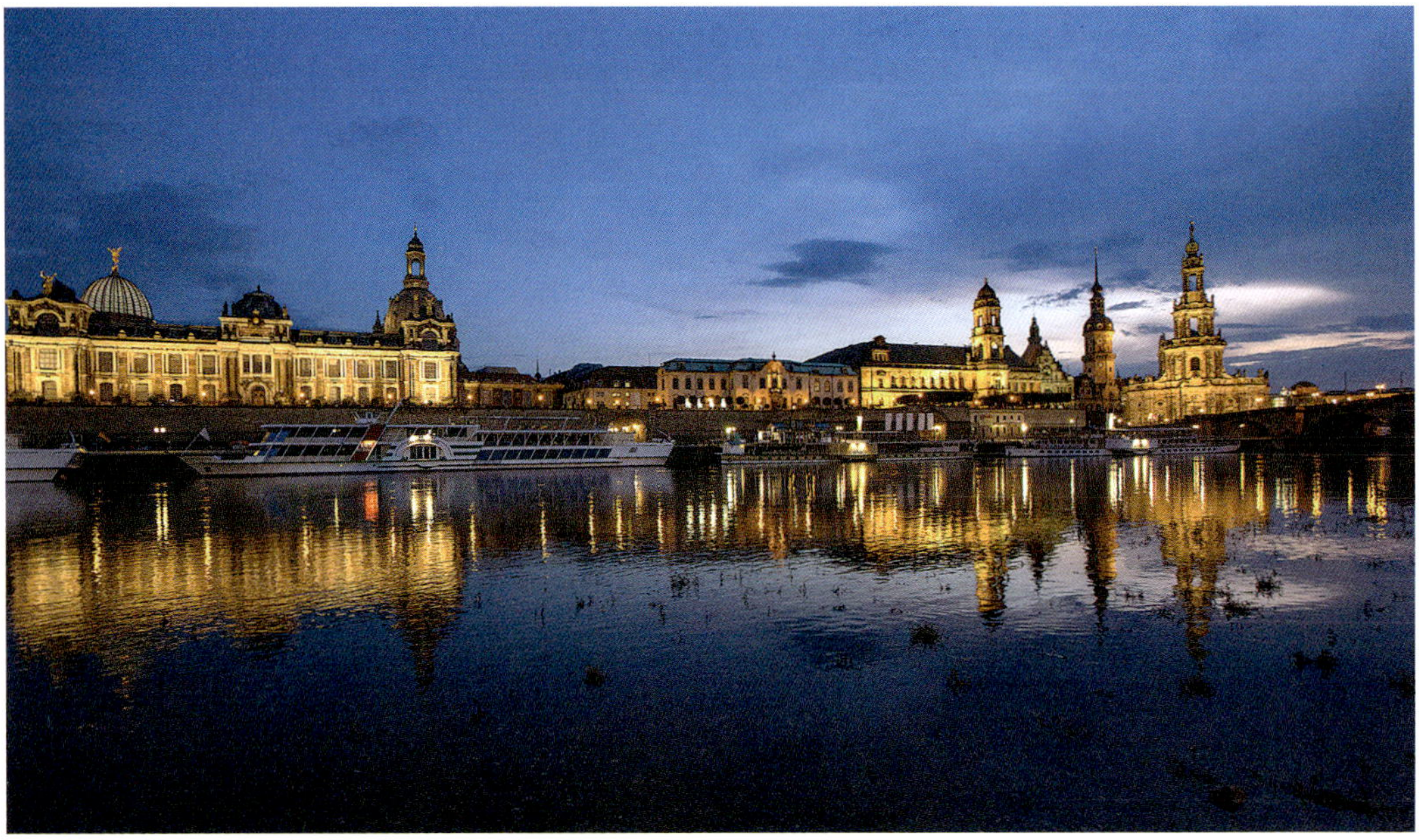

した実験器具も、その価値を知る人や使える人がいなければ、あっという間にゴミ捨て場に運ばれてしまう。捨てる前にデジタル・コンテンツ化さえしておけばいいと思うのも、浅はかな考え方だ。

本書では日本の近代医学を支えながらも、決して脚光を浴びることがなかった「縁の下の力持ち」に光をあて、職人に徹した彼らの生涯と人柄を明らかにしながら、その見事な作品を画像とともに記録することに努めた。もっとも多くは「ちょっと遅すぎて」、沼田を除くと、ムラージュ師の謦咳に接した方にお目にかかることさえ叶わなかったけれど、でも医学と芸術の間で精いっぱい真剣に生き、一般向けではないが、優れた作品を遺した彼らの存在を紹介したかった。あわせて抗生物質の使用が当たり前になり、清潔で衛生的な生活を送る現代人が忘れてしまった、過去の病との闘いの歴史も伝えておきたかった。それが当初の目的だったのだが、研究の過程で、グローバル化とともに、これまで接触がなかった遠隔地の風土病や寄生虫が旅客と一緒に猛スピードで運ばれる結果、思いがけずムラージュが再び脚光を浴びていることを知った。さらにグルメ指向や有機野菜ブームで回虫などの寄生虫感染も報告されていること、また日本を含めた先進国と呼ばれる地域でも、結核や梅毒の感染率が不気味に上昇していることを知り、過去の話どころか、ムラージュが最新の医学情報と密接に関わる研究対象であることに気づき、その現代的意味と役割を改めて認識させられた。

さて、DHMDの向かいには、緑豊かなドレスデン公園（直訳すると「大公園 Großer Garten」）が広がっている。ここには筆者お気に入りの公園鉄道（Parkeisenbahn）が走っている。地元の少年・少女が放課後や休日に車掌や運転手を務める、かわいらしいが本格的なこの公園鉄道、実は第二回ドレスデン国際衛生博覧会の足として――当時は電動ではなく、小型蒸気機関車だったが――敷設された由緒ある乗り物だ。大空襲で壊滅的打撃を受けながらも、できるだけオリジナルの石を使い、見事復活を遂げた聖母教会《フラウエン・キルヒェ》をシンボルマークとするドレスデンは、しかし住民投票の結果、利便性と渋滞解消のために新しい橋を架け、それゆえユネスコ世界遺産登録を抹消された都市でもある。時間の流れのなかでは、現状維持も至難の業、臨機応変な対応と的確な判断が常に求められる。研究者も然り、ムラージュも然り――。紅葉が始まったドレスデンの青空の下、「当時の博覧会見学者になった気分で乗ろう！」と大西さんを誘った公園鉄道で、さわやかな秋風に吹かれながら、そんなことをふと考えた。

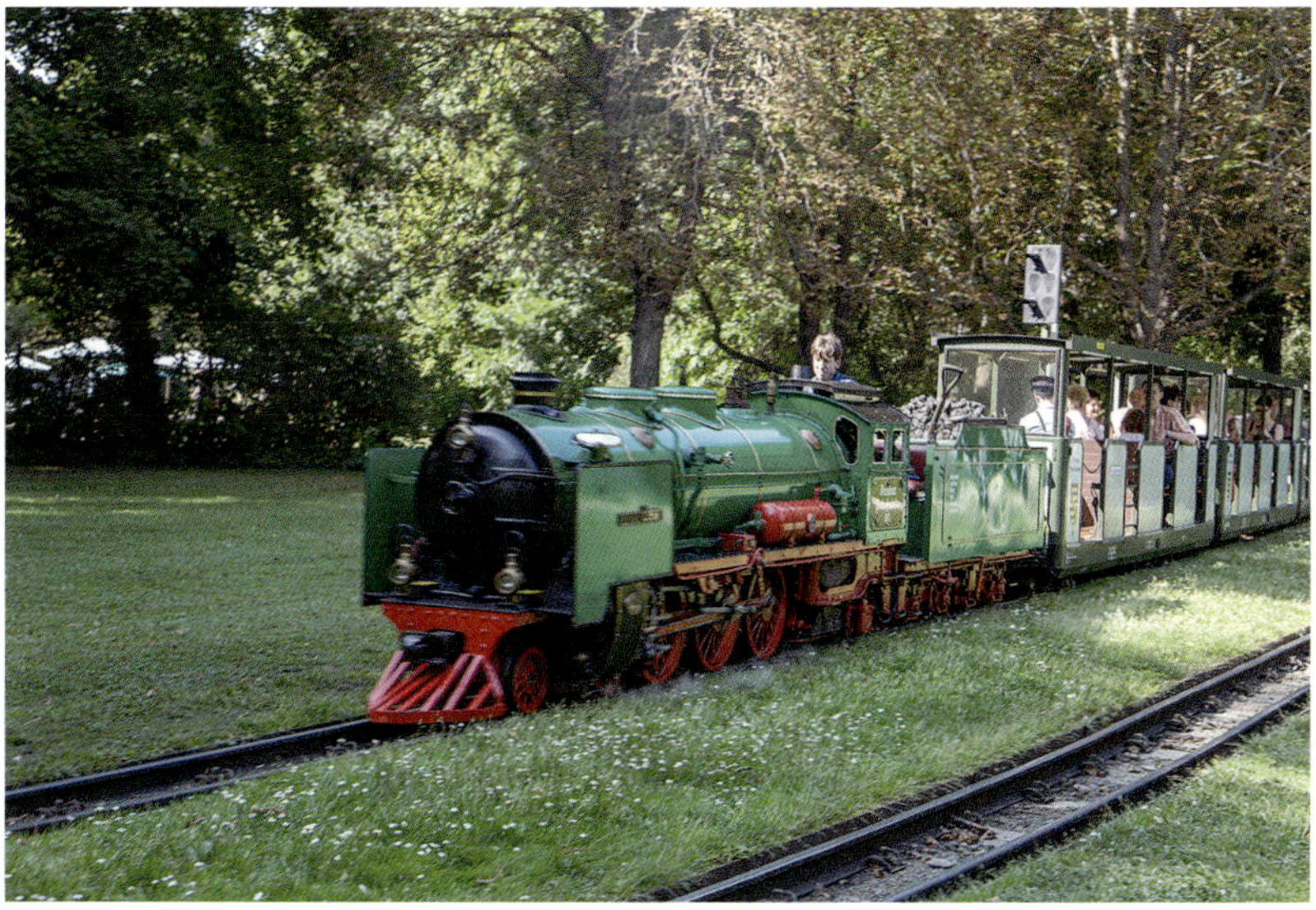

写真２　乗客たちが皆笑顔になるドレスデン公園鉄道

撮影後記
受苦のポートレート

大西成明

太陽の光が窓越しにうっすらと差し込んできたかと思うと、床一面に並べられた皮膚の海原に生気がよみがえった。ゆったりとした気分でムラージュに対面する。いくぶん青白い光に照らされたそれぞれの皮膚の地下深くから、マグマ状の熱いものが小刻みに痙攣し始めると、遠くからため息やうめき声がさざ波のように聞こえてきた。ここに確かに存在しているものは、何なのか。

ふと、傷病兵が担ぎ込まれた野戦病院のような気配を感じた。顔や身体の一部に巻かれた白い織布が包帯に見えたからかもしれない。ムラージュが、単体の標本としてではなく、人間の身体のありようの、想像を絶する最果ての光景の集積として、まるで地殻変動のように場所全体を振動させている……。

ひと呼吸ふた呼吸と、大きく息を吸い込んで、その固まりの向こうを見ると、石原あえかさんが、愛おしそうにムラージュの一つを抱きかかえ、撮影前の点検に余念がなかった。

名古屋大学博物館でのこの撮影のしばらくあと、私は新宿の書店で、偶然一冊の写真集に遭遇した。『MARS 火星――未知なる地表 惑星探査機MROが明かす、生命の起源』（青幻舎、二〇一三年）というその写真集は、火星探査機に搭載した驚異の高解像度撮影装置が記録したもので、火星から三百キロ離れた軌道から、幅六キロにわたる火星表面の視界を写真に収めている。ページをくると、溶岩の平原や砂丘、深い峡谷、巨大クレーターや氷河など、四十六億年の時が刻んだ躍動的な抽象イメージが次から次へと押し寄せてくる。記憶の奥底が揺さぶられ、いつか見た懐かしさとともに、いつか見たかった光景が目の前に現出するというスリリングな体験であった。そして、ふいに「あっ、ムラージュだ！」と思った。マクロレンズ越しに見ていたムラージュのランドスケープは、まさに「未知なる地表」であり、生命の、そしてイメージの起源とでもいうべきものを暗示していた。

私は、写真集『ロマンティック・リハビリテーション』（ランダムハウス講談社、二〇〇八年）で、藤井輝明さんの写真を撮った。海綿状血管腫で変形した顔の右半分のために、幼い頃から「バケモノ」と呼ばれ、医師からは「藤井死しても血管腫の医学標本が残る」とまで言われたその心の傷を、どのような思いで「夢見る力」に変えてこれたのか、そこが知りたかった。血管腫が大きく成長する兆候が出始めた中学二年生の頃、血流が激しくなるとともに患部が熱と痛みに襲われ、「いつか僕の顔は、爆発するんじゃないか」と、不条理な得体の知れない疼きにビクビクする日々だったという。藤井さんに会ってすぐに触らせてもらった血管腫は、熱くドクドクと脈打っていた。ムラージュ制作のモデルとなった患者も、「爆発」の予感に震えおののく体験があったにちがいない。私は、ムラージュが奏でる通奏低音に自分の身体が発する振動数をシンクロさせながら、じわりじわりと身を寄せ、祈るようにシャッターを切った。

ゲーテ研究者・石原あえかさんから、「ムラージュを撮ってみませんか？」とお誘いを受け、東京大学の駒場キャンパスの研究室を訪ねたのは、二〇一一年の初秋だった。「ムラージュ」という言葉はそれまで聞いたこともなかったし、蝋性皮膚病疾患模型を撮るということで、すぐに想起したのは、フィレンツェにあるスペコラ博物館の人体解剖蝋人形を撮影した佐藤明氏の写真集『バロック・アナトミア』（トレヴィル、一九九四年）だった。死とエロスが、ヌメッとした蝋の臓器から香りだすような写真群にめまいを覚えたものだ。でも、皮膚病を撮るのは躊躇した。案の定、ドイツでのムラージュ研究の本を見せてもらって、さらに動揺した。そこに掲載されていた写真はあからさまに醜悪なものだった。皮膚に光が無神経に突き刺さっていた。このグロテスクでおぞましきものを、なぜあえて写真で撮るんだ？、目を背けるものを撮って何が楽しい？、誰も見たくなんかないのでは？　でも、一方で実際に皮膚病ムラージュをこの目で確かめたい、見てみないとわからないし、撮ってみないとわからないじゃないか、という挑戦的な気分も満ちてきた。私は、気持ちを奮い立たせて準備にかかった。

初めて対面したムラージュは、北里柴三郎記念室に保存されていた沼田仁吉制作のものだった。この標本は、ほとんど気持ち悪さがなくて、ちょっと拍子抜けするほどだった。遊び心にあふれていて、おおらかで、大雑把でおおよそ医学標本らしからぬもので、少し心にゆとりを持ったスタートになった。でも、これは石原さんの作戦でもあった。最初から刺激的なものではなく、まずは練習、そして慣れたところでいざ本番という流れを想定してのものだったように思う。

それから二カ月ほど過ぎた頃、慶應義塾大学医学部皮膚科学教室で、かなりの数のムラージュ標本に対面した。見た瞬間、衝撃が走った。それは標本という単なる物ではなく、呼吸し熱を発する、生きている人間そのものがそこに存在するかのようなすごみを放っていて、息をのんだ。いったいこれは何なんだ！

ムラージュは皮膚疾患部を石膏で型に取って作成するため、形の精緻な再現性は優れている。毛穴の一つひとつ、皺の一本一本まで、ゾッとするほどリアルだ。しかし、その石膏鋳型に蝋やパラフィンの混合物を混ぜて流し込み作ったムラージュは、蝋の成分や配合比率などにより色や形、触感などに微妙な相違が生じてくる。そして、凝固したところに彩色を施しながら、疾患部の湿り気やてかり、盛り上がりやへこみ、さらに硬さ・柔らかさなどを加減し実物そっくりに仕上げていくわけだが、そこがムラージュ師の本領発揮の場面になってくる。後に何人ものムラージュ師の技の細部に降り立つことになって、明らかな相違点に徐々に気がつくことになるのだが、慶應義塾大学皮膚科ムラージュは、大半が宇野一洋作であるものの、師匠・伊藤有、弟子・長安周一の名匠三代の作品を通じて、日本のムラージュ師の源流部の光景が鮮やかに浮かび上がってきた。疾患の色や形の特徴を一瞬のうちにつかみ、スケッチし記憶し再現する、そのスーパー凝視力とでもいうべきものの片鱗は、東京大学医学部皮膚科学教室で見た、伊藤有の患部スケッチの疾走感にも見ることができた。「この標本ならすごい写真が撮れる！」という確信がふつふつと湧いてきた。

撮影でこだわったことは、誤解を恐れずにいうならば、「尊厳」である。それが何であるのか、簡単に説明できるものではない。皮膚病は受難である。自分の身体に何らかの原因があって、それが皮膚に疾患として出現することもあるだろうが、感染や遺伝などの要因と自身の身体条件が不幸なマッチングを招いたときに発症することもあるはずだ。たまたま自分に発症しなかっただけで、生きているかぎりその可能性は消えることはない。天然痘、ハンセン病、梅毒……ヒトという生きものの原形を照らし出す極限の姿を、私はムラージュ標本のなかに見た。だから、尊厳ある光で照らし出したかったのである。

なるべく、自然光を使って撮るように努めた。室内の窓越しに差し込む光、乱反射した光が優しい影を作り、光と影が織りなす濃密な気配感、実在感を生み出すことを意識した。また、ムラージュ標本における「白囲い」、つまり標本の周囲をぐるりとかこっている石膏流し込み時の白い織布が、ある種の額縁効果を発揮し、独立したタブローとして際立った清潔感を演出していることの意味も大きかった。皮膚は、身体の内と外の境界に佇む臓器である。気配を察知し、五感を躍動させる。カラー写真の登場により、視覚優位の潮流があっという間に、皮膚科ムラージュを隅っこに追いやった。それ以降、目と脳が肥大し、触覚などほかの感覚が痩せ衰えてきたように見える。でも、写真は目だけで見るものではないだろう。五感に加えて第六感までをも揺さぶる写真を夢想しながら、私もまたムラージュの逆襲に加担したいと思うのである。

著者である石原あえかさんが、自身のゲーテ研究を通じてムラージュの存在に触れたとき、何かこのムラージュの指し示すものを追いかけないといけない、それが自分の使命だと直感されたにちがいない。十年以上かけた徹底した予備調査を経て、医学史上重要な文化財でもあるムラージュが散逸、消滅の危機にあるなかで、いま、包括的な調査をし、ムラージュ師の系譜を明らかにするとともに、写真データとして記録を残していくラストチャンスだという危機感を私も共通認識として持つことができた。石原さんが、旧帝大の皮膚科にはたらきかけて、ムラージュの再調査を依頼したことがきっかけになり、皮膚科の医療従事者をはじめ、ムラージュを管理・活用する立場にいる人が、ムラージュの重要性に改めて気づいたことは、大きな意識改革をもたらしたように思われる。これを契機として、ムラージュ資料のデータベース化、ウェブサイトでの公開や実物の特別展示などをおこなう機運が高まってくるのを期待したい。撮影にご協力いただいたみなさま方に、心から感謝の気持ちをお伝えしたいと思います。

ゲーテは『色彩論』の序で、次のような言葉を残している。

「色彩は光の行為である。行為であり、受苦である。」

（完訳版、高橋義人／前田富士男／南大路振一／嶋田洋一郎／中島芳郎訳、工作舎、一九九九年から引用）

光は、世界をあまねく照らす。暗闇のなかは通り過ぎるが、ある障害物にぶつかったときにある色だけを反射する。「受苦」という制約のただなかでこそ、色彩はさまざまなニュアンスを伴って立ち現れてくるのだ。ムラージュの撮影も終に、光の導く「受苦のポートレート」ではなかっただろうか。

青弓社の矢野未知生さんの、粘り強い編集力にはずいぶん助けていただきました。またブックデザイナーの山田信也さんにもお礼を申し上げます。著者の石原あえかさんからは、のんきな私にいつも過激な加速度を授けていただき、おかげさまで五年間並走することができました。感謝を申し上げます。

最後に、読者のみなさまが、本書のページを二度三度と繰られることで〝皮膚〟の果てしなく広大な宇宙に、さらに感応されんことを願っています。

謝辞と補足

著者個人のプレ調査まで含めると、ゆうに六年はかけた日本国内のムラージュを記録する旅がようやく一段落しようとしている。ご覧のとおり、さまざまな意味で、歴史的な重みがあり、また扱いが難しい医学標本を研究対象とした調査・撮影は、各大学・博物館をはじめ、さまざまな研究関連施設のみなさまのご協力なしには実現不可能だった。年々、医学関係の個人情報管理や倫理規定が厳しくなっていくなか、「部外者」の著者を快く迎え入れ、撮影をご快諾いただいたばかりでなく、著者を信頼して貴重な資料までも惜しみなく提供してくださったみなさま、そして本撮影後、何年もの間、本書の刊行を待ちわびてくださった各研究施設に心からの感謝とともに、紆余曲折を経て、やっとできあがった本書を謹んでお届けする。以下、特にお世話になった方のお名前を挙げて、改めてご理解とご協力にお礼を申し上げる（順不同）。

一、日本国内

【北海道】北海道大学　医学部皮膚科・清水宏先生、中村秀樹先生、総合博物館・高橋英樹先生、江田真毅先生、草野乃美様［当時］、河原法子様［当時］、北方生物圏フィールド科学センター植物園・加藤克先生、高谷文仁様

【長野】宮入慶之助記念館館長・宮入源太郎様

【福井】福井市立郷土歴史博物館・角鹿尚計様

【愛知】名古屋大学博物館・西田佐知子先生、野崎ますみ様／西尾市岩瀬文庫・神尾愛子様

【京都】京都大学医学記念館館長・小泉昭夫先生、同医学部名誉教授・日合弘先生

【金沢】金沢大学　資料館館長・古畑徹先生［当時］、医薬保健系事務部総務課・山本修様［当時］

【島根】益田市役所・秦佐八郎記念館および秦佐八郎顕彰会のみなさま、特に都茂公民館館長・河野敏弘様

【福岡】九州大学　大学院（皮膚科学）・古江増隆先生、三苫千景先生、『西日本皮膚科』出版部・松尾直子様、（病理学）岩城徹先生、渋谷秀徳先生、同大文書館・折田悦郎先生、同大医学歴史館・赤司友徳様／福岡中央高等学校・梁井浩先生、撮影をお手伝いくださった在校生で吹奏楽部部員のお二人、同校同窓会「香蘭会」事務局・中江智子様／産業医科大学名誉教授（皮膚科学）・旭正一先生

【熊本】前熊本保健科学大学学長・小野友道先生／元宮古南静園園長・菊池一郎先生

【千葉】千葉大学名誉教授（眼科学）・安達恵美子先生

【東京】　目黒寄生虫館・亀谷誓一様／北里研究所　北里大学名誉教授・檀原宏文先生、北里柴三郎記念室・森孝之先生、大久保美穂子様／慶應義塾大学（皮膚科学）・天谷雅行先生、海老原全先生、特に名誉教授・西川武二先生、慶應義塾総務課・吉野成歳様、同メディアセンター（三田）杉山良子様、（日吉）柴田由紀子様／高木友枝御後裔・板寺慶子様／東京女子医科大学　史料室・油谷順子様／東京大学　医学部皮膚科学教室、特にボーズマン＝肥田ひとみ様、医学部標本室・金子仁久先生、同医科学研究所　所長・村上善則先生、甲斐知恵子先生、名誉教授・田中寛先生、事務部・植田清実様、増田佳代子様、同近代医科学記念館・木下恵子様、医学部図書館・大西由佳子様、駒場図書館・情報サービス係のみなさま、特に森恭子様

二、ドイツ語圏（＊本書では言及していないが、左記以外にもボン、テュービンゲン、ゲッティンゲン各大学のムラージュコレクションなどを拝見し、さまざまな示唆を得た。）

【ベルリン】　シャリテ医学史博物館館長 Herr Prof. Dr. Thomas Schnalke ／ベルリン自由大学 Herr Dr. Frank Käser

【チューリッヒ】　チューリッヒ大学附属ムラージュ博物館館長 Herr Dr. Michael L. Geiges, 同専属ムラージュ師 Frau Sabina Carraro

【デュッセルドルフ】　ハインリヒ・ハイネ大学デュッセルドルフ倫理・哲学・医学史研究所 Herr Dr. Nils Hansson

【ドレスデン】　ドイツ衛生博物館館長 Herr Prof. Klaus Vogel, Frau Susanne Roeßiger, Frau Julia Radtke, Frau Marion Schneider, Frau Ute Krepper ［当時］／ドレスデン国立民族博物館 Herr Dr. Bruno Öhrig ［当時］, Frau Irene Godenschweg ［当時］, Frau Christine Müller-Radloff

【ハイデルベルク】　ハイデルベルク大学（医学部・解剖学）Frau Sara Doll

【フランクフルト・アム・マイン】　ゲーテ大学フランクフルト（医学部皮膚科）Herr Prof. Dr. Markus Meissner,（ゲオルグ・シュパイヤー・ハウス）Herr Robert Dornburger ／フランクフルト市歴史研究所 Herr Dr. Thomas Bauer

【マールブルク】　フィリップ大学マールブルク（医学史）Frau Dr. Ulrike Enke, Frau Dr. Nina Ulrich

【ミュンヒェン】　ムラージュ専門修復師 Frau Johanna Lang

以上、一人のドイツ文学研究者が一研究テーマ遂行のために接触した人数としては、これでも多いほうだろうが、他にもまだまだたくさんの方から御知恵や御力を拝借した。すべての方のお名前を挙げることはできないが、お世話になった方々に、心からお礼を申し上げる。

続いて、本書刊行に直接関わりがある方々のお名前を記したい。まずは研究分担者で写真を担当された大西成明氏には、ＪＴ生命誌研究館館長・中村桂子氏との対談で「被写体」として初対面し、東京造形大学での最後の五年間、私の科研プロジェクトに参加していただいた。写真家との作業は、一方でこのうえなく刺激的だったが、他方でかつての大学専属皮膚科医と芸術肌のムラージュ師との関係を上回る困難と緊張の連続だった。当初、独自のスタイルと美学を確立し、長くフリーで活動されてきたずっと年上の芸術家と仕事する意味を、私はまったく

理解できていなかったと思う。したがって刺激的な時間は、同時に仕事方法の違いに始まり、意見の衝突や対象に対するまなざしの差異に悩み続け、神経をすり減らした時間でもあった。おそらく大西さんも相当やりにくかったはず、通常の標本写真とは異なるムラージュの魅力をとらえることはもちろん、ここまでお付き合いくださったことにお礼を申し上げる。

実は本書の初稿は一年前にできあがっていたが、膨大なデータからの写真選定に始まり、各写真の大きさ・配置などのレイアウト、そしてフォーマットにも意見の差異が生じ、そのすり合わせと調整に一年を費やすことになった。著者は、本書の目的を研究成果の公表と位置づけていたので、インパクトが強すぎたり、誤解を招く可能性があったりする写真、また撮影者の好みを知ってはいても、実際の被写体からイメージしにくい色合いや構図・配置については許容できなかった。ムラージュの背後にあるさまざまな問題を理解するようになっていたから、著者への信頼にできるかぎり真摯に応じたかったし、何より近代皮膚科学を支えた和製ムラージュを扱うのは、時間的にこれがラストチャンスという危機感があったので、より中立的立場で正確な状態を伝えることを最優先したからだ。お互い仕事に関しては頑固で、臆せず主張しあう撮影者と著者の間に挟まれたデザイナーの山田信也氏と青弓社の矢野未知生氏には、大変ご迷惑をおかけした。暗礁に乗り上げながらも、何とか本書が刊行できたのは、お二人のご尽力による。この場を借りて、深く感謝したい。

かつて大型コレクションを所蔵していた東北・新潟・千葉の三大学では廃棄されてひさしく、本書に収めたムラージュも穏やかな時の流れとともに経年劣化を続ける。他方、『西日本皮膚科』での綜説連載がご縁となり、本書の再校段階（二〇一七年十月）になって初めて、京都大学に——破損・劣化が激しいものも含まれ、状態がすべて良好とは言えないものの——四百点余のムラージュの現存が確認できた。ドイツ語圏の研究者との情報交換や問い合わせも増えている。また巷では、梅毒罹患者の増加やマダニ被害の報告など、過去のムラージュに関わるニュースもある。だが、日本国内では二〇一七年秋現在、ムラージュ修復の動きはないし、またグローバル化と逆行して、（旅行者が無意識に旅先から持ち帰ってくる可能性が高い）寄生虫学講座は縮小されていくばかり、とも聞く。もっとも和製ムラージュの高度な技術は、食品サンプルやマネキンなどの商業分野に分岐・吸収・継承された。形を変えて引き継がれるもの、時とともに廃れるものがあるのは自然の理だ。猛スピードで変化していく社会で、仕込みの時点から数えたら十年を軽く超えるような研究は、いったいいつまで可能だろうか、と不安に思う今日この頃、どうか本書が理解ある読者に恵まれますように、と祈りつつ送り出す。

二〇一七年晩秋の横浜にて

近代医学の裏方に徹したすべてのムラージュ師に敬意を表しつつ

石原あえか

年10月27日-12月9日）
『元寇』、吉岡完祐編著、元寇史料館、1994年
『佐々学展 虫による病気と環境』、佐々学顕彰会パンフレット（富山市科学博物館：2008年3月22日-4月20日）
『生誕150周年記念　北里柴三郎』、北里柴三郎記念室編、2003年
『生誕百年 木下杢太郎展』、神奈川文学振興会、1985年（神奈川近代文学館：1985年8月9日-9月8日）
『田中長嶺 知られざる明治殖産興業のパイオニア』、西尾市岩瀬文庫企画展図録、西尾市岩瀬文庫、2009年（2009年11月14日-2010年1月17日）
『東大醫學——蘭方医学からドイツ近代医学へ』東京大学総合研究博物館、2014年
『美術の北大展 いま、明らかになる大学所蔵絵画』、北海道大学総合博物館編、北海道大学大学院文学研究科芸術学講座、2014年（2014年10月4日-11月30日）
『福井市立郷土歴史博物館蔵 佐々木長淳家・土肥慶蔵家寄贈資料目録』、福井市立郷土歴史博物館編、福井市立郷土歴史博物館、2010年
『目黒寄生虫館ガイドブック』、目黒寄生虫館、2003年
『よみがえる明治絵画——修復された矢田一嘯「蒙古襲来絵図」』、西本匡伸編、福岡県立美術館、2005年（2005年2月5日-3月13日）
『歴史でみる・日本の医師の作り方——日本における近代医学教育の夜明けから現代まで』、医学教育史展、第28回日本医学会総会主催、2011年（国立科学博物館：2011年2月11日-4月10日）

IV. これまでの研究成果『西日本皮膚科』連載シリーズ

※本書に先立って、主に皮膚科研究者および臨床医を読者とする日本皮膚科学会西部支部機関誌『西日本皮膚科』（出版部は九州大学にあり、偶数月刊発行）に2015年夏から約2年にわたり、日本のムラージュに関する研究結果を公表する機会に恵まれた。本書同様、執筆者は石原、写真提供は大西で、綜説「皮膚科ムラージュをめぐって——医学と芸術の邂逅」シリーズとして日本国内を北海道大学から北から順に南下し、最後は九州大学で終わる計8回の連載をおこなった。本書とやむをえない重複部分もあるが、読者の違いから、内容も写真も本書とは意識して、できるだけ異なるものにした。もし参照される場合は、専門家を意識した内容や写真を用いていることにあらかじめご注意いただきたい（具体的には、本書では使用を避けた専門的、あるいはかなり進行した症例や性器などのムラージュも掲載している）。なお、2018年から石原が単独調査したドイツ語圏ムラージュの実情を番外編として連載予定。

第1回「皮膚科ムラージュの起源とドイツ詩人ゲーテの接点」、第77巻4号（2015年8月）、340-344ページ
第2回「大学総合博物館のムラージュと南条議雄 日本におけるムラージュ常設展示の試み」、第77巻5号（2015年10月）、447-452ページ
第3回「ヘブラからカポシを経て土肥へ 土肥＝伊藤の『日本皮膚病黴毒図譜』（東京大学皮膚科学教室）」、第77巻6号（2015年12月）、542-547ページ
第4回「倉庫で眠っていた伊藤ムラージュ（金沢大学皮膚科学教室）」、第78巻1号（2016年2月）、13-18ページ
第5回「私大のムラージュ・コレクション 伊藤の一番弟子・宇野一洋（慶應義塾大学皮膚科学教室）」、第78巻2号（2016年4月）、111-116ページ
第6回「沼田仁吉・ドレスデン国際衛生博覧会に同行した異端の蝋細工師（北里研究所・目黒寄生虫館・東京大学医科学研究所ほか）」、第78巻4号（2016年8月）、347-352ページ
第7回「長谷川兼太郎・最後のムラージュ師（名古屋大学博物館）」、第78巻6号（2016年12月）、589-594ページ
第8回「新島伊三郎と博多人形の伝統（九州大学皮膚科学教室）」、第79巻1号（2017年2月）、12-18ページ

松木明知「麻酔科学史の新研究12　crush syndromeを世界で最初に報告した皆見省吾」、『麻酔』第55巻2冊（2006年）、222-228ページ
村田武「顕微鏡画など新発見の資料等からわかること」、『杢太郎会シリーズ』第26号（2011年）、杢太郎会
安井広「E・ベルツとツツガムシ病」、『日本医史学雑誌』第34巻2号（1988年）、日本医史学会、232-244ページ
安田健次郎「信濃町の北里柴三郎先生」（「信濃町物語り」その41）、『慶應義塾大学医学部新聞』第500号（1993年）、1面
山口英世「わが国医真菌学の祖――太田正雄先生」、『杢太郎会シリーズ』第16号（2001年）、杢太郎会
吉村浩一「第二次世界大戦以前の我が国の心理学実験機器に対する山越工作所の貢献――山越カタログを通してみる製造品の全容」、『法政大学文学部紀要』第68号（2014年）、法政大学文学部、99-115ページ

III. 展覧会カタログ・図版など

ⓐ欧文

Arsen und Spitzenforschung. Paul Ehrlich und die Anfänge einer neuen Medizin. Kurzführer der Ausstellung für Berliner medizinhistorisches Museum der Charité (15. April bis 27. September 2015) und Historisches Museum Frankfurt (29. Oktober 2015 bis 3. April 2016)
Dreidimensionale Dokumente. Moulagen zeigen Tierversuche, Selbstversuche und klinische Forschung. Moulagenmuseum der Universität und des Universitätsspitals Zürich 2006.
Beier, Rosmarie und Roth, Martin (Hg.): *Der gläserne Mensch - eine Sensation zur Kulturgeschichte eines Ausstellungsobjekts*. [anläßlich der Ausstellung „Leibesvisitation. Blicke auf den Körper in fünf Jahrhunderten", veranstaltet vom Deutschen Historischen Museum, Berlin, in Zusammenarbeit mit dem Deutschen Hygiene-Museum in Dresden vom 19.10.1990 - 28.2.1991] Stuttgart (Hatje) 1990.
Bierende, Edgar; Moos, Peter; Seidel, Ernst (Hg.): *Krankheit als Kunst(form). Moulagen der Medizin*. Museum der Universität Tübingen MUT. 2016.
Hundert Blicke auf in Püggeli. Museale Wachsmoulagen in der modernen Lehre. Moulagenmuseum der Universität und des Universitätsspitals Zürich 2012.
Internationale Hygiene-Ausstellung Dresden 1930. Amtlicher Führer. Dresden (Verl. der Internationalen Hygiene-Ausstellung) 1930.
Meyer-Hermann, Eva (Hg.): *Blicke! Körper! Sensationen. Ein anatomisches Wachskabinett und die Kunst im Deutschen Hygiene-Museum Dresden*. 11. Oktober 2014-19. April 2015. Göttingen (Wallstein) 2014.
Moulagensammlungen des Universitätsspitals Zürich. Universitätsspital Zürich 1993.
Lingner, Karl August: *Programm für die geplante Internationale Hygiene-Ausstellung zu Dresden*, aufgestellt im Auftrage des Ausstellungsdirektoriums für die Königlich Sächsische Staatsregierung und den Rat zu Dresden. Dresden 1910(?).
Ruisinger, Marion; Schimpf, Simone; Schnalke, Thomas (Hg.): *Surfaces. Adolf Fleischmann - Grenzgänger zwischen Kunst und Medizin*. Bierefeld (Kerber) 2015.

ⓑ日本語

『医学と芸術展 生命と愛の未来を探る――ダ・ヴィンチ、応挙、デミアン・ハースト』、森美術館編、平凡社、2009年（2009年11月28日-2010年2月28日）
『医は仁術 公式ガイドブック』、鈴木一義監修、国立科学博物館特別展、TBSテレビ、2014年（2014年3月15日-6月15日）
『改訂新版 北里柴三郎――伝染病の征圧は私の使命』、北里研究所／北里柴三郎記念室編、2012年（2003年の図録の増補改訂版）
『金沢大学医学部記念館資料室所蔵展示目録』第1版（非売品）、収蔵品調査プロジェクトチーム、2009年
『川嶋昭二先生海藻画作品集――2012年夏北海道大学総合博物館企画展示図録別冊』、木下大旗、北海道大学総合博物館、2012年
『教育標本ムラージュ　本物？作り物？ロウ細工？』、野崎ますみ編著、第27回名古屋大学博物館企画展、名古屋大学博物館、2013年（2013年8月6日-10月9日）
『近代医学のヒポクラテスたち――洪庵、知安、そして鷗外』、文京ふるさと歴史館編、文京ふるさと歴史館、2012年（2012

XY生「彼のプロフィル――福徳円満なる笹川正男君」、『日本医事新報』第513号（1932年）、日本医事新報社、32ページ
小野友道「太田正雄＆木下杢太郎――医学の業績、そして五足の靴」、『杢太郎会シリーズ』第25号（2010年）、杢太郎会
小野友道「図譜とムラージュ②　残ったムラージュ、消えたムラージュ」、『Visual Dermatology――目で見る皮膚科学』第7巻2号（2008年）、秀潤社、192-193ページ
小野友道責任編集「特集 カポシ先生と皮膚病――その100年の軌跡」、『Visual Dermatology――目で見る皮膚科学』第3巻2号（2004年）、秀潤社
小野友道「日本のムラージュ」、西川武二編『日本皮膚科学会雑誌』第111巻4号（第100回総会記念特集号、2001年）、日本皮膚科学会、651-657ページ
嘉糠洋陸「蚊と病気のお話 身近なバンパイア」、『むしはむしでもはらのむし通信』第195号（2015年12月）、目黒寄生虫館、3-10ページ
神山恵三「孤独なライフワーク12 他人の顔を復元する法 今月の人・長安周一」、『自然』第21巻10号（1966年）、中央公論社、80-85ページ。同著者の同名単行本『孤独なライフワーク』文藝春秋、1967年、31-47ページ
川嶋昭二「史料紹介 宮部金吾著『北海道昆布調査旅行日記』」、『地域史研究はこだて』第24号（1996年）、函館市史編さん室、11-49ページ
河原栄／佐久間大輔／赤石大輔「四高のキノコ・ムラージュの謎」、『金沢大学資料館紀要』第6号（2011年）、金沢大学資料館、9-22ページ
河原栄／佐久間大輔／加藤克／赤石大輔／古畑徹「四高のきのこムラージュ第2報――皮膚ムラージュの祖土肥慶蔵ときのこムラージュの達人山越長七郎」、『金沢大学資料館紀要』第7号、金沢大学資料館、2012年、41-52ページ
北川正惇「故人略伝――理事笹川正男君」、『皮膚科泌尿器科雑誌』第32巻9号（1932年9月）、日本皮膚科学会、Ⅲ-Ⅴページ
甲野博「『皮膚科の臨床』の創刊の頃」、『皮膚科の臨床』第43巻1号（2001年）、金原出版、27-29ページ
進藤晋一「医界・文壇希有の超人 木下杢太郎・太田正雄博士」、『杢太郎会シリーズ』第15号（1999年）、杢太郎会
髙橋英樹「北大総合博物館陸上植物標本庫（SAPS）からみた利尻島・礼文島の植物標本史」、『北方山草』第29号（2012年）、北方山草会、5-17ページ
髙橋守「ツツガムシとつつが虫病」、『むしはむしでもはらのむし通信』第190号（2010年12月）、目黒寄生虫館、3-12ページ
檀原宏文「北里のムラージュと沼田仁吉」北里柴三郎記念会報告・第4回「沼田仁吉」報告原稿［＊報告者・檀原氏からご提供］
角田孝彦「図譜とムラージュ①　土肥慶蔵著『日本皮膚病黴毒図譜』」、『Visual Dermatology――目で見る皮膚科学』第7巻2号（2009年）、秀潤社、190-191ページ
長門谷洋治「皮膚疾患のムラージュ アンケート調査と史的展望」、『皮膚病診療』第13巻3号（1991年）、協和企画、248-254ページ
中村秀樹／清水宏「ムラージュ（ロウ製皮膚病模型）」、『北海道医学雑誌』第82巻4号（2007年）、北海道医学会、261-266ページ
西田佐知子／小林身哉／安立あゆみ／伊藤裕司／市村卓也／尾坂知江子／金景子「名古屋大学医学部から博物館へ移管されたムラージュ標本の一覧」、『名古屋大学博物館報告』第19号（2003年）、名古屋大学博物館、87-104ページ
沼田仁吉「ツツガムシの思い出　宮島先生のことども」、『目黒寄生虫館月報』第18号（1960年8月）、目黒寄生虫館、表紙ページ
野崎ますみ／ツォグゾルマー・バトツェンゲル／西口幸子／三矢保永「新発見！明治時代のブレスラウ大学（旧ドイツ）製のムラージュが名古屋大学博物館所蔵皮膚科学のムラージュに存在した」、『名古屋大学博物館報告』第31号（2016年）、名古屋大学博物館、9-24ページ
［長谷川兼太郎］「ここに生きる32　ムラージュ（医療模型）づくり 長谷川兼太郎さん」、『朝日ジャーナル』第2巻40号（通巻第82号、朝日新聞社、1959年3月20日刊行）のインタビュー記事
長谷川兼太郎「武州塞石窟」、『日本医事新報』（連載）第796-805号（1937年12月11日-1938年2月12日発行）、日本医事新報社
林青梧「虫博士 亀谷了」、志村有弘編『日本仁医物語』第4巻（東京篇Ⅰ）所収、国書刊行会、1984年、314-351ページ
肥田ボーズマンひとみ「時空を超えて　皮膚科学教室所蔵――土肥慶蔵先生の肖像画と胸像」、『東大皮膚科教室だより 絆』第3号（2012年10月）、40-41ページ

II. 論文

ⓐ欧文

Heidel, Günter: Die Dresdener Internationale Hygiene-Ausstellung 1930/31 . In: *Dresdner Hefte* 9 (1991), S. 35-44.

Ishihara, Aeka: Der Kadaver und der Moulage. Ein kleiner Beitrag zur plastischen Anatomie der Goethezeit. In: *Goethe-Jahrbuch* XLVII (2005), Hrsg. v. Goethe- Gesellschaft in Japan, München: iudicium, S. 25-39.

Ishihara, Aeka: Die Wiederkehr zum ganzen Körper. Goethe als Schüler Loders und die plastische Anatomie. In: *Universitätsanspruch und partikulare Wirklichkeiten; Natur- und Geisteswissenschaften im Dialog*. Würzburg: Königshausen & Neumann 2007, S. 243-250.

Ishihara, Aeka: Der Austausch zwischen Deutschland und Japan auf dem Gebiet der Medizin am Beispiel der IHA Dresden 1911 und der Moulagentechnik. 『19世紀学研究』第11号(2017年)、S. 25-37.

Käser, Frank: „Wäre Dr. Hata nicht gewesen…" Die Bedeutung deutsch-japanischer Wissenschaftsbeziehungen am Beispiel Paul Ehrlich (Vortragsmanuskript im Berliner medizinhistorischen Museum der Charité, gehalten am 23. Juni 2015).

Minami, Seigo: Über Nierenveränderungen nach Verschüttung. In: *Virchows Archiv für pathologische Anatomie und Physiologie und für klinische Medizin* 245 (1923), S. 247-267.

Mühlenberend, Sandra: Medizinhistorische Sammlungen in Dresden. In: *Gesundheitswesen in Dresden. Dresdner Hefte* 113 (2013), S. 55-64.

Nagayo, Mataro; Miyagawa, Yoneji; Mitamura, Tokushiro; Imamura, Arao: On the Nymph and Prosopon of the Tsutsugamushi, Leptotrombidium Akamushi, N. SP. (TROMBODIUM AKAMUSHI BRUMPT), Carrier of the Tsutsugamushi Diesease. *The Journal of Experimental Medicine* 25-2 (1917), pp. 255-272 & Plates No. 24-27. [*東京大学医科学研究所所蔵]

Pfeiffer, Heinrich: Japan auf der Hygiene-Ausstellung [Dresden], *Dresdner Salonblatt* Jahrgang 6-34 (1911), S. 1029-1032 .

Roeßiger, Susanne: Karl August Lingner - Odol-König, Mäzen, Museumsgründer. In: *Dresdner Hefte* 15 (1997), S. 47-54.

Teraki, Yuichi/ Nishikawa, Takeji: In Japan beschriebene Dermatosen. Teil 1 und 2. *Hautarzt* 45 (1994), Heft 2, S. 125-131 und Heft 3, S. 197-205.

Teraki, Yuichi/ Nishikawa, Takeji: Skin Diseases Described in Japan. *JDDG* (2005), Bd.3, pp. 9-25.

ⓑ日本語

石原あえか「科学と芸術のはざまで——ゲーテ時代の大学絵画教師からムラージュ技師まで」、『ドイツ文学』第146号(2013年)、日本独文学会、88-102ページ

石原あえか「近代医学と人形——ドレスデン国際衛生博覧会(1911)に出展された日本の生人形と節句人形」、『言語・情報・テクスト』第21号(2014年)、東京大学大学院総合文化研究科言語情報科学専攻紀要、29-42ページ

石原あえか「ゲーテと木下杢太郎 皮膚科学との関わりを中心に」、『言語・情報・テクスト』第20号(2013年)、東京大学大学院総合文化研究科言語情報科学専攻紀要、1-12ページ

石原あえか「ドレスデン衛生博覧会〈1911/1930〉——二度の国際博覧会参加に見る近代日独医学交流史」、真野倫平編『近代科学と芸術創造——19～20世紀のヨーロッパにおける科学と文学の関係』(「南山大学地域研究センター共同研究シリーズ」第7巻)所収、行路社、2015年、169-186ページ

伊藤有「土肥先生と蝋製標本」、『体性』第12巻6号(1931年12月)、日本性病予防協会、20-21ページ

今泉孝「ムラージュ(ロウ製皮膚病模型)——その歴史、現状、保存」、『日本臨床皮膚科医会雑誌』第23巻1号、日本臨床皮膚科医会、2005年、22-25ページ

巖城隆「日本人の暮らしと寄生虫」、『むしはむしでもはらのむし通信』第193号(2013年12月)、目黒寄生虫館、3-10ページ

内田三千太郎「沼田仁吉君(談)」、『餘録』松濤印刷、1968年、40-41ページ

宇野一洋「医傑北里先生の一面」、慶應義塾大学『皮膚科同窓会誌』第6号(1976年)、14-15ページ

宇野一洋「開局時の雑音」、『九泥会会誌』第28巻(1962年)、九泥会、10ページ

宇野一洋「その頃の北島先生」、『九泥会会誌』第22巻(1956年)、九泥会、、32-34ページ

宇野一洋「モーテル又はモテルの存在」、慶應義塾大学『皮膚科同窓会誌』第2号(1972年)、九泥会、8-9ページ

宇野一洋「横山先生を憶う」、『九泥会会誌』第26巻(1960年)、九泥会、28-30ページ

宇野一洋「蝋製模型草創史」、『九泥会会誌』第29巻(1963年)、九泥会、8-10ページ

東京大学医学部創立百年記念会／東京大学医学部百年史編集委員会編『東京大学医学部百年史』東京大学出版会、1967年
『東大皮膚科百年の歩み』東京大学医学部皮膚科教室、1991年
長木大三『増補 北里柴三郎とその一門』慶應通信、1992年
中村克哉／安井広／浜口隆『明治殖産業の民間先駆者 田中長嶺の研究』風間書房、1967年
南満医学堂編『南満医学堂論鈔』第4巻、南満医学堂（奉天）、1924年
西川武二監修、瀧川雅浩／富田靖／橋本隆編『標準皮膚科学』第8版（Standard textbook）、医学書院、2007年
日新医学社編『北里研究所補修講演録』日新医学社、1915年
新田義之『東北大学の学風を創った人々』東北大学出版会、2008年
『日本皮膚科学会雑誌』第111巻4号（第100回総会記念特集号）、日本皮膚科学会、2001年
野瀬泰申『眼で食べる日本人——食品サンプルはこうして生まれた』旭屋出版、2002年
野田宇太郎『木下杢太郎の生涯と芸術』平凡社、1980年
バイナム、ウィリアム＆ヘレン編『Medicine——医学を変えた70の発見』鈴木晃仁／鈴木実佳訳、医学書院、2012年
バーネット、リチャード『描かれた病——疾病および芸術としての医学挿画』中里京子訳、河出書房新社、2016年
長谷川兼太郎『満蒙鬼話』長崎書店、1941年（＊国立国会図書館デジタルコレクションでも閲覧可能）
長谷川兼太郎編『田村春吉』（非売品）所収、名古屋大学医学部皮泌科春光同門会、1954年
秦八千代『秦佐八郎小伝』美都町教育委員会、1994年（1952年に北里研究所発行の復刻版）
バワーズ、ジョン・Z『日本における西洋医学の先駆者たち』金久卓也／鹿島友義訳、慶應義塾大学出版会、1998年
福田眞人／鈴木則子編『日本梅毒史の研究——医療・社会・国家』思文閣出版、2005年
富士川游、松田道雄解説『日本疾病史』（東洋文庫133）、平凡社、1969年
ブリュノフ、ジャン・ドゥ『ぞうさんばばーる』鈴木力衛訳（岩波のこどもの本 幼・1・2年向）、岩波書店、1956年
藤田紘一郎『笑うカイチュウ——寄生虫博士奮闘記』講談社、1994年
藤田紘一郎『空飛ぶ寄生虫』講談社、1996年
保坂健太郎監修『世界の美しいきのこ』パイインターナショナル、2013年
星新一『祖父・小金井良精の記』（『星新一の作品集』第18巻）、新潮社、1975年
北海道庁殖民部水産課編『北海道水産調査報告』（『明治後期産業発達史資料』第124巻〔「拓殖産業篇」第2巻〕）、龍渓書舎、1992年（1895-1902年刊行の復刻版）。水産総合研究センターデジタル資料アーカイブの北海道庁内務部水産課『北海道水産調査報告』1895-1902年、1-3巻、巻之1：鱈漁業、巻之2：鰮漁業、巻之3：昆布採取業も参照。
マルクワルト、マルタ『エールリッヒ博士の思ひ出——人及び研究者としてのパウル・エールリッヒ』近藤忠雄訳（白水社科学選書）、白水社、1943年
『見世物5号』見世物学会・学会誌、新宿書房、2012年
皆見省吾『妊婦黴毒竝に先天黴毒の療法』（『皮膚科泌尿器科学大系』第31巻、「皮膚科学」第48冊）、南江堂、1938年
皆見省吾『皮膚病黴毒学』増刷第3版、南山堂、1942年
宮入慶之助記念誌編纂委員会編『住血吸虫症と宮入慶之助——ミヤイリガイ発見から90年』九州大学出版会、2005年
宮島幹之助『動物と人生』南山堂、1916年
宮島幹之助編『診断用人体寄生蟲卵検索図』南山堂、1916年
宮島幹之助『蛙の目玉』双雅房、1936年
宮島幹之助『蝸牛の角』人文書院、1938年
宮島幹之助『熱帯生活の常識』人文書院、1942年
妙木忍『秘宝館という文化装置』青弓社、2014年
『蟲実話——寄生虫、害虫との正しいつきあい方』（「特集アスペクト」第48号）、アスペクト、1998年
目黒寄生虫館監修、スタジオ大四畳半執筆・イラスト『寄生蟲図鑑——ふしぎな世界の住人たち』飛鳥新社、2013年
『目黒寄生虫館ニュース』特集号「目黒寄生虫館紹介」第109・110号、目黒寄生虫館、1970年
山口英世監修・アイカム製作のビデオ『医真菌学の歴史を訪ねて 太田正雄と真菌研究』1996年
山口英世『真菌万華鏡』南山堂、2004年
山本政三『鷗外森林太郎と脚気紛争』日本評論社、2008年
養老孟司監修『「図説」人体博物館』筑摩書房、1995年
渡辺淳一『光と影』（文春文庫）、文藝春秋、2008年

亀谷了『寄生虫の博物館――目黒寄生虫館建設記』目黒寄生虫館、1961年
川村純一『病いの克服――日本痘瘡史』思文閣出版、1999年
川村伸秀『坪井正五郎――日本で最初の人類学者』弘文堂、2013年
[北里柴三郎]『北里柴三郎博士の病原微生物の概要』第2刷、北里研究所／北里柴三郎記念室、2015年
『寄生虫症薬物治療の手引き』改訂第6.0版、厚生労働科学研究費補助金・ヒューマンサイエンス振興財団政策創薬総合研究事業「熱帯病・寄生虫症に対する希少疾病治療薬の輸入・保管・治療体制の開発研究」班、2007年
『木下杢太郎全集』全25巻、岩波書店、1981-83年
北村包彦先生追悼文集発行委員会編『北村包彦先生追悼文集』東京大学医学部皮膚科教室内北村包彦先生追悼文集発行委員会、1992年
亀頭鎭雄『九大風雪記』西日本出版社、1948年
亀頭鎭雄、九州大学大学史料室編集校訂『九大風雪記』九州大学大学史料室、2003年
木下敬正／河野左十郎編『勧業功績録』第一編、青年教育義会、1903年
木下直之『美術という見世物――油絵茶屋の時代』(講談社学術文庫)、講談社、2010年
木下杢太郎『百花譜百選』岩波書店、1983年
木下杢太郎画、前川誠郎編『新編百花譜百選』(岩波文庫)、岩波書店、2007年
木下杢太郎記念館編『目でみる木下杢太郎の生涯』緑星社出版部、1981年
国立民族博物館編『月刊みんぱく』2016年9月、「特集・見世物大博覧会」
小高健『伝染病研究所――近代医学開拓の道のり』学会出版センター、1992年
小林照幸『フィラリア――難病根絶に賭けた人間の記録』TBSブリタニカ、1994年
小林照幸『死の貝』文藝春秋、1998年
小林照幸『死の虫――ツツガムシ病との闘い』中央公論新社、2016年
小前ひろみ『とってもドイツ博物館めぐり』東京書籍、2000年
酒井シヅ『病が語る日本史』講談社、2002年
坂本瓢作画、くまのおさむシナリオ『まんが世紀の医学者 秦佐八郎』美都町教育委員会、2000年
佐久間大輔監修『考えるキノコ――摩訶不思議ワールド』(LIXIL Booklet) 所収、LIXIL出版、2008年
佐々学／栗原毅／上村清『蚊の科学 復刻版』北隆館、2012年
佐々木幹郎、大西成明写真『人形記――日本人の遠い夢』淡交社、2009年
志賀潔『エールリッヒ伝』冨山房、1940年
島田一男『科学捜査官』(カッパ・ノベルス)、光文社、1973年
若越県友社編『福井県人之精華――御大典記念』若越県友社、1929年
週刊朝日編『値段史年表――明治・大正・昭和』朝日新聞社、1988年
杉山二郎『木下杢太郎――ユマニテの系譜』平凡社、1974年
高島巌編『開講40周年記念誌――北海道大学医学部皮膚科学講座』北大皮膚科教室、1966年
高輪沙羅『「ぞうのババール」ものがたり』日本放送出版協会、2003年
立川昭二『病気の社会史――文明に探る病因』(NHKブックス)、日本放送出版協会、1971年
立川昭二『明治医事往来』(講談社学術文庫)、講談社、2013年
田中聡『ハラノムシ、笑う――衛生思想の図像学』河出書房新社、1991年
デイビス、ニコラ文、ニール・レイトン絵、荒木潤監修『びっくりどっきり寄生虫――だれかが、きみを食べている』唐沢則幸訳、フレーベル館、2008年
『伝染病研究所案内』伝染病研究所、1921年
傳田光洋『皮膚感覚と人間のこころ』(新潮選書)、新潮社、2013年
土肥慶蔵、伊藤有画『日本皮膚病黴毒図譜』朝香屋書店、1910年［＊東京大学皮膚科教室所蔵]。なお東大皮膚科教室が版権を持つ形で、1993年および2001年の2回、非売品復刻（提供：ヤンセン協和）があった。
土肥慶蔵『皮膚科学』上・下、朝香屋書店、1910-14年［＊その後南江堂から、増補改訂版複数あり]
土肥慶蔵『彩色皮膚病図譜』全3巻、朝香屋書店、1918-34年（中・下巻は遠山郁三との共著）
土肥慶蔵『世界黴毒史』形成社、1973年（発売は医事通信社。朝香屋書店1921年刊の複製）
土肥慶蔵先生生誕百年記念会編『土肥慶蔵先生生誕百年記念会誌』土肥慶蔵先生生誕百年記念会、1967年

Miyajima, Mikinosuke: *Lehrer und Schüler*. Tokio (Kitasato Institut) 1935.
Nager, Frank: *Der heilkundige Dichter. Goethe und die Medizin*. Zürich [u.a.] (Artemis), 1990.
Nagayo, Matarô und Tamiya, Takeo: *Untersuchungen über das japanische Flussfieber. (Tsutsugamushi-Krankheit)* . Sonderdruck aus den Verhandlungen des 4ten Kongresses der "Far Eastern Association of Tropical medicine" (Weltevreden, Batavia) 1921. [＊東京大学医科学研究所所蔵]
Oettermann, Stefan: *Das Panorama: die Geschichte eines Massenmediums*. Frankfurt a.M. 1980.
Reith, Günther H. und Güldenberg, Hans G.: *100 Jahre Lingner-Werke Dresden-Düsseldorf 1888-1988*. Bühl (Lingner + Fischer), 1988.
Schnalke, Thomas: *Diseases in Wax. The History of the Medical Moulage*. Translated by Kathy Spatschek. Chicago (Quintessence Publishing) 1995.
Schnalke, Thomas und Atzl, Isabel: *Dem Leben auf der Spur im Berliner Medizinhistorischen Museum der Charité*. München, Berlin, London, New York (Prestel) 2010.
Scholz, Albrecht: *Geschichte der Dermatologie in Deutschland*. Berlin/Heidelberg/New York (Springer) 1999.
Seiring, Georg (Hg.): *10 Jahre Dresdner Ausstellungsarbeit. Jahresschauen deutscher Arbeit 1922-1929 und Internationale Hygiene-Ausstellung 1930/31*. Zusammengestellt u. bearbarbeitet v. Marta Fraenkel, Dresden (Selbstverl. d. IHA Dresden 1930/31) 1931.
Vogel, Klaus (Hg.): *Das deutsche Hygiene-Museum Dresden. 1911-1990*. Dresden (Michael Sandstein) 2003.
Walther, Elfriede; Hahn, Susanne; Scholz, Albrecht: *Moulagen. Krankheitsbilder in Wachs*. Dresden (DHMD) 1993.

ⓑ日本語

アダム、ギルビット『性病の世界史』瀬野文教訳（草思社文庫）、草思社、2016年
荒俣宏『衛生博覧会を求めて――荒俣宏の裏・世界遺産3』（角川文庫）、角川書店 、2011年
アンダーソン、ジュリー／エム・バーンズ／エマ・シャクルトン『アートで見る医学の歴史』矢野真千子訳、河出書房新社、2012年
伊藤眞次／佐野豊監修『日本医学のパイオニア』第2巻、丸善京都出版サービスセンター、2003年
今井環編『五十年史』（非売品）、九州大学医学部五十周年記念会、1953年
岩阪恵子『わたしの木下杢太郎』講談社、2015年
岩田健太郎『サルバルサン戦記――秦佐八郎世界初の抗生物質を作った男』（光文社新書）、光文社、2015年［＊ただしフィクション部分も多く、秦の伝記ではない］
上野賢一『夕映えの甍』岩波出版サービスセンター、2007年［『皮膚科の臨床』に連載された上野賢一の随想シリーズ *Von Dem Grau Bis Zum Bunt* 所収］
遠城寺宗知／九州大学医学部編『九州大学医学部七十五年史』九州大学出版会、1979年
太田正雄先生（木下杢太郎）生誕百年記念会編『太田正雄先生（木下杢太郎）生誕100年記念論文集』1986年
太田正雄『動物寄生性皮膚疾患』（「皮膚科泌尿器科学大系」第29巻、「皮膚科学」第41冊）、南江堂、1937年
太田正雄編『鶚軒先生追懐文集』戊戌会、1937年
岡井隆『鷗外・茂吉・杢太郎――「テエベス百門」の夕映え』書肆山田、2008年
小野友道『人の魂は皮膚にあるのか――皮膚科医から見た、文学・人生・歴史』主婦の友社、2002年
小野友道編『発疹から病気がみえる』（「Dermatology practice」第13巻）、文光堂、2002年
小野友道責任編集、第101回日本皮膚科学会総会編著『木下杢太郎と熊本――「五足の靴」天草を訪ねる』熊本日日新聞社、2003年
小野友道『いれずみの文化誌』河出書房新社、2010年
小野芳朗『〈清潔〉の近代――「衛生唱歌」から「抗菌グッズ」へ』（講談社選書メチエ）、講談社、1997年
加賀野井秀一『猟奇博物館へようこそ――西洋近代知の暗部をめぐる旅』白水社、2012年
金沢大学医学部創立百五十周年記念誌編集委員会編『金沢大学医学部創立百五十周年記念誌』金沢大学十全同窓会、2012年
嘉糠洋陸『なぜ蚊は人を襲うのか』（岩波科学ライブラリー）、岩波書店、2016年
亀谷了『おはよう寄生虫さん――世にも不思議な生きものの話』（講談社+α文庫）、講談社、1996年
亀谷了『寄生虫館物語 可愛く奇妙な虫たちの暮らし』（文春文庫plus）、文藝春秋、2001年

主要文献リスト

※以下、筆者・石原が本文で引用・参照した主な文献を記す。なお、文書館などが所蔵する公文書や書簡などの一次文献は含めない。欧文はアルファベット順、日本語は五十音順で並べた。

I. 書籍・論文集

ⓐ欧文

Altmeyer, Peter; Menzel, Ingrid; Holzmann, Hans: *Die Moulagen-Sammlung der Frankfurter Hautklinik*. Zentrum für Dermatologie und Venerologie der Universitätsklinik, Frankfurt am Main (Cassella-Riedel-Pharma-GmbH) 1987.

Benthien, Claudia: *Haut. Literaturschichte, Körperbilder, Grenzdiskurse*. Hamburg (Rowohlts Enzyklopädie) 初版1999 、文庫版2001［＊邦訳あり：クラウディア・ベンティーン『皮膚――文学史・身体イメージ・境界のディスクール』田邊玲子訳、法政大学出版局、2014年］

Berg, Lilo; Klotz, Katharina; Roeßiger, Susanne: *„Rechtzeitig erkannt- heilbar" : Krebsaufklärung im 20. Jahrhundert*. Dresden (Sandstein) 2001.

Das Deutsche Hygiene-Museum im Jahre 1928. Jahresbericht des Deutschen Hygiene-Museums. Dresden (Meinhold) 1929.

Das Deutsche Hygiene-Museum im Jahre 1933. Ein Rückblick auf die Entwicklung des Museums. Dresden (Lehmannsche Buchdruckerei) 1934.

Dohi, Keizo: *Festschrift gewidmet Keizo Dohi, Professor u. Direktor der Kaiserlichen Universitätsklinik u. Poliklinik für Dermatologie u. Urologie zu Tokyo, zu seinem 25 jährigen Doktorjubiläum in Verehrung von seinen Schülern u. Freunden*. Tokio (Asakaya) 1917.

Dohi, Keizo: *Keizo Dohi: Professor u. Direktor der Kaiserlichen Universitätsklinik u. Poliklinik für Dermatologie u. Urologie zu Tokyo, zu seinem 25 jährigen Doktorjubiläum in Verehrung von seinen Schüllern u. Freunden*. Tokio (s.n.) 1917.

Dohi, Keizo: *Beiträge zur Geschichte der Syphilis, insbesondere über ihren Ursprung und ihre Pathologie in Ostasien*. Tokio（Nankôdô）1923.

Fröder, Rosemarie: *Museum Anatomicum Jenense. Die anatomische Sammlung in Jena und die Rolle Goethes bei ihrer Entstehung*. Jena (Jenzig-Verlag) 2003.

Hahn, Susanne (Hg.): *„Wachs - Moulagen und Modelle". Internationales Kolloquium 26. und 27. Februar 1993*. Dresden (DHMD) 1994.

Hartmann, Rudolf: *Japanische Studenten an deutschen Universitäten und Hochschulen 1868-1914*. Mori-Ogai-Gedenkstätte, Berlin 2005.

Hausner, Ernst: *Das Pathologisch-Anatomische Bundesmuseum im Narrenturm des Alten Allgemeinen Krankenhauses in Wien* (Hauser) 1998.

Horn, Sonia und Ablogin, Alexander: *Faszination Josephinum. Die anatomischen Wachspräparate und ihr Haus*. Wien (Verlagshaus der Ärzte) 2012.

Hüntelmann, Axel C.: *Paul Ehrlich. Leben, Forschung, Ökonomien, Netzwerke*. Göttingen: Wallstein, 2011.

Internationale Hygiene-Ausstellung Dresden 1911 und die Rolle Karl August Lingners. Materialien der Arbeitstagung; Einleitungsvortrag zur Sonderausstellung; Vortrag der Festveranstaltung; 19. und 20. November 1986. Hrsg. v. Deutsches Hygiene-Museum in der DDR 1987.

Jäggi, Michèle: *in primo loco. Geschichte der Medizinischen Fakultät Zürich 1833-2003*. Zürich (Rüffer+Rub) 2004.

Katalog der von der Kaiserlich Japan. Regierung ausgestellten Gegenstände. Internationale Hygiene-Ausstellung Dresden 1911.［＊東京大学附属図書館・森鷗外文庫所蔵］

Kitashima,Taichi und Miyajima, Mikinosuke: *Studien über die Tsutsugamushi-Krankheit*. 1918 (Reprinted from the Kitasato archives of experimental medicine, vol. II. no. 2-3)

Körper in Wachs. Moulagen in Forschung und Restaurierung. Hrsg. v. Johanna Lang, Sandra Mühlenberend und Susanne Roeßiger. Deutsches Hygiene-Museum Dresden, Dresden (Sandstein) 2010.

Landes, Erich und Menzel, Ingrid: *Geschichte der Universitätsklinik in Frankfurt am Main*. Berlin (grosse) 1989.

Löser, Christoph und Prewig, Gerd (Hg.): *Pantheon der Dermatologie. Herausragende historische Persönlichkeiten*. Heidelberg (Springer Medizin) 2008.

Martens, Franz Heinrich und Tilesius von Tilenau, Wilhelm Gottlieb: *Icones symptomatum veberei morbi*. Leipzig (Baumgärtner) 1804［＊Weimar, HAAB所蔵］

［写真家略歴］

大西成明

（おおにし・なるあき）


1952年、奈良県生まれ。早稲田大学第一文学部卒業。写真家。東京造形大学造形学部教授。「生命」や「身体」をテーマに、「生老病死」の姿をドキュメントした写真を撮り続けている。写真集『象の耳』（日本写真協会新人賞）、雑誌連載『病院の時代――バラッド・オブ・ホスピタル』（講談社出版文化賞）、『地球生物会議ポスター』（ニューヨークADC賞ゴールドメダル）、写真集『ロマンティック・リハビリテーション』（林忠彦賞・早稲田ジャーナリズム大賞）など。

また、2001年には、TBS主催の「鑑真和上と世界の写真家展」に参加、世界7カ国の写真家とともに“天平の美”を撮り下ろした。

その他の写真集に『美神の邂逅』（里文出版）、『日本の川100』『ひよめき』（ともにピエ・ブックス）、共著に『ホネホネたんけんたい』（アリス館）、『人形記――日本人の遠い夢』（淡交社）などがある。

[著者略歴]

石原あえか

(いしはら・あえか)


東京大学大学院総合文化研究科教授。

ドイツ・ケルン大学哲学博士（Ph.D./ Dr. phil.）。

ドイツ文学、特に「ゲーテと近代自然科学」を研究テーマとする。単著『ドクトルたちの奮闘記』（慶應義塾大学出版会、2012年）でゲーテと近代医学を扱ったのを機に、医学標本としてのムラージュに関心をもつ。2012年以降、科研費を得て日本国内に現存する皮膚科ムラージュの記録・調査を開始。15年から医学専門誌『西日本皮膚科』の綜説連載で、その研究成果を一部公表。受賞歴：ドイツ学術交流会（DAAD）よりJacob- und Wilhelm-Grimm-Förderpreis（グリム兄弟奨励賞）、日本学術振興会賞、日本学士院学術奨励賞、日本独文学会賞、『科学する詩人ゲーテ』（慶應義塾大学出版会、2010年）によりサントリー学芸賞、ドイツ連邦政府よりPhilipp Franz von Siebold-Preis（シーボルト賞）。

日本語の近著に『近代測量史への旅』（法政大学出版局、2015年）がある。

日《に》本《ほん》のムラージュ

近代医学と模型技術　皮膚病・キノコ・寄生虫

発行――2018年1月31日　第1刷
定価――3600円＋税
著者――石原あえか
発行者――矢野恵二
発行所――株式会社青弓社
〒101-0061 東京都千代田区神田三崎町3-3-4
電話 03-3265-8548（代）
http://www.seikyusha.co.jp
印刷所――三松堂
製本所――三松堂

ISBN978-4-7872-3430-8 C0036